CW01501405

Martin Winckler, de son vrai nom Marc Zaffran, est né en 1955 à Alger. Après son adolescence à Pithiviers (Loiret) et un séjour d'une année à Bloomington (Minnesota), il fait des études de médecine à Tours entre 1973 et 1982. Généraliste de campagne et vacataire au centre de planification de l'hôpital du Mans (Sarthe), il commence à publier des textes de fiction dans la revue *Prescrire* et *Nouvelles Nouvelles* au milieu des années 1980. Son premier roman, *La Vacation*, est publié par P.O.L en 1989. En 1999, *La Maladie de Sachs* (P.O.L, Livre Inter 1998) est adapté au cinéma par Michel Deville avec Albert Dupontel dans le rôle principal. À partir de 2001, il prépublie en feuilleton, sur le site de P.O.L, deux grands récits autobiographiques : *Légendes* et *Plumes d'Ange*. En 2002-2003, sur France Inter, il écrit et lit chaque matin *Odyssée*, une chronique scientifique décalée qui marque durablement la mémoire des auditeurs. En 2009, après avoir reçu une bourse de chercheur invité au CREUM (Centre de recherches en éthique de l'Université de Montréal), il émigre au Québec avec sa famille et y écrit *Le Chœur des femmes* (P.O.L, 2009). Depuis, il a donné des cours de création littéraire et animé des ateliers d'écriture et des conférences sur l'éthique biomédicale au sein des universités de Montréal, McGill et Ottawa. En 2015, il soutient une maîtrise aux Programmes de bioéthique de l'Université de

Montréal. Il a récemment publié *Les brutes en blanc* : *La maltraitance médicale en France* (Flammarion, 2016), ainsi que les deux premiers volets d'un cycle qui devrait compter cinq romans : *Abraham et fils* (P.O.L, 2016) et *Les Histoires de Franz* (P.O.L, 2017).

En 2019, *L'École des soignantes* (P.O.L) poursuit et conclut le récit amorcé par *Le Chœur des femmes*.

Martin Winckler anime un site web très fréquenté par les internautes : *Winckler's Webzine* (www.martinwinckler. com), consacré à l'information sur la contraception et à la critique du système de santé, ainsi que deux blogs : *Cavalier des touches* (https://wincklersblog.blogspot.com/), un « blog pour écrivants », et *L'école des soignant.e.s* (https:// ecoledessoignants.blogspot.com/), tourné vers l'éthique médicale.

On peut le joindre à : martinwinckler@gmail.com.

COLLECTION FOLIO

Martin Winckler

L'École
des soignantes

P.O.L

© *P.O.L éditeur, 2019.*

À Emmelene et Paul

« Les femmes sont folles parce qu'on les rend folles. Parce qu'on les fait passer pour folles.»

SYLVIA PLATH

« Nous ne voyons pas le monde tel qu'il est, mais tel que nous sommes.»

EMMANUELLE KANT

PRÉAMBULE

Cette histoire commence vingt-cinq ans après *Le Chœur des femmes*, roman avec lequel elle partage deux personnages.

Dans ces pages, des événements ou des figures de *La Vacation*, *La Maladie de Sachs*, *Les Trois Médecins* et *En souvenir d'André* sont également évoquées.

Cependant, bien qu'ils fassent tous partie du même univers romanesque, il n'est pas nécessaire d'avoir lu les autres livres pour explorer celui-ci.

Soyez les bienvenu·e·s.

JE SUIS CELLES

Je suis celle qui se réveille avant les autres, et qui attend les yeux grands ouverts

Je suis celle qui tète le sein de sa mère en la dévorant du regard

Je suis celle qui tombe, et qui ne pleure pas, et qui se relève, qui tombe encore et se relève, jusqu'à ce que ses jambes la portent

Je suis celle qui refuse de donner la main pour marcher

Je suis celle qui court derrière les animaux en riant

Je suis celle qui cueille les fleurs

Je suis celle qui, pendant que la mère allaite un nouveau bébé, porte sur son dos l'enfant née entre-temps

BETTY (ET GEORGES)

Je me souviens de ma première journée en tant que soignante pro.

Le tirage au sort m'avait affecté à l'unité Convalescence du pôle Physio.

C'était il y a longtemps déjà, ou hier peut-être.

On ne voit pas le temps passer, on voit seulement qu'il a passé. Et quand tant de jours ont disparu de la mémoire, « il y a longtemps » ressemble à « hier ». Dans nos mémoires, tous les moments passés sont contigus. Certains sont plus nets que d'autres, mais pas parce qu'ils sont plus récents. Seulement parce que nos émotions les ont colorés plus vivement.

Mais donc, la première journée, on me confie à Georges, un homme immense, paralysé d'un côté.

J'étais venu étudier à Tourmens pour me former dans une école féministe. Du coup, assez bêtement, j'avais pensé qu'on ne me confierait qu'à des femmes. C'était une erreur... binaire. L'École des soignantes fait partie du Centre hospitalier de Tourmens. C'est un lieu mal connu en France, sur lequel on dit beaucoup de bêtises et de choses inexactes. Quand on en dit. Car, vous le comprendrez plus tard, ses professionnelles ne s'expriment pas dans les médias officiels et gardent profil bas. Mais ça n'en est pas moins un hôpital public. On y reçoit et on y soigne tout le monde, sans discrimination. Les femmes sont majoritaires parmi les soignées et les soignantes, mais les hommes ne sont interdits ni de soins ni d'embauche, j'en suis la preuve vivante. Seulement, comme il en va souvent des entreprises les plus progressistes, les médias n'en parlent pas ou peu ou mal, et les préjugés sont tenaces. Dans la région de Tourmens même, les personnes les plus riches choisissent de se faire soigner à Brennes ou à Lantours plutôt que dans cet hôpital-école expérimentale où on préfère le contact relationnel aux appareillages hitech. Les plus défavorisées, bien entendu, n'ont pas trop le choix – l'accès à la santé reste terriblement inégalitaire en France, en cette chaude année 2034, l'une des plus étouffantes du siècle. Mais l'une des missions que s'est données le Centre hospitalier est précisément l'accueil prioritaire des personnes les plus démunies de la région. Comme les plus riches vont se faire soigner ailleurs, ça simplifie les choses.

Depuis sa création, en 2024, les hommes qui choisissent d'entrer à l'École des soignantes n'ont jamais été nombreux : l'année où j'ai commencé ma formation rémunérée, j'étais l'un des rares inscrits – une douzaine parmi les cinq cents que compte notre promotion. J'espère que nous ne serons pas les derniers.

*

La semaine de mon arrivée, il y avait vingt-deux hommes soignés dans l'unité, qui compte quatre-vingts places. L'équipe n'avait pas vu ça depuis longtemps. D'habitude, elles n'en accueillaient qu'une demi-douzaine à la fois. C'est sans doute pour ça qu'on m'a d'emblée confié à Georges. Il portait une cicatrice en forme de U sur la tempe. « On lui a retiré

18

une *fucking* tumeur cérébrale », a déclaré un peu brutalement Betty, la panseuse-superviseuse, quand on est entrées toutes les deux dans la chambre.

Comme si c'était hier, ou seulement ce matin, je me rappelle parfaitement le sourire de Georges à mon entrée, le signe qu'il me fait de sa main valide et les mots qu'il semble me murmurer : *Viens là, mon pote ! Plus près. Encore* – et, lorsque je m'approche et me penche vers lui, je sens sa grande main se poser sur ma nuque, il est fort comme un bœuf, il m'attire vers lui, je n'arrive pas à me dégager, il tire, m'attire tout près tout près et, brusquement, me colle une bise sur la joue, avant de me libérer et de se mettre à rire comme un enfant de six ans.

Betty s'est confondue en excuses.

« Oh mon Dieu, j'aurais dû te prévenir ! Tout le monde connaît Georges ici, on a l'habitude, mais toi... Il ne t'a pas fait mal au moins ? Tu vas bien ? »

J'étais stupéfait, Georges riait, j'étais à deux doigts de m'enfuir. Mais j'ai pris une grande inspiration et, un peu raide, j'ai dit :

« Qu'est-ce que je peux faire pour cette personne ?

— Prends-lui la main. Et présente-toi. »

J'ai pris la main de Georges. Il a serré la mienne. Comme je portais des gants, je l'ai fait sans appréhension.

« Bonjour, Georges, je m'appelle Hannah...

— Salut mon pote, a dit Georges. »

Je ne me suis pas vexé. Il avait le droit de m'appeler comme il voulait. Mais ensuite, c'est resté. Il m'a toujours appelé « Mon pote », jamais par mon prénom.

Il ne parlait pas beaucoup, d'ailleurs. Betty m'a confié que lorsqu'il m'a vu entrer et m'a accueilli ce jour-là, ça faisait déjà plusieurs semaines qu'il n'avait pas prononcé le moindre mot.

« Tu lui as délié la langue, on dirait », a-t-elle dit sur un ton mi-amusé, mi-reconnaissant.

Ce premier jour, elle m'a montré comment faire une toilette et changer des draps. J'ai demandé pourquoi c'était elle, la panseuse-superviseuse d'unité, qui faisait équipe avec moi, et non une soignante pro senior.

« Ça fait partie de mes responsabilités. À chaque nouvelle affectation, j'accueille la nouvelle arrivante et je l'accompagne pendant sa première journée. Comme ça, on apprend à se connaître et ça facilite la communication par la suite. Et puis, j'ai occupé ce poste pendant des années, tu sais. Ça me fait du bien de m'y remettre de temps à autre. Sinon, j'oublie. »

J'ai demandé pourquoi le service n'avait pas de lits robotisés, comme j'en avais vu à Brennes, dans l'hôpital où ma mère Sara avait été... je n'ose plus dire « soignée ». Ce qu'on lui a fait subir n'avait rien à voir avec du soin.

« Il y en a dans certains services, m'a répondu Betty. En réanimation, par exemple, mais seulement lorsque ça apporte quelque chose au confort des soignées et si ça permet de leur consacrer plus de temps. Je sais que nos lits d'avant-dernière génération nous font passer pour des dinosaures. Mais les contacts physiques bienveillants font partie intégrante de notre approche soignante. De plus, ici, nos soignées sont en convalescence, et beaucoup sont encore mal en point, mais toutes sont réveillées et lucides. Aucune n'a envie de se faire savonner par une machine. »

Elle s'est penchée vers Georges.

« Excuse-moi d'avoir dit *fucking tumeur*, Georges.

Parfois, quand je suis énervée, je parle ou je jure en anglais, il ne faut pas t'en formaliser. (Elle s'est tournée vers moi.) Ma mère était américaine, elle s'est installée en France quand j'étais toute petite... (Elle s'est retournée vers Georges.) Tu te souviens ? Je t'ai déjà parlé d'elle...

— Oui, oui, c'est bien », a dit Georges en faisant des bulles avec ses lèvres.

« Est-ce que tu nous autorises à te faire ta toilette ?

— Oui, oui, c'est bien », a répondu Georges.

Betty a posé la main sur son front et lui a souri.

Elle et moi, nous nous sommes placées de chaque côté du lit et on s'est mises à le nettoyer doucement avec une solution lavante, en commençant par le visage et les épaules, puis les bras et les mains (en massant bien les doigts), puis le tronc, l'abdomen et le sexe (en prenant garde à ne pas oublier de passer partout dans les plis), les cuisses, les jambes et les pieds (en massant bien sous la plante et entre les orteils) et puis on l'a essuyé et séché. Ensuite, comme il ne tenait pas assis, on l'a tourné sur le côté et Betty lui a passé la lotion sur le dos et les fesses, pendant que je le maintenais contre moi. Je pensais qu'il allait refaire des siennes, mais non, sa tête reposait paisiblement dans le creux de mon bras et il me regardait en souriant.

Quand mes bras nus touchaient sa peau nue, je m'efforçais de ne pas trop écouter ce que son corps me disait.

Pendant qu'on faisait sa toilette, Betty racontait ce qu'elle savait de lui – ce qu'elle avait appris par sa famille – en l'invitant à la reprendre si elle se trompait. Elle racontait son adolescence et son jeune âge adulte, son apprentissage et comment il s'était installé à son compte, sa rencontre avec sa partenaire et leur cérémonie d'union à la campagne, dans une grange avec leurs amis. Georges la regardait de ses grands yeux d'enfant, il buvait ses paroles et il faisait *Oui, oui, c'est bien* de sa bouche de travers, à travers des bulles de salive – et, pendant qu'elle lui nettoyait, lui rinçait et lui séchait le dos et les fesses, il me regardait droit dans les yeux comme s'il avait pu voir le visage de Betty s'y refléter. Ses paupières se sont fermées quand elle a parlé de la première crise d'épilepsie que sa tumeur a provoquée, un soir, sans prévenir. Des larmes ont perlé quand elle a mentionné ses parents, qui ne quittaient son chevet qu'au moment des soins (je les avais vus sortir de la chambre, le dos courbé, et aller se poster prostrés dans deux fauteuils de la petite salle d'attente, à l'autre bout du couloir). Et quand Betty a parlé de sa partenaire (qui le regardait à peine quand elle entrait dans la chambre) et de leurs enfants (qui avaient peur d'y entrer), il a sangloté doucement.

Elle racontait ça comme elle m'aurait raconté une histoire qu'elle inventait en travaillant, mais c'était l'histoire vraie de Georges, elle la racontait à haute voix, au vu et au su du personnage principal, avec tranquillité et douceur, sans jamais laisser entendre qu'il était une victime, mais en rappelant qu'il avait beaucoup travaillé et toujours fait face et que, même s'il n'était plus tout à fait lui-même, il était toujours présent, et respirait et vivait et progressait du mieux qu'il pouvait, avec notre soutien, vers l'autonomie que nous espérions toutes le voir retrouver.

Betty aurait aimé que, de temps à autre, les enfants de Georges soient présentes au moment où on racontait son histoire (on la lui racontait aussi en lui donnant à manger). C'était aussi leur histoire, après tout. Mais leur mère ne voulait pas. Plus tard, Betty m'a dit en soupirant :

« Leurs enfants ont quatre, cinq, sept et neuf ans...

Elle voulait en avoir d'autres, et puis Georges a eu sa tumeur. C'est très dur pour elle aussi. Mais elle lui en veut, et c'est malheureux. »

Et puis on a délicatement huilé le corps de Georges, de la tête aux pieds, sans oublier de passer dans les plis, derrière les oreilles, dans le cou, sous les bras, entre les cuisses et sous les bourses, et dans les plis du dos et des fesses aussi, et entre les orteils, parce que c'est là que l'humidité macère et que la peau devient rouge et s'enflamme et se fissure et suinte quand...

Chaque fois que je demandais à Georges si ça allait, il répondait : « Oui, oui, c'est bien. »

Je me suis senti submergé.

J'ai pensé *Qu'est-ce que je fous là ?* Et je me suis répété la question en boucle.

Betty avait dû lire dans mes pensées. Elle a dit : « Tu fais beaucoup, beaucoup. »

Georges était si grand, il pesait si lourd, que je ne pensais pas pouvoir m'en débrouiller seul, mais Betty m'a montré comment changer les draps du lit sans effort, et sans le bousculer.

Dès ce premier jour, j'ai su que c'était une femme hors du commun.

Si je ne l'avais pas rencontrée, je ne sais pas si j'aurais eu le courage de rester.

Je regrette qu'elle ne soit plus là.

J'aimais l'écouter raconter.

Un jour, je lui ai demandé :

« Comment as-tu décidé d'entrer à l'École ?

— Oh, je vivais à vingt kilomètres de Tourmens. Je travaillais dans une usine de vêtements quand ma mère a été hospitalisée. Lorsqu'elle a reçu des soins palliatifs à domicile, je me suis occupée d'elle. Quand elle est morte, je me suis portée volontaire pour faire un remplacement temporaire de soignante pro. Au bout de trois mois de remplacement, je n'avais pas envie d'arrêter, et le règlement de l'établissement voulait qu'on me propose une formation salariée. Je me suis dit : *Pourquoi pas !* Je n'avais jamais eu les moyens de faire des études et on me payait pour que je me forme ! Alors je suis devenue soignante pro diplômée, puis panseuse, puis superviseuse. Et voilà… Et toi, pourquoi as-tu décidé de venir ici ? »

Ce jour-là, je n'ai pas su lui répondre, et elle n'a pas insisté.

J'aimais servir à manger à Georges. Il avait toujours faim. Il ouvrait la bouche dès qu'on lui présentait une assiette. Et de sa main valide, il se débrouillait de mieux en mieux. Il aurait mangé sans arrêt, mais dès qu'on lui disait « C'est fini. Y en a plus ! », il poussait un petit rire bref, hochait la tête, posait la fourchette, fermait la bouche et ne disait plus rien. Ou alors « Oui, oui, c'est bien ».

Ses parents n'osaient jamais l'aider à manger, ils le regardaient faire. Je leur ai proposé à plusieurs reprises de venir s'asseoir près de lui, mais ils ne voulaient pas. Sa tumeur les paralysait. Je me suis souvent demandé quel genre d'homme il était, *avant*, mais je n'ai jamais osé leur poser la question. J'aurais voulu lire dans son passé chaque fois que je lui tenais la main, mais malheureusement, mon « sixième sens » n'a jamais fonctionné à rebours.

Bien plus tard, je me suis dit que j'aurais dû poser la question à ses parents. Les aider à parler, ça faisait aussi partie de mes missions. Mais pendant plus de trente ans, j'avais appris à ne pas poser de questions aux personnes qui ne me demandaient rien, et je ne savais pas encore que, lorsqu'on soigne, poser certaines questions avec délicatesse permet de libérer la parole.

J'ai confié mes regrets à Betty et elle m'a répondu :

« Tu ne peux pas tout apprendre en même temps. Tu n'y as pas pensé… ou tu n'as pas osé avec Georges, mais c'est bien que tu y penses aujourd'hui. Tu le feras plus facilement pour quelqu'un d'autre, le moment venu. »

Au bout de quelques semaines, Georges faisait des progrès. Entre les séances de physiothérapie dynamique, les collègues et moi nous l'aidions à se lever, à faire quelques pas et à s'asseoir dans un fauteuil. Chaque fois, ses parents sortaient de la chambre au moment où je voulais leur montrer qu'il récupérait – pas très vite, mais tout de même. Je ne pouvais pas le leur dire, mais je *savais* qu'il avait de meilleurs jours devant lui : j'en sentais la vibration dans sa main pendant que je le soutenais, lorsqu'il posait sa jambe paralysée sur le sol. Cette main, cette jambe n'avaient pas dit leur dernier mot.

Je ne sais pas pourquoi ils ne voulaient pas assister à ses progrès. Et pourtant, ils faisaient chaque jour cent vingt kilomètres aller et retour et il riait de bonheur en les voyant entrer. Mais, une fois assis près de lui, ils ne disaient rien, comme s'ils attendaient qu'il parle et les rassure. Mais c'est lui qui en avait besoin. Nous avons toutes besoin que nos parents nous parlent.

L'opératrice qui avait retiré la tumeur de Georges venait le voir régulièrement, tous les quinze jours. (C'était le rythme recommandé pour les soignées en convalescence, mais elle serait venue plus souvent si la résidente ou l'officiante d'unité le lui avaient demandé.) Elle voyait, elle aussi, que Georges progressait, mais elle ne lui cachait pas, ni à ses parents, qu'une récidive était possible et qu'elle surveillait de près l'évolution de son état.

Pendant que l'opératrice lui parlait, je tenais la main de Georges, et ce que je sentais me remplissait de joie : il allait mieux, il récupérait, il comprenait tout ce qu'on lui disait, il avait de l'énergie et de l'espoir à revendre. Un jour prochain, il pourrait marcher de nouveau.

Un jour, après lui avoir refait un bilan neurologique, l'opératrice a communiqué les résultats à Georges et à sa partenaire. La tumeur avait récidivé. Un nouveau geste opératoire risquait de faire plus de mal que de bien. La chimiothérapie serait inefficace. La radiothérapie était possible, mais elle risquait de le faire souffrir beaucoup, pour un résultat incertain.

La partenaire de Georges est sortie de la chambre sans un mot. Georges s'est mis à sangloter doucement.

Plus tard, comme les parents étaient incapables de décider, toute l'équipe qui s'occupait de Georges s'est réunie autour de lui, on a relu la feuille d'instructions qu'il avait remplie avant son intervention, et on a mis la procédure thérapeutique au vote. Tout le monde était d'accord pour ne pas lui imposer une radiothérapie inutile, mais aussi pour poursuivre la rééducation. Il arrivait à marcher soutenu d'un seul côté, à présent, il pouvait s'asseoir et manger seul. On n'allait pas le laisser tomber. On a demandé à Georges s'il était d'accord. Et au lieu de dire « Oui, oui, c'est bien », il a hoché la tête et, du côté de son visage encore mobile, il nous a fait un grand demi-sourire.

Sa partenaire n'est plus venue. J'ai revu les enfants avec leurs grands-parents, et ces fois-là, ils ont eu le courage d'entrer et de s'approcher de lui. La dernière fois, malheureusement, il ne les reconnaissait plus ; quand il n'a plus tenu assis, conformément à ses directives anticipées, nous l'avons installé dans une chambre de soins palliatifs.

Les parents ont continué à venir tous les jours. Ils

arrivaient en même temps que l'équipe du matin et repartaient en même temps que l'équipe du soir. De temps à autre, l'un ou l'autre passait la nuit dans la chambre.

J'ai entendu sa mère parler, une fois ou deux, mais son père ne disait jamais un mot.

Un matin, à mon arrivée, ils n'étaient pas là. Betty m'a appris qu'ils avaient eu un accident. Quand elle est allée l'annoncer à Georges, elle a proposé que je l'accompagne et j'ai dit oui. Je serais allé n'importe où avec elle.

Elle lui a tenu la main et lui a parlé pendant trois quarts d'heure. Il pleurait très, très fort. Je n'avais jamais entendu un homme pleurer comme ça.

Quand nous sommes sorties de la chambre, Betty très en colère murmurait *Putain de fucking female de merde*. Elle avait voulu joindre la partenaire de Georges, mais la ligne n'était plus attribuée et, d'après la voisine que Betty était parvenue à joindre, elle avait quitté le logement quelques jours plus tôt, avec les quatre enfants, sans laisser d'adresse.

Moi, je n'ai plus eu le cœur de prendre la main de Georges. Je ne voulais pas savoir ce qui allait lui arriver. Je m'en doutais, mais je ne voulais pas entendre son corps le dire au mien.

*

Pendant mes premiers mois de soignante pro, comme j'étais le seul homme de l'unité, la plupart des soignées ouvraient de grands yeux en me voyant. À l'époque, j'étais très chevelu et très barbu. Quand j'entrais seul, il me fallait parfois un peu de temps pour montrer que j'étais inoffensif. Quand j'entrais avec Betty, elle me présentait et les rassurait. Quand je me tenais près d'elle, je ne faisais peur à personne, j'avais le sentiment d'être un petit garçon. Je n'étais pas son enfant, mais je me considérais comme son disciple, certainement.

C'est Betty qui m'a appris, après avoir obtenu leur consentement, à toucher les soignées. En les regardant toujours avec bienveillance, avec le sourire, pour les assurer qu'on ne leur veut pas de mal et s'assurer qu'on ne leur en fait pas. Sans hâte. Sans peur. En suivant les courbes et les angles sans mouvement brusque. Elle disait : « Les outils du soin, on les a sur soi. Il faut juste apprendre à s'en servir. » Elle avait raison. Avec elle, j'ai appris à me servir de ma tête, de mes bras, de mes mains et de mes cinq sens.

Et elle m'a aidé à supporter le sixième, cette inquiétante *appréhension* qui, chaque fois que je touchais le corps d'une soignée, me faisait entrevoir son avenir.

JE SUIS CELLES

Je suis celle qui, pendant que la mère allaite un nouveau bébé, porte sur son dos l'enfant née entre-temps

Je suis celle qui s'assied et rit dans le cercle avec les autres

Je suis celle qui écaille le poisson

Je suis celle qui nourrit le feu

Je suis celle dont le vêtement se soulève au vent

Je suis celle qui voit les regards changer

Je suis celle qui se met à saigner

Je suis celle que ses sœurs initient aux secrets

L'ÉCOLE DES SOIGNANTES

On commence sa vie en recevant des soins ; il n'est pas surprenant que, le jour venu, on soit amené à soigner à son tour. Et on n'apprend pas à soigner dans le vide : on le fait en regardant jour après jour les autres soigner, et les effets de leurs soins sur les corps souffrants. À l'École des soignantes, tout le monde apprend à soigner, tous les jours.

En 2022, Christophe Bloom, médecin progressiste, est élu à l'Assemblée nationale et devient maire de Tourmens à la tête d'une liste citoyenne. Les premiers efforts de la nouvelle équipe se portent sur le système de santé de la ville et de ses alentours. Deux ans plus tard, grâce à un discret amendement introduit par Bloom dans la loi de décentralisation, la municipalité vote à l'unanimité, et en toute transparence, ce qu'on nommera désormais la Réforme « Santé et Communauté » et prend le contrôle de la CPAM et du Centre hospitalier. En pratique, la communauté urbaine de Tourmens et toutes les structures de santé publique présentes sur son territoire constituent désormais une région sanitaire autonome, cofinancée par le conseil régional et indépendante des ministères.

Rompant résolument avec le mercantilisme et

l'escalade technologique, le Centre hospitalier opte pour une approche holistique, pragmatique et éco-consciente. Le marketing commercial – industriel ou pharmaceutique – est interdit de séjour dans son enceinte. Les pratiques médicales doivent désormais s'appuyer sur des données scientifiques avérées et les soignantes sont invitées à favoriser l'approche relationnelle et clinique avant de recourir à la prescription de tests diagnostiques et de traitements coûteux et d'intérêt non démontré. À tout moment, les soignées sont invitées à prendre part aux décisions qui les concernent, et leurs préférences sont respectées. Grâce à des efforts importants d'information et de dialogue, par l'évaluation soigneuse des besoins élémentaires de la population en matière de logement, de transport urbain, de structures éducatives, et grâce à une politique de l'emploi exemplaire, la consommation médicale de la région sanitaire de Tourmens baisse, pour devenir l'une des plus faibles de l'Hexagone. Si cette décroissance déclenche d'abord de forts mécontentements et de vigoureuses oppositions, les enquêtes menées entre 2025 et 2030 démontrent un taux d'approbation et de satisfaction croissant au sein de la population. D'ailleurs, depuis son élection surprise, la liste citoyenne a été par deux fois reconduite à la mairie.

S'appuyant sur un document préparé de longue date par un groupe militant de membres du personnel, la Réforme supprime la faculté de médecine et rejette le « U » de son acronyme pour devenir le Centre hospitalier holistique de Tourmens – le *Chht !*, comme le surnomment en souriant ses plus ardentes défenseuses. Elle crée, au sein même de l'enceinte de l'hôpital et en étroit partenariat avec les structures de soin, une école nouvelle, en accord avec ses principes fondamentaux.

> « Pour servir le bien commun, le soin doit être une activité collective, fondée sur le respect et le partage ; soigner est incompatible avec les préjugés et les rapports de force. Depuis longtemps, les professions de santé sont compartimentées : aux médecins le diagnostic et les décisions, aux autres professionnel·le·s l'exécution. Cette répartition des tâches, fondée de longue date sur une hiérarchie classiste et sexiste, entrave toute approche communautaire des soins. Un système de santé voué à servir la population de manière équitable doit veiller à l'équité du traitement de ses membres. Il doit donc faire table rase de la hiérarchie traditionnelle. »
>
> (*Manifeste pour une médecine féministe et communautaire.*)

La première hiérarchie est celle du genre. Pour signifier qu'elle n'a pas de place dans les soins, tous les termes désignant les hôtes, le personnel de l'hôpital et les membres de l'École sont désormais employés au féminin. Qu'elle se considère comme étant femme, homme, cis, intersexe, transgenre ou *queer*, chaque personne travaillant au *Chht !* est désormais *une* professionnelle, *une* membre du personnel, *une* soignante en formation, *une* soignée. Cette convention simple, mais déterminante, est clairement mise en avant dans tous les documents d'inscription et d'embauche.

Rejetant les conceptions anciennes, qui se rapportaient à un organisme manifestement masculin, la formation adopte en référence le corps féminin. Désormais, c'est la physiologie féminine dans toutes ses variantes, subtilités et transformations – depuis la période embryonnaire jusqu'à la fin de vie – qui constitue la norme au cours des enseignements formels et informels. Du point de vue de la santé communautaire, ce changement de paradigme allait de soi : la plupart des demandes de soin sont déclenchées par les femmes et/ou les concernent ; un grand nombre de situations spécifiques courantes – des règles à la ménopause en passant par la grossesse et l'accouchement – les concernent au premier chef ; bon nombre de maladies (migraine, affections de la thyroïde, maladies inflammatoires de l'intestin, maladies auto-immunes, syndromes douloureux chroniques, souffrances psychocognitives, etc.) touchent surtout des femmes ; conséquence des préjugés de genre et de classe, les femmes ont toujours été moins bien écoutées, moins souvent crues, moins efficacement soulagées ou traitées que les hommes. À l'École des soignantes, on est formées à entendre et à soigner la moitié de l'humanité depuis toujours la plus négligée.

Dans le même esprit, la Réforme redéfinit les champs traditionnels de la médecine. Au lieu de fragmenter les soins de manière assez absurde selon les maladies d'organes (Pneumologie, Maladies cardiovasculaires, etc.), elle les réorganise selon les particularités, les besoins et la situation des soignées. Le pôle Enfants se consacre aux moins de huit ans. Le pôle Physio est voué à la santé des femmes de huit à soixante-huit ans. Le pôle Andro à celle des hommes de huit à soixante-huit ans. Le pôle Aînées se consacre aux plus de soixante-huit ans de tout genre souffrant d'une affection liée au vieillissement. Le pôle Psycho accueille toutes les personnes se plaignant d'un trouble émotionnel ou cognitif, quelle que soit son origine. Les Urgences, évidemment, accueillent tout le monde, quel que soit le motif, en coopération avec les autres professionnelles exerçant dans la région sanitaire autonome de Tourmens.

Les termes « aides-soignantes », « infirmières », « internes » et « médecins » étant, eux aussi, des indicateurs hiérarchiques, un référendum ouvert à toutes les personnes employées, formées ou soignées au *Chht !* définit trois nouvelles professions soignantes : les soignantes pro (le suffixe sert à les distinguer des soignantes de proximité issues de l'entourage des soignées), les panseuses, les officiantes.

Le soin est un travail, non un passe-temps. À l'École des soignantes, toute apprenante est par conséquent rémunérée dès son premier jour de formation. Les filières traditionnelles ont été regroupées en un cursus unique et leur déroulement harmonisé grâce à la suppression des cours magistraux et aux apprentissages en groupe collégial et par mentorat. En pratique, toute élève entrant à l'École commence par être soignante pro. Au bout de deux ans, elle peut entrer en formation au métier de panseuse. Au bout de deux à trois ans en tant que panseuse, elle peut postuler pour une résidence, étape de formation à l'officianat dans la branche de son choix : soins primaires (médecine, chirurgie, odontologie), soins de rééducation (physiothérapie, orthophonie), soins psychologiques, soutien social… Au bout de trois à cinq années de résidence, en fonction de l'expérience acquise, elle peut opter pour une spécialisation plus poussée, ou briguer un poste d'officiante dans un des six pôles.

À chacune de ces étapes, soignantes et soignées évaluent ensemble les connaissances pratiques et théoriques de l'apprenante, ses aptitudes à communiquer et à partager le savoir, ses capacités de travail en équipe et son engagement. Car on ne décide pas seule de devenir panseuse, puis officiante : on y est invitée par ses paires, ou bien on est encouragée à parfaire son expérience avant de briguer d'autres responsabilités.

Chaque domaine d'exercice est soigneusement circonscrit, sans pour autant rester exclusif. Les soignantes pro sont responsables du confort des soignées et de tous les soins de base : aide à la prise de traitements, prélèvements de sang, pose de sondes et de perfusions, soins intensifs, soins palliatifs, vaccination, dépistage des maladies. Les panseuses ont le choix entre deux types d'activité – d'une part, la supervision et l'organisation des soins de base ; d'autre part, la pratique de gestes techniques spécialisés : endoscopie, soutien aux femmes enceintes et aux accouchantes, accompagnement à la fin de vie, petite chirurgie, anesthésie, réanimation. L'acquisition de ces gestes se fait progressivement, au fil des affectations, car pendant leurs premières années d'exercice, soignantes pro et panseuses sont confrontées à tous les aspects du soin.

La résidence est l'étape formatrice entre le métier de panseuse et l'officianat. C'est une période d'apprentissage, mais aussi, pour chaque apprenante, de réflexion sur ses désirs d'engagement et de développement personnel. Au bout de six semestres, chaque résidente est en effet invitée à se déterminer entre deux officianats : opératif ou avocatif (ces termes ont remplacé ceux de « chirurgien » et « médecin »).

La résidente qui désire devenir officiante-opératrice s'engage dans plusieurs années d'acquisition des techniques chirurgicales les plus utiles à la population.

Celle qui choisit de devenir officiante-avocative – autrement dit : représentante et défenseure des soignées face au reste du monde – doit se former au droit de la santé et au fonctionnement des services sociaux, mais aussi maîtriser l'anglais et les rudiments conversationnels d'une troisième langue et du langage des signes. Elle doit également être capable de circuler sans difficulté à travers les bases de données et les arcanes administratifs du *Chht !* et du réseau régional de santé.

L'échelle des salaires, soumise par référendum à la population de la région sanitaire, valorise chaque profession en tenant compte de l'ampleur des responsabilités engagées. Une soignante pro en début de formation touche un salaire deux fois plus élevé qu'une aide-soignante dans un autre hôpital. La grille des salaires est équitable et proportionnelle aux responsabilités de chaque fonction. Les augmentations de salaire pour ancienneté sont les mêmes pour toutes les soignantes.

Tous les métiers du soin sont éprouvants ; l'épuisement représente une menace permanente. Par conséquent, après plusieurs années d'exercice, une officiante est en droit de redevenir panseuse, une panseuse de retrouver son activité de soignante pro. Mais leur salaire est maintenu si elles assument des postes de coordination dans la formation collective des nouvelles professionnelles – séminaires, groupes de pratiques.

Pour délivrer des soins, il est bien sûr indispensable d'acquérir des savoir-faire spécialisés. Mais

37

nulle ne connaît mieux le corps et l'histoire d'une personne que cette personne elle-même. Maintenir les soignées à l'écart de la démarche diagnostique et des décisions de traitement est contraire à l'éthique.

La Réforme a instauré une rupture radicale avec ce qui avait toujours constitué la fierté et le privilège du corps médical. Les statuts du *Chht !* et de l'École stipulent ainsi que diagnostic, traitement et décisions feront, en toutes circonstances, l'objet d'une discussion collégiale, à laquelle les soignées elles-mêmes prendront une part centrale.

Quand la soignée n'est pas en mesure de parler pour elle-même, des procédures précises permettent de s'appuyer sur des directives anticipées, les savoirs et avis concertés des personnes de confiance, des proches et des soignantes afin d'arbitrer les éventuels différends et de prendre une décision conforme à l'éthique et à l'intérêt de la première intéressée.

Comme on peut l'imaginer, cette révolution ne s'est pas accomplie d'un seul coup, mais en plusieurs années, au prix de beaucoup d'efforts et de diplomatie. Un grand nombre de professionnelles voyaient d'un mauvais œil les rôles se modifier de manière aussi radicale. La Réforme signifiait de profonds changements pour les soignées, mais aussi pour les soignantes : les personnes qui voyaient dans les professions de soin un moyen d'accroître leur statut social ont reculé devant la formation égalitaire de l'École et sont allées étudier ailleurs. Quant aux professionnels du privé, beaucoup ont choisi de diriger « leurs malades » vers les hôpitaux des régions limitrophes.

Malgré la campagne d'information très explicite organisée par la municipalité, beaucoup de soignées ne comprenaient pas comment elles seraient traitées dans un hôpital « sans infirmières et sans médecins » ; à chaque personne qui entrait, ou à sa famille, il a fallu expliquer le fonctionnement des services. Les personnes les plus riches ont dans un premier temps préféré les cliniques privées. Pendant ses deux premières années de fonctionnement, le *Chht !* a donc, de fait, accueilli en premier lieu des personnes désireuses de changer leur mode de « consommation » des soins ; mais aussi et surtout des personnes sans ressources, immigrées, laissées-pour-compte. Toutes les soignantes qui avaient choisi de travailler entre ces murs en étaient heureuses : elles avaient la certitude d'être utiles à qui en avait le plus besoin.

Les statuts du *Chht !* interdisaient toute publicité susceptible d'attirer la population des régions alentour. Mais, peu à peu, les soignées se sont mises à raconter comment, à Tourmens, on était bien mieux traitée qu'ailleurs. En 2034, année où je me suis inscrit, l'hôpital et son école étaient devenues le cœur d'un système de santé auquel la population de la communauté urbaine et de la région sanitaire était très attachée.

ENTRETIEN

... Par quoi je commence ?

... Oh-*kay*. J'ai grandi entre deux mères.

... Sara et Meriem.

... Elles m'ont dit très tôt que je n'étais pas leur enfant biologique... Elles ont répondu à toutes les questions que je leur ai posées, quand elles le pouvaient. Mais elles ne m'ont pas imposé des réponses à des questions que je ne posais pas. Elles ne m'ont pas interdit de parler de mon adoption, mais, enfant, quand mes camarades de classe me cassaient les pieds, je répondais qu'elles étaient mes deux tantes – une de chaque côté de la famille – et qu'elles m'avaient recueilli à la mort de mes parents. J'aimais bien raconter mon histoire comme ça... Comme un conte de fées. Je ne savais pas à quel point j'étais près de la vérité.

... De toute manière, à Brennes, où elles se sont installées quelques semaines après m'avoir adopté, personne ne nous connaissait, et toutes les histoires étaient crédibles. Surtout venant d'un enfant qui parlait calmement. Et qui écoutait sagement.

... Oui, on m'a souvent dit que j'étais « très calme ». C'est vrai que j'ai l'air calme. Il faut dire que j'ai grandi entouré et protégé, j'avais des mères calmes, ça m'a imprégné. Et puis, ça m'a permis de *savoir* qui j'étais – et qui je n'étais pas. En revanche, ça ne m'a pas aidé à *dire* qui je suis. Ça, j'ai toujours trouvé difficile de le faire, même avec elles.

… Sara et Meriem étaient loin d'être parfaites, mais pour moi, elles ont été aussi bonnes que possible. Elles ne m'ont jamais traité comme un objet. Elles ne m'ont jamais engueulé ou humilié quand je ne réussissais pas, mais elles ne se sont jamais extasiées et ne m'ont jamais utilisé comme leur faire-valoir non plus quand je réussissais. Elles m'ont toujours soutenu et consolé quand j'avais du chagrin. Du moins, quand j'osais leur dire que j'en avais. Je savais bien me cacher…

… J'ai eu une enfance sans histoires avec des parentes qui en avaient beaucoup, mais qui ne les racontaient pas toutes. Mais je crois qu'un enfant a besoin d'histoires. Il a besoin de savoir d'où il vient, comment ses parents se sont rencontrés, les décisions, les accidents ou les inconsciences qui l'ont fait venir au monde. Les histoires de famille, j'en ai entendu certaines, mais pas autant que je voudrais. Et certaines de ces histoires, je les connais en trois langues : en français, en arabe et en yiddish. Mes mères étaient drôles pour ça. Elles avaient toutes les deux grandi en apprenant le français à l'école, mais elles se parlaient dans la langue de leur mère pour ne pas la perdre. Quand j'étais petit, elles se parlaient arabe ou yiddish ou un mélange des deux en pensant que je ne comprenais pas… Un jour, j'avais sept ou huit ans, alors qu'elles se chamaillaient en pensant que je ne comprenais pas, j'ai fait une remarque ironique dans une des deux langues, je ne sais plus laquelle. Ça les a stoppées net. Elles m'ont regardé bouche bée : « Tu comprends ce qu'on dit ? » J'ai répondu : « Ça fait longtemps que j'ai plus besoin de sous-titres », et elles se sont écroulées de rire.

... Elles n'étaient pas toujours très gaies, alors j'aimais les faire rire.

... Je sais beaucoup de choses sur les années de galère de Meriem. Je l'ai entendue souvent parler des violences qu'elle a subies de la part des garçons, puis des hommes. Je ne regrette pas qu'elle m'ait raconté ça – ça m'a appris ce qu'il ne fallait pas faire – mais je regrette de ne pas l'avoir entendue dire plus de choses sur les moments heureux qu'elle a vécus.

... Sara parlait plus volontiers des bonnes choses de sa vie. Prends leur rencontre, par exemple : j'ai entendu de sa bouche au moins trois versions, qu'elle m'a racontées à trois époques distinctes et que Meriem a toutes démenties... Moi ? Je pleurais de rire, non parce qu'elles n'étaient pas d'accord, mais parce que chaque fois, la version « rectifiée » de Meriem était différente de celle qu'elle avait donnée la fois précédente... Je suis sûr d'une chose, c'est que leur rencontre s'est faite dans la joie, car toutes les versions se terminent de la même manière : après s'être longtemps tournées autour sans oser se dire ce qui les attirait l'une vers l'autre, elles se retrouvent sur un petit pont de bois et échangent leur premier baiser... C'étaient le Yin et le Yang, ces deux femmes. Aussi différentes que possible, mais toujours d'accord sur l'essentiel.

... De Sara je ne connais qu'une histoire un peu sombre : avant que j'arrive dans leur vie, elle a fait trois fausses couches. Trois inséminations artificielles. Elle voulait à toute force être enceinte... Meriem avait peur que Sara souffre d'essayer si fort... Je suis comme Meriem : je ne veux pas que les autres souffrent. Et je suis comme Sara : j'essaie jusqu'à ce que ça réussisse. C'est pas toujours facile à concilier. Et parfois, quoi qu'on fasse, les autres souffrent et ce qu'on tente ne réussit pas.

… Plus tard, je leur ai demandé pourquoi elles avaient finalement décidé d'adopter un enfant plutôt que de le porter elles-mêmes. Sara m'a répondu qu'elle avait réfléchi, qu'il y avait déjà beaucoup d'humains sur la planète, et que ça ne lui avait pas très bien réussi quand on voit ce qu'ils en avaient fait. Les fausses couches, c'était peut-être un signe que mettre au monde un être humain de plus, ce n'était pas une si bonne idée que ça. Et elle a ajouté : « La Terre va mal, la vie est dure. On a préféré aider à grandir un enfant déjà né. » Meriem a hoché la tête, et ça voulait dire qu'il n'y avait rien d'autre à dire.

… Un jour, j'étais petit, on m'avait chicané à l'école, je leur ai demandé pourquoi je portais un prénom de fille. Elles se sont regardées, elles ont souri et Sara m'a répondu : « Ce n'est pas un prénom de fille ou de garçon, c'est ton prénom. Nous l'avons choisi parce qu'on l'aime et qu'il te va bien. » Et ça m'a semblé lumineux. Par la suite, chaque fois qu'on m'a fait une remarque au sujet de mon prénom, j'ai juste fait comme si je n'avais pas entendu. À l'adolescence, je me suis mis à grandir beaucoup et vite et plus que les autres, et plus personne n'a fait de remarque.

… Mitzvah, c'est le nom de Sara, Meriem l'a pris quand elles se sont mariées. Meriem Mitzvah, elle trouvait ça plus beau que Meriem Boulanger. Et je suis d'accord avec elles, Hannah Mitzvah, c'est un beau nom et je suis heureux de le porter.

… Une autre fois, j'ai demandé pourquoi elles avaient adopté un garçon plutôt qu'une fille. Meriem a répondu : « Pour emmerder les machos. » Sara, elle, a dit : « Parmi tous les enfants orphelins, abandonnés, séparés de leur famille à la frontière ou survivants de naufrages, il y avait plus de garçons que de filles. Les filles trouvaient plus facilement une famille, alors on a décidé d'adopter un garçon. » Une de leurs amies dont la mère était sourde-muette, et qui avait appris la langue des signes enfant, avait adopté un garçon sourd dont personne ne voulait parce qu'il était « trop agité ». Avec elle, il n'était pas agité du tout. C'est lui qui m'a appris ce que je sais de langue des signes.

JE SUIS CELLES

Je suis celle que ses sœurs initient aux secrets
Je suis celle devant qui les garçons se pavanent
Je suis celle qui se moque de ceux qui ne lui plaisent pas
Je suis celle qui en invite un à la rejoindre au soir, et qui le renvoie pendant la nuit ou au petit matin
Je suis celle qui accepte ses cadeaux
Je suis celle qui pense : « Son corps s'accorde bien au mien »
Je suis celle qui le repousse en se demandant s'il reviendra
Je suis celle qui s'attache
Je suis celle qui veut que ça dure

FORMATRICES

La première fois que j'ai entendu parler de l'École, c'est par une collègue de travail, à Brennes. Elle revenait de l'hôpital de Tourmens et ce qu'elle m'a raconté m'a touché à un moment où j'en avais terriblement besoin.

Auparavant, je n'avais jamais envisagé de devenir soignante. Je pensais que mes *appréhensions*, le sixième sens qui me collait aux doigts depuis l'adolescence, me rendraient la tâche impossible. Mais en entendant cette femme raconter la manière dont on l'avait accueillie au *Chht !*, j'ai eu envie de faire partie de cette communauté. Je venais de perdre mon compagnon. Changer de métier était une manière d'aller de l'avant.

*

À l'École des soignantes, chaque apprenante compte parmi ses mentores une ou plusieurs soignées-formatrices. Au pôle Physio, par exemple, les séminaires hebdomadaires sur – mettons – l'intersexualité, les variations du cycle, la migraine, l'accouchement par césarienne ou le diabète sont toujours coanimés par des soignées-formatrices ayant une expérience personnelle de la situation abordée. Il en va de même en Andro, chez les Enfants et les Aînées.

Dès les premières semaines de formation, les apprenantes écoutent les soignées-formatrices exposer leur vécu intime de l'anatomie, de la physiologie et de ses variantes, et des particularités de leur maladie. D'autres décrivent leur odyssée dans le système de santé. Pendant les heures réservées à l'étude, les apprenantes passent beaucoup de temps à consulter, dans la banque de données du *Chht !* les centaines de témoignages archivés par thèmes et par situations, puis les discutent en binômes ou en groupe. Ainsi, les soignantes apprennent à formuler les questions *avec* les soignées au lieu de se les poser – et d'y répondre – à leur place.

Ce type d'apprentissage m'a convenu tout de suite : j'ai toujours préféré avancer en étant guidé plutôt que marcher devant. Dès le début, j'ai aimé écouter ce que les soignées avaient à dire. Et je préférais l'apprendre de leur bouche et non le découvrir à leur insu.

Une des soignées-formatrices qui m'ont le plus appris s'appelait Frédérique. Elle souffrait d'une polyarthrite rhumatoïde depuis l'âge de vingt ans. Elle m'a fait comprendre ce qu'était une vie de douleurs – et, quand la douleur s'atténuait, la crainte constante qu'elle ne réapparaisse. Elle m'a décrit ce que ça signifiait de voir ses mains, ses pieds, ses poignets se déformer peu à peu, de vivre avec la perspective d'une crise cardiaque ou d'une cécité brutales. Frédérique disait que, face à une soignée, nous devions toujours nous poser trois questions : « Qu'est-ce qu'elle dit ? Qu'est-ce qu'elle vit ? De quoi a-t-elle peur ? » Elle ajoutait avec un sourire : « Et vous devez vous poser les mêmes questions à la première personne. Surtout la troisième. La peur est votre pire ennemie, et fait de vous les pires ennemies des soignées. »

Je lui ai demandé pourquoi.

« Parce que si tu as peur, tu penseras avec tes jambes et ton ventre, plutôt qu'avec ta tête, qui doit rester froide, et plutôt qu'avec ton empathie, qui doit rester tournée vers la soignée. Quand une soignante a peur, elle n'entend plus ce que la soignée lui dit. Et ça tourne souvent mal.

— Mais on ne peut pas s'empêcher d'avoir peur...

— Non. Mais on peut et on doit tenir la peur en respect.

— Et comment fait-on ça ?

— En revenant à la réalité.

— Je ne comprends pas...

— Tu es dans ta cuisine et tu entends du bruit dans la chambre. Si tu saisis un couteau en pensant "Quelqu'un veut me tuer", tu te laisses guider par la peur. Si tu vas regarder ce qui se passe, tu reviens à la réalité. Quand une soignée te dit : "J'ai peur", sa peur est respectable, et tu ne dois jamais la négliger ou la passer sous silence, mais tu ne dois pas te précipiter sur les analyses, les tests et les scans. Tu dois examiner si la menace est grave, et en quoi elle consiste. À pas comptés. Sans hâte et sans peur. Si tu y vas armé jusqu'aux dents, tu risques de faire des dégâts... L'artillerie médicale, c'est comme les armes à feu, ça part tout seul.

— Oh-*kay*...

— Et quand une soignée ne se plaint de rien et te dit qu'elle va bien, tu ne dois pas non plus te précipiter sur les "bruits" que tu es seul à entendre. C'est pour cette raison qu'on ne fait plus d'examens à tout bout de champ depuis dix ans, dans notre région. On a compris que les examens systématiques sont le moyen le plus sûr de trouver des "anomalies" qui n'ont aucune signification, mais qui vont inquiéter tout le monde et mener à l'escalade. Et parfois, à la catastrophe… Une des femmes de mon groupe de parole est allée voir un "spécialiste" à Brennes qui était obsédé par le risque de crise cardiaque. Elle n'avait strictement aucun symptôme, mais il lui a imposé une coronarographie dont elle ne voulait pas. Elle est morte d'un accident allergique, sur la table d'examen. »

*

Dès que je suis entré à l'École, j'ai eu envie de parcourir toute la filière. Il y avait tant de voies à explorer ; après avoir passé quinze ans devant un écran, j'avais soif de nouvelles expériences. J'ai demandé à Betty pourquoi elle était restée superviseuse. Elle aurait pu poursuivre sa formation, devenir panseuse spécialisée, maïeuticienne, officiante. Elle m'a répondu : « Oui, j'aurais pu, et on m'y a invitée, mais je suis bien où je suis. Ce qui compte, ce n'est pas la fonction, mais comment tu t'y sens. J'aime organiser et former. C'était ce que je voulais faire, et je suis heureuse de le faire. »

Vers la fin de ma première année de soignante pro, on a invité Betty à être superviseuse chez les Aînées. J'ai demandé à y être transféré avec elle. Ma demande a été acceptée et j'ai eu la chance de passer ma deuxième année à ses côtés. La troisième année, quand je suis devenu panseuse, il m'a fallu adopter d'autres pratiques, d'autres protocoles, avec d'autres superviseuses. Betty m'avait dit « Si tu as besoin de parler, appelle-moi. » Je ne m'en suis pas privé. Il m'est arrivé plus d'une fois de sortir du service épuisé, abattu, et de l'appeler.

Je n'ai jamais eu d'holotélé 3D chez moi, pas

même un des modèles bon marché qu'on trouvait déjà à l'époque. J'utilisais encore le vieil ordinateur portable hérité de Sara. Quand j'appelais Betty, le son était médiocre et je ne voyais que son visage et le haut de ses épaules, au lieu de sa silhouette entière assise en face de moi. Mais chaque fois que j'appelais, elle était là pour moi ; son sourire et sa voix me réconfortaient.

Lorsqu'elle est tombée malade, on se connaissait depuis trois ans. J'entamais mon troisième semestre de panseuse au pôle Physio, dans l'unité des maladies chroniques. Un matin, je commençais mon service et, à la porte d'une chambre, après avoir demandé l'autorisation d'entrer, j'ai vu le visage de Betty s'afficher sur l'écran. Je suis resté sans voix, mais son sourire m'a accueilli : « Ah, *mon grand*, comme je suis contente de te voir ! »

C'était la première fois qu'elle m'appelait *mon grand*.

Quand je suis entré, elle a dit : « C'est bon de te voir dès ton premier jour. »

Elle était entrée une semaine plus tôt.

Elle m'a montré les métastases sur les scans.

« J'avais des symptômes depuis deux ans, mais ça ne me gênait pas beaucoup et ça ne m'empêchait pas de travailler. Alors j'ai attendu, et j'ai bien fait : si le diagnostic avait été fait à ce moment-là, ça n'aurait pas modifié mon espérance de vie parce que, malheureusement, ce genre de cancer évolue toujours de la même manière. On m'a proposé une chimio expérimentale, mais le nombre de places est limité et je ne souffre pas beaucoup, alors je ne suis pas sûre d'en avoir envie. »

Je n'arrivais pas à dire le moindre mot.

Je me suis assis près d'elle. Je n'osais pas la toucher.

Elle m'a tendu la main.

« Tu peux. Je sais déjà ce qu'il en est. » Puis, avec un sourire : « *Goddamn fucking cancer de merde.* »

J'ai pris sa main dans la mienne et ma gorge s'est serrée. Je n'imaginais pas qu'il lui restait si peu de temps devant elle.

Betty connaissait ma capacité à *appréhender* le devenir des soignées. Elle a soupiré : « C'est triste, hein ? J'avais encore des choses à faire. Mais ce n'est pas grave. Tu les feras, toi. Il y a toujours quelqu'un pour prendre la suite. »

Je voulais pleurer, mais mes yeux restaient secs.

J'étais en colère contre ces larmes qui ne venaient pas. Et contre sa maladie. Et contre ce don... non, cette malédiction qui me pourrissait la vie.

Elle m'avait dit autrefois : « C'est important, ce que tu vois. Le jour venu, je crois que j'aimerais savoir. » Et voilà, le jour était venu. J'attendais qu'elle me pose la question, mais elle ne l'a pas posée. Elle a caressé mon visage et dit d'une voix ferme : « Tu sais, Hannah, c'est pas fini tant que *je* n'ai pas dit "C'est fini". C'est à moi d'écrire le mot fin. »

*

Finalement, elle a décliné la chimio. Quand la douleur le nécessitait, elle venait passer deux heures dans le service. Je m'arrangeais pour être présent pour mettre en place sa perfusion d'opiomine et de dolovol.

Dès qu'elle avait eu connaissance du diagnostic, elle s'était inscrite au programme de soignées-formatrices et s'était portée volontaire pour accueillir les femmes qui souffraient du même cancer qu'elle. Elle leur expliquait leurs droits et les procédures, leur montrait comment utiliser le site de ressources documentaires, leur fournissait l'adresse de conseillères, de groupes de parole ou d'autres soignées. Elle continuait à soutenir et à soigner et l'a fait jusqu'au bout, pendant les treize mois qui ont suivi.

Elle a passé ses deux dernières semaines chez elle avec Joséphine, sa partenaire, et leur fille Laura, qui avait vingt-deux ou vingt-trois ans à ce moment-là et faisait ses études à Lantours. Elles revoyaient ensemble des films qui les avaient marquées. Je suis allé plusieurs fois en regarder avec elles, après mon service. L'un d'eux, en particulier, m'a beaucoup ému. Il s'intitulait *Pourquoi pas !* C'est un vieux film français du XXe siècle, l'histoire d'un ménage à trois. C'est drôle et tendre et plein d'énergie et, quand l'histoire se termine, on a envie de changer le monde...

Quand elles ne regardaient pas des films, Laura et Joséphine lui lisaient des passages de livres qu'elle aimait. Un soir, je leur ai fait la lecture à toutes les trois pendant qu'elles somnolaient, enlacées, sur le canapé de leur salon.

Le dernier jour aussi, j'étais là.

Elle est morte au moment qu'elle avait choisi.

Trop tôt, je trouve.

Mais c'est elle qui a écrit le mot fin.

Au funérarium, j'ai dit un poème que Betty avait écrit au début de sa maladie. Elle m'avait donné pour mission de le lire au cours de sa cérémonie d'adieux. Je l'avais recopié à la main dans mon cahier électronique et je le connaissais par cœur.

Je connais le nom des héros
Mais pas celui de leurs sœurs
Je vibre au fracas des combats
Mais pas au murmure des partages
J'entends la voix des soldats
Je ne vois pas les mains qui soignent

Toutes les épreuves de force
Nous rendent muettes et aveugles

Pour jouer leur vie et leur mort
Aux jeux de pouvoir et d'argent
Auxquels la plupart sont perdants
Les hommes se sont mis d'accord
Pour garder les femmes dans le noir
Confisquer leurs territoires
Redessiner leur histoire…

Après la cérémonie, Joséphine m'a dit : « Elle t'aimait beaucoup… » Laura m'a serré dans ses bras longuement et m'a remercié. J'aurais voulu les remercier de tout ce que Betty avait fait pour moi, j'aurais voulu les accompagner quand elles ont dispersé ses cendres, mais je n'ai pas osé le leur proposer.

Betty me manque.

C'est elle, la première, qui m'a posé la question.
C'était à l'office, on prenait un café, rien que toutes les deux, à la fin d'une période agitée. On s'était postées devant la fenêtre, nos silhouettes se reflétaient sur le ciel sombre, j'avais oublié à quoi je ressemblais.
« Qui es-tu, Hannah ? »
La question sortait de nulle part.
J'ai éclaté de rire, mais ce jour-là, je n'ai pas su répondre.

ENTRETIEN, SUITE

... J'ai toujours su que j'allais mourir. Quand je dis toujours, je veux dire : très tôt, j'avais sept ou huit ans peut-être. Ça m'a terrorisé, mais je n'ai pas osé le dire à mes mères, je ne voulais pas les inquiéter... J'ai essayé d'en parler à d'autres adultes – une institutrice, la mère d'un camarade – mais on m'a répondu : « Tu es bien jeune pour penser à des choses pareilles. » Comme si je pouvais cesser d'y penser.

... Personne ne m'a demandé si j'avais peur. Personne ne m'a pris dans ses bras pour me rassurer. Personne ne m'a consolé. Personne n'a cherché à me faire rire.

Mais au fond, c'était ma faute : je ne voulais pas en parler à celles qui auraient pu me rassurer.

Alors je suis resté seul avec ma peur.

... Un jour, beaucoup plus tard, je devais avoir quatorze ou quinze ans, on était allées toutes les trois au cinéma, on passait devant une vitrine, et je me suis rendu compte que je mesurais une tête de plus que Meriem et deux de plus que Sara. Quand on s'est assises dans la salle, je leur ai demandé pour la première fois ce qu'elles savaient de mes parents biologiques. Elles m'ont répondu « Pas grand-chose, et l'Association non plus ». Ma famille et moi… Est-ce que j'avais des frères et sœurs, elles n'en savaient rien… Nous avions traversé clandestinement la Méditerranée. Arrivés en France, on nous avait embarqués dans un camion en direction du nord. Le chauffeur devait être épuisé, il s'était endormi au volant, le véhicule était sorti de la route et avait plongé dans le Rhône.

… Tout le monde s'est noyé, sauf moi. J'étais pas vieux, quelques semaines. Quelqu'un – ma mère, j'imagine – m'avait enveloppé dans du papier bulle pour me protéger du froid, et ça m'avait fait remonter à la surface. J'étais en hypothermie, on m'avait mis en couveuse, j'avais survécu. Voilà.

… Elles m'ont raconté ça sans en faire un drame, et je l'ai pris de la même manière. Je me suis dit : « J'ai eu de la chance. » Et, quand on est sorties du cinéma, j'ai pensé : « Au fond, j'aurais pu mourir, je ne l'aurais même pas su. »

… Une chose dont je leur suis très reconnaissant, c'est de m'avoir aidé à faire la différence entre la responsabilité et la culpabilité. On est toujours responsable de ce qu'on fait, bien ou mal. Assumer la responsabilité de ses actes est une obligation. Quand, par malheur, nos actes ont eu des conséquences négatives, on a l'obligation non seulement de le reconnaître, mais aussi, si possible, de réparer. En tout cas, quand on a du sens moral – enfin, ce qu'on appelle des scrupules. En revanche, on ne devrait se sentir coupable que lorsqu'on a fait du mal sciemment, ou par négligence – parce qu'on n'a pas écouté ou eu le souci des autres. Quant à la honte, elle ne sert à rien, sinon à nous humilier et à nous disqualifier.

… « La honte, disait Sara, c'est le moyen qu'ont

trouvé les sociétés de mettre à l'écart toutes les personnes qui ne leur conviennent pas. Ce n'est pas un sentiment que nous éprouvons seulement parce que nous avons du sens moral ; c'est le poids d'infamie qu'on nous a mis sur le front. La honte, c'est ce qui permet de haïr, de bannir, de mutiler, de lapider celles et ceux dont la société ne veut pas. La honte ne nous pousse qu'à une seule chose : à fuir, à s'exclure du monde, à ne plus nous supporter en tant que personne humaine. Mais comment pouvons-nous vivre si on nous met à l'écart ? Assume tes responsabilités, évite de faire du mal, mais ne laisse jamais personne te faire ressentir de la honte. »

... Comprendre ces différences m'a évité de souffrir et d'être manipulé. Car Sara et Meriem m'ont aussi appris qu'il y a deux sortes de personnes. Celles qui ont des scrupules et celles qui n'en ont pas. Les secondes ne ratent jamais une occasion de martyriser et manipuler les premières – en jouant sur leurs sentiments de culpabilité ou en leur faisant honte.

... Elles m'ont fait un beau cadeau, car elles ne m'ont jamais laissé confondre leurs sentiments et les miens : j'ai toujours su que je n'étais pas tenu de voir le monde ou de ressentir les choses comme elles. Et puis, en me racontant mon histoire simplement, elles m'ont permis de me la réapproprier. Plus tard, j'ai imaginé cent fois la vie de ma famille. Les versions étaient toutes plus extravagantes les unes que les autres, mais elles se terminaient toutes de la même manière. Ça m'a souvent fait pleurer, et je me suis bien sûr demandé pourquoi j'avais survécu, et pas les autres, mais j'ai fini par me dire que ça aurait pu être pire : toute cette famille, ces familles – il y en avait sûrement plusieurs – auraient pu disparaître sans que personne ne soit là pour se rappeler leur existence. Mais parce que j'ai survécu, parce que Sara et Meriem m'ont aidé à grandir et devenir adulte, je me souviens de toutes ces disparues et je peux réinventer leur histoire.

JE SUIS CELLES

Je suis celle qui ne vit plus seule
Je suis celle qui ne décide plus pour elle-même
Je suis celle qui doit accueillir des inconnus
Je suis celle qui sent un corps se coucher tous les
soirs près du sien, et tenter de s'introduire dans le
sien, qu'elle le veuille ou non
Je suis celle qui se demande chaque jour ce qui
a changé
Je suis celle qui marche derrière
Je suis celle qui saigne et qui ne le dit pas
Je suis celle qui n'a pas saigné depuis longtemps
et qui ne sait pas pourquoi elle pleure
Je suis celle dont le ventre s'arrondit

PSYCHO

Je me souviens de mon premier jour de résidence. C'était le 12 janvier 2039. (Je ne sais pas pourquoi je me rappelle la date exacte, je me rappelle tant de choses qui ne servent à rien.)

Je suis à la fois excité et angoissé.

Quand j'ai appris qu'un poste se libérait au tout début du semestre (sa titulaire venait d'obtenir un poste d'officiante dans une autre unité), j'ai postulé sans y croire vraiment : il n'est pas fréquent qu'on entre en résidence alors qu'on n'a pas encore cinq ans de métier. Mais ma candidature a été acceptée en quarante-huit heures.

En juin dernier, j'ai accepté d'être panseuse volante et d'être affecté dans n'importe quel service ou dispensaire de la région sanitaire. Pendant ces six mois, j'ai accumulé une expérience précieuse. Ça a peut-être compté.

*

Toutes les résidentes tirent au sort l'ordre dans lequel elles passent dans les six pôles. J'ai tiré Psycho, Urgences, Enfants, Aînées, Physio, Andro. Je suis déjà passé partout pendant les quatre années et demie qui viennent de s'écouler, mais l'algorithme d'affectation va en tenir compte : les unités, les équipes, les situations, les responsabilités – tout sera nouveau.

« Ce n'est pas facile de débuter une résidence par le pôle Psycho, me dit la conseillère en regardant le résultat du tirage au sort. Vous savez, vous avez le droit à un deuxième essai…

— Non, c'est bien comme ça. »

Ça m'arrange de finir par Andro. Il faudra que j'y passe, je ne peux pas y couper : je dois *aussi* apprendre à soigner les hommes. Mais tous les hommes ne sont pas comme Georges, alors je ne suis pas fâché d'avoir tiré Andro en dernier. D'ici là, je vais pouvoir me concentrer sur les choses importantes – c'est-à-dire tout le reste.

« Vous êtes sûr ? » insiste la conseillère, qui a l'air de tenir à ce que je tente à nouveau ma chance.

Comme je ne veux pas qu'elle me trouve arrogant, je n'ose pas lui rappeler qu'au *Chht !*, le paternalisme n'est plus de mise depuis belle lurette, et qu'il n'est pas nécessaire de me bichonner sous prétexte que je suis une des rares résidentes hommes. Je fais tourner dans ma tête une formule qui contienne la juste dose d'ironie et d'assurance, quelque chose comme : « Je ne suis pas une espèce en voie de disparition, vous savez ; plutôt un mutant… », mais je crains qu'elle ne trouve ça vaniteux. Ou déplacé. Alors je la garde pour moi.

« J'ai le droit *d'accepter* le résultat, n'est-ce pas ? dis-je sur un ton naïf.

— Oui, bien sûr…

— Alors, restons-en là. Après tout, on ne choisit pas qui nous demande des soins. »

Et c'est comme ça que je me suis retrouvé chez les folles.

*

Les folles. Mes mères disaient ça d'elles-mêmes. Surtout Sara à Meriem, juste avant de la prendre dans ses bras : « Tu me rends folle, tu sais… »

C'était un mot que Betty, elle aussi, utilisait souvent. Elle connaissait le *Chht !* comme sa poche et désignait les soignées de chaque pôle par des surnoms : les bonnes femmes, les moutardes, les cassées-de-partout, les bougres, les vieilles casseroles et les folles.

Un jour, je l'ai entendue dire : « Comme toutes les bonnes femmes, je suis née en Physio quand ça s'appelait encore une Maternité, j'ai été une moutarde, j'ai croisé quelques bons bougres, ça m'est arrivé de soigner des cassées-de-partout, mais j'ai pas encore décidé si je préfère finir en vieille casserole ou en folle. Les deux me tentent. »

Ça m'a fait rire, j'ai senti l'affection qu'elle mettait dans ces mots.

Alors, ça me fait du bien de penser ces mots-là. Ça me rassure. J'ai le sentiment qu'elle est là aujourd'hui, avec moi, chez les folles.

*

L'unité « long séjour », à laquelle j'ai été affecté, est installée dans un vaste bâtiment ancien, haut de trois étages, planté au milieu d'un parc et flanqué de deux annexes manifestement plus récentes. Comme il fait beau et pas trop chaud encore, en ce mois de janvier, les soignées vont et viennent dans les allées, prennent le soleil sur la pelouse ou lisent à l'ombre d'un tilleul.

Ça me soucie de débarquer trois semaines après le début de semestre, au milieu d'un groupe qui se connaît déjà. J'ai peur de les encombrer. Je sais que cette pensée est inappropriée, étant donné le fonctionnement de l'École, mais la perspective d'être résidente a fait naître en moi un sentiment très pénible : celui d'être une tortue sur le dos. Ou pire : un imposteur. Jusqu'ici, j'avais les cheveux longs, j'en faisais un chignon sur le sommet de mon crâne, et ma barbe était longue. Hier, je me suis coupé les cheveux très court et je me suis taillé la barbe. Comme pour marquer que je me sens différent. Et ce matin, j'avance à pas comptés, pour retarder le moment de rencontrer mes collègues. À trente mètres du bâtiment principal, je m'arrête. J'entends chanter. Si j'étais dans un monastère, ça ne me surprendrait pas, mais en l'occurrence, il me semble que ce que j'entends entonné *a cappella* n'est pas un hymne sacré. Enfin, pas au sens religieux du terme. *Broken wings... to fly... only waiting... to arise...*

« *Blackbird* ? »

J'ai pensé à haute voix.

« Yep ! Elles s'en tirent bien, non ? Leur *Fool on the Hill* n'est pas mal non plus... »

Sur un banc, à ma gauche, une vieille personne est assise, les mains posées au sommet de sa canne. Quand je tourne la tête dans sa direction, je vois qu'elle me sourit.

— Vous êtes notre jeune recrue ?

— Je ne suis plus très jeune, dis-je en riant. Moins que la plupart des autres résidentes. Mais oui, c'est mon premier jour...

Elle tend la main dans ma direction.

« Renée Dante. »

Je souris à mon tour.

« Hannah Mitzvah. »

Elle lève un sourcil en voyant que je porte des gants, mais me serre chaleureusement la main.

« Bienvenue, Hannah. Vous êtes attendu dans la salle de réunion, au deuxième étage du Château.

— Du Château ?

— Le Château des courants d'air. Entre et sort qui veut…

— *Have fun storming the Castle…* » dis-je dans ma barbe.

Renée m'a entendu.

« Effectivement, si tu peux citer *The Princess Bride*, tu dois pas être si jeune que ça.

— C'était un de mes films préférés quand j'étais petit. Pendant des années, j'ai obligé mes mères à le regarder avec moi au moins une fois par an.

— Tu devrais bien t'entendre avec la tueuse de dragons, alors… » dit-elle en hochant la tête.

J'attends la suite, mais elle ne vient pas. Elle est passée du vouvoiement au tutoiement sans crier gare, et je n'ose pas lui demander ce qu'elle a voulu dire, alors je me contente d'incliner la tête à mon tour et, après avoir pris une grande inspiration, je gravis les marches du perron.

ENTRETIEN, SUITE

... Je sais, c'est banal, mais j'ai détesté mon adolescence. J'étais grand et long, je marchais courbé, j'avais le teint plus mat que mes camarades, le poil me mangeait le visage. J'avais le sentiment que tout le monde s'écartait en me voyant arriver, comme si j'étais un zombie ou un *serial killer*. Tout ce que je lisais dans leurs yeux me rendait malade.

... Tout. La peur, la jalousie, l'incrédulité. Et puis quelque chose que je ne reconnaissais pas encore, que je n'ai reconnu que plus tard...

... De la fascination. Du désir... J'ai toujours eu beaucoup de mal à comprendre qu'on puisse me regarder avec désir.

... À Brennes, l'école primaire était à un quart d'heure à pied de chez nous. Pendant toute mon enfance, j'ai fait le trajet avec les copains. On avait nos heures, notre rythme, nos pauses devant certains magasins, on se mettait à courir quand on entendait les trois quarts de l'heure sonner au clocher... La primaire, le collège et le lycée étaient contigus, alors quand on est passés en sixième, on n'a pas changé nos habitudes. Mais à partir de la troisième, je me suis senti mal dans mon corps. Alors je me suis levé plus tôt, j'ai pris des chemins détournés, plus longs, mais moins fréquentés. C'était reposant de se sentir invisible.

… Un jour, dans une ruelle, j'ai vu un homme jeter un sac dans une poubelle de rue et disparaître. Je ne sais pas pourquoi, j'ai ressenti le besoin d'aller voir.

… Le sac remuait un peu. J'ai pensé tout de suite : il y a du vivant là-dedans. Je l'ai ouvert et j'y ai trouvé quatre chatons. Trois étaient morts. Le quatrième bougeait à peine. Il poussait de la tête en avant comme s'il voulait sortir du sac. J'ai vu une main se glisser dans le sac et le prendre délicatement. C'était ma main. Je n'ai pas réfléchi, je l'ai fait, c'est tout. Ses pattes étaient roses. Sa fourrure était noire. Ses yeux étaient fermés. Le droit était barré d'un trait vertical blanc, le gauche entouré d'un cercle blanc. D'un bout de langue, il s'est mis à râper mes phalanges. Il faisait froid. Je l'ai glissé sous un pan de mon duffle-coat.

… J'ai fait un détour jusqu'à la Société protectrice des animaux, pour leur confier le chaton.

Je n'étais jamais entré. Il n'y avait pas d'animaux dans la pièce du devant, seulement deux bureaux couverts de prospectus, et une femme assise derrière l'un des deux. Mais j'ai eu la sensation que, derrière la porte du fond, il y avait beaucoup de tristesse. J'ai eu immédiatement envie de ressortir.

… La femme vient à ma rencontre. Son visage s'assombrit quand elle voit les oreilles du chaton pointer entre les pans de mon duffle-coat.

Je dis : « Je viens de le trouver. Dans un sac-poubelle. Il y en avait quatre. Les autres sont morts. »

Elle me répond : « Ce sont les plus solides qui souffrent le plus… Donne-le-moi, je vais m'en occuper. » Et elle tend les mains dans ma direction, mais je fais un pas en arrière et je dis : « Qu'est-ce que vous allez lui faire ? »

Elle me regarde comme si j'étais un enfant de cinq ans. « Je vais m'en occuper. »

Qu'est-ce que vous allez lui faire ?

Et là, elle soupire et dit : « On a beaucoup de pensionnaires ici. Beaucoup plus qu'il n'y a de familles pour les adopter. Alors on les soigne, on les stérilise, on les garde un certain temps... Mais pas éternellement. »

Et moi : « Je ne veux pas qu'on le tue. »

Et elle : « Il est tout petit, en principe c'est plus facile à faire adopter. Mais on en a beaucoup, en ce moment... De plus en plus... Trop... »

Et là, j'ai senti le petit corps bouger faiblement contre ma poitrine et j'ai dit : « Alors je vais m'occuper de lui. Qu'est-ce que je dois faire ? »

... Quand je suis rentré à la maison avec le chaton, ma mère Sara m'a dit : « Si tu veux le garder, il faut que tu t'en occupes. Tu l'as recueilli, tu es responsable de lui. » Et elle a ajouté en souriant : « Je suis déjà responsable de Meriem et de toi, ça me suffit. »

... Plus tard, quand elle a vu que le chaton allait bien et ne me quittait plus, elle a dit : « Il t'a adopté. » J'ai demandé : « C'est pas l'inverse ? »

Et elle : « Non. Ce sont les chats qui adoptent les humains. S'ils ne les aiment pas, ils s'en vont. Et quand ils ne se sentent pas assez aimés, ils meurent. Mais lui, il a survécu et il ruine tes T-shirts. »

Quand il dormait, je le portais contre moi sous mon T-shirt. Quand il se réveillait, il sortait sa tête et ses pattes par le col comme pour se mettre au balcon, et il me regardait faire mes devoirs ou lire ou écrire. Les cols finissaient par bâiller.

... Elle m'a demandé si je lui avais donné un nom. Je n'y avais même pas pensé. Pour moi, c'était « le chaton ». Le nommer me paraissait bizarre puisque les animaux ne peuvent pas se nommer eux-mêmes.

Sara a dit : « Le nommer, c'est dire qui il est pour toi. C'est une manière de créer un lien. Tôt ou tard, tu finiras par le nommer. »

Et moi : « Mais il ne me nommera pas, lui. »

Et elle : « Non, il ne parle pas notre langue. Mais il reconnaîtra ton odeur, les bruits que tu fais, ta manière de te comporter. Et il te marque déjà en se frottant contre toi. C'est sa manière de te désigner, de savoir qui tu es pour lui. Dans son cerveau de chat, il y a quelque chose qui te représente et qui veut dire "Voici Hannah". »

Et moi : « Je ne sais même pas si c'est une fille ou un garçon. »

Et elle : « Ça ne t'empêche pas de le nommer. Ça ne nous a pas empêchées de te nommer, toi. »

… Un soir, je m'endormais sur mon lit avec le chaton sur mon ventre, j'ai pensé : J'avais sûrement un nom avant d'être adoptée. Un nom perdu, que je ne connaîtrai jamais.

Le chaton passe la tête par le col de mon T-shirt, pose ses pattes sur mes joues et me lèche le bout du nez. Je dis : « C'est quoi, ton nom ? Jésus ? Lazare ? Non, t'es pas ressuscité, t'étais pas mort. »

Il ronronne et ferme les yeux, je vois clairement le trait blanc vertical sur l'un, le cercle autour de l'autre. On dirait un 1 et un 0. « Je t'appellerai Data. »

JE SUIS CELLES

Je suis celle dont le ventre s'arrondit
Je suis celle que l'on fête et que l'on félicite
Je suis celle qu'on entoure et qu'on choie
Je suis celle qui perçoit les mouvements intérieurs
Je suis celle qu'on surveille sans cesse
Je suis celle qui ne doit pas faire d'effort
Je suis celle qui sent nuit et jour un corps bouger
dans le sien, qu'elle le veuille ou non
Je suis celle qui a envie de rire et de pleurer
Je suis celle qui ne sait pas à quoi s'attendre
Je suis celle dont le ventre est dur comme la pierre
Je suis celle qui sent le liquide couler entre ses
cuisses

SYNDROME

La veille de mon arrivée en Psycho, en même temps qu'un message de bienvenue et des informations pratiques, j'ai reçu un document à lire. Il était accompagné d'une phrase signée « J. A. » : « Merci de prendre connaissance de ce texte avant de vous joindre à nous. »

C'est un article de quelques pages, sans graphique ni schéma, dont le style donne à penser qu'il date du siècle dernier.

Syndrome d'onirie pré-historique idiopathique (SOPHI)

Trouble cognitif associant une hypermnésie diurne et des affabulations oniriques.

Il touche exclusivement des femmes de plus de cinquante ans, péri- ou post-ménopausiques. Son incidence est en augmentation : avant 2040, un seul cas avait été signalé dans le monde ; entre 2040 et 2045, plus de mille ont été répertoriés dans la seule région sanitaire de Tourmens. Depuis, trois cent mille ont été recensés sur la planète.

« *Avant* 2040 ? *Depuis* 2045 ? On est en janvier 2039... »

Les « bouffées » d'hypermnésie diurne

Une femme en bonne santé, en phase
pré-ménopausique ou dont la ménopause
vient de s'installer, se remémore
brusquement, d'abord de manière occa-
sionnelle, puis de plus en plus souvent (jusqu'à trois fois par jour),
des souvenirs anciens très précis
remontant à des époques précoces de
son existence.

Ces « bouffées » de remémorations
sont toujours accompagnées de rires
ou de larmes - ce qui témoigne de
leur forte charge émotionnelle.

Les événements remémorés sont parfois authentifiés ou confirmés grâce
à des photographies, des films, des
témoignages de l'entourage, des journaux familiaux. Mais certains « souvenirs » se révèlent invérifiables et
peu plausibles ; la patiente dit en
effet se souvenir d'événements surve-
nus pendant ses deux premières années
de vie, voire le jour de sa naissance, voire de conversations « entendues » pendant sa vie intra-utérine.

Rien que ça...

Les « mélopées » nocturnes

Elles apparaissent quelques mois ou
années après les « bouffées ».

Au beau milieu de la nuit, la patiente entonne à haute voix le récit d'un épisode vécu, dans certains cas, plus d'un siècle avant sa propre naissance, par une de ses ascendantes.

Ces récits nocturnes semblent survenir pendant des phases de rêve. Le corps de la patiente est inerte. Seuls les muscles de la tête et les cordes vocales conservent leur tonus et leur mobilité. Pendant qu'elle dévide son récit, ses yeux sont ouverts, mais, contrairement aux phases de rêve normal, les globes oculaires sont fixes et les pupilles dilatées comme sous l'effet d'une drogue. La respiration est calme, le rythme cardiaque lent.

L'énonciation est claire et le rythme monotone, ce qui a valu à ces productions d'être qualifiées de « mélopées », mais il n'est pas rare qu'en cours de récit la voix s'anime et que le niveau sonore s'élève sensiblement, au gré des sentiments exprimés (joie, colère, chagrin).

Comme les « bouffées », les « mélopées » surviennent dans le plus grand désordre ; des récits rudimentaires, issus d'un passé très ancien, alternent avec des « narrations » datant de périodes plus récentes, mais toujours antérieures à la naissance de la patiente. Les épisodes sont souvent longs : de quarante-cinq à quatre-vingt-dix minutes, et relatent des «tranches de vie» de plusieurs «narratrices» différentes.

Chacun de ces «récits» semble cohérent et bien construit. Cependant, la communauté scientifique les considère comme des productions hallucinatoires.

À la fin de la «mélopée», les paupières se ferment, et la patiente repasse en phase de sommeil normal. À son réveil, elle n'a aucun souvenir de l'épisode.

Vécu de la maladie

Les femmes atteintes de SOPHI semblent ravies par leurs «bouffées» diurnes, et ne souffrent pas du tout des productions nocturnes ; celles-ci sont en revanche extrêmement pénibles pour l'entourage familial, dont elles gênent le sommeil…

Les patientes qui (grâce à des enregistrements audio faits par l'entourage, par exemple) entendent leurs mélopées sont convaincues qu'il s'agit de souvenirs «ancestraux» authentiques. Elles ne sont en revanche pas du tout prêtes à accepter qu'il s'agit d'hallucinations et certaines peuvent se montrer très angoissées, voire agressives avec leur entourage et le médecin qui leur annonce le diagnostic. Il est parfois nécessaire de les hospitaliser en secteur psychiatrique, sous contrôle judiciaire.

Quoi... ?

Le SOPHI ne comporte que deux complications majeures. La première
concerne la patiente elle-même ; la
seconde, l'entourage immédiat.

Le réveil brutal au beau milieu
d'une « mélopée » (après secouage par
un conjoint ou un proche inquiet,
par exemple), mais aussi parfois la
simple annonce du diagnostic et de sa
nature hallucinatoire et probablement
psychotique, peut entraîner, chez la
malade atteinte de SOPHI, un état
d'agitation anxieuse intense accompagné d'une syncope en apnée (similaire
aux spasmes du sanglot du nourrisson)
ou de hurlements stridents (comme
au cours des terreurs nocturnes de
l'enfant). Cet état aigu - qui s'accompagne parfois de violences contre
l'entourage - impose l'hospitalisation pendant douze à vingt-quatre
heures et l'administration de puissants sédatifs. Les antipsychotiques
à fortes doses permettent d'éviter la
récidive. Dans de rares cas d'états
aigus récidivants, la leucotomie du
lobe frontal par *gamma-knife* a été
proposée.

PARDON ???

L'impact psychosocial de la maladie est très préoccupant. En effet,
la communication des récits de
mélopée favorise l'apparition de

77

« remémorations ancestrales » dans la population féminine, en particulier chez les femmes les plus sujettes à des conversions hystériques.

[…]

Le premier cas de SOPHI a été décrit en 2040 à Tourmens par le Dr Jean Atwood. Sa publication dans une revue médicale a attiré l'attention de la presse en ligne et des réseaux sociaux, provoquant une épidémie explosive de cas similaires dans la population féminine de la région sanitaire. […] Ce phénomène, très préoccupant du point de vue de la santé publique et du maintien de l'ordre, justifie les mesures sanitaires mises en place ces dernières années : diagnostic précoce du syndrome, isolement et traitement agressif des femmes atteintes, mise sous tutelle judiciaire, psychothéra-pie familiale obligatoire et surveil-lance prolongée de l'entourage afin de limiter les risques de contagion.

Comme aurait dit Betty : *What the f… ?*

ENTRETIEN, SUITE

… C'est avec Data que mes *appréhensions* ont commencé.

… Non, avant ça je n'avais rien remarqué. Ça a commencé juste après la puberté… Entre quatorze et seize ans, j'ai grandi beaucoup et puis il y a eu les poils partout et le reste, tous les trucs dont on ne parle pas aux garçons. Les *appréhensions* sont venues après. Vers seize ans et demi, par là.

… Data n'a pas souvent été malade et il a vécu longtemps, dix-sept ans c'est long pour un chat, mais j'ai toujours senti qu'il *allait* être malade plusieurs jours avant qu'il change de comportement, qu'il cesse de manger et de faire sa toilette, qu'il se replie dans un coin et ne réagisse plus à mes caresses. Je *savais* qu'il me couvait quelque chose avant qu'il s'en rende compte lui-même.

… Bien sûr, les premières fois, les vétérinaires ne m'ont pas cru : il n'avait pas de symptômes, il avait l'air d'aller très bien, on me disait que j'étais un peu trop angoissé. Je déteste entendre dire « Vous êtes angoissé ». Ça ne diminue pas l'angoisse, ça disqualifie la personne qui la ressent. Je hais cette phrase, comme mes mères l'ont haïe chaque fois qu'on la leur a décochée pour les faire taire.

... Je suis plutôt calme de nature – ou peut-être d'éducation, ou les deux – et je n'aime pas les conflits. Et je n'aime pas avoir à me battre pour me faire entendre, d'autant que chez nous, je n'avais jamais besoin de le faire : Meriem et Sara m'écoutaient toujours. Alors la première fois qu'un vétérinaire m'a dit « Vous êtes angoissé, votre chat n'a rien », ça m'a surpris. La deuxième fois, ça m'a énervé. La troisième fois, j'ai senti monter en moi une sensation que je ne connaissais pas. J'ai eu envie de frapper sur la table, ou même de le frapper, lui. Je n'étais pas angoissé, je *savais* ! Et ce type non seulement ne me croyait pas, mais me prenait de haut. Ça faisait naître en moi un bouillonnement, une vague, un raz de marée.

... J'en ai parlé à mes mères, en disant : « Je n'aime pas ressentir ça. Comment fait-on pour l'éviter ? » Meriem m'a répondu : « On n'évite pas de ressentir la colère et la frustration. Mais quand on en a accumulé juste assez, on crache du feu. »

... Oui, elle était comme ça. Je l'ai vue en cracher, du feu, dans le haut-parleur, pendant les marches auxquelles elles m'ont emmené. Ou à l'écran de télévision quand elles entendaient quelqu'un dire une connerie sexiste plus grosse que lui... On ne regardait pas la télé souvent, ça les agaçait trop. Et je n'aimais pas les sentir en colère.

... Quoi ? Ah, oui, pardon, j'ai digressé, mes *appréhensions*... Elles étaient très nettes avec Data. J'ai vite compris que je ne rêvais pas, je sentais ses symptômes *avant* qu'ils soient visibles, alors j'ai appris à anticiper. Un jeune chat, ça n'est pas souvent malade ; mais ça peut manger quelque chose qui ne lui convient pas, ou choper un virus qui passe. Les indigestions, je les sentais venir dès qu'il avait fini de manger. Les virus, je les sentais quelques jours avant les premiers symptômes, pendant l'incubation sans doute. Les quatre ou cinq premières fois, je l'ai emmené chez le vétérinaire. Par la suite, je savais quoi faire et j'étais prêt.

... Et puis j'ai commencé à sentir ça chez mes camarades de classe – et là, ça m'a vraiment fait très peur.

... J'avais un copain, Lelio, qui était diabétique. On se connaissait depuis le collège. Il avait une pompe à insuline implantée, ses constantes s'affichaient sur sa montre électronique, et quand on jouait au basket, tous les deux, il la regardait régulièrement pour s'assurer qu'il ne se mettait pas en hypo. Mais je pouvais lui dire si sa glycémie était basse rien qu'en le touchant. Au début, c'était comme un jeu, ça nous faisait rigoler. Au bout d'un moment, ça ne m'a plus amusé, parce que j'ai senti d'autres choses... Comme ses parents n'avaient pas d'argent, il n'avait pas eu de pompe avant l'âge de quinze ans, il avait été mal équilibré pendant toute son enfance, ses reins et ses yeux s'étaient abîmés. Un jour, il a fait une hémorragie dans un œil. Ça faisait déjà une semaine que je sentais qu'une catastrophe allait lui arriver, mais, bien sûr, je n'ai pas osé en parler, je n'étais pas sûr de moi et je ne voulais pas qu'il me prenne en grippe. Je lui demandais sans arrêt s'il allait bien et il disait « Mais oui, tout baigne ! Je pète la forme ! »... Tout allait toujours bien avec lui. Quand il a fait son hémorragie, je suis allé le voir à l'hôpital de Brennes, il m'a dit : « À force de me demander si j'allais bien, tu m'as porté la poisse ! »

... Ça m'a refroidi.

... On s'est vus beaucoup moins souvent.

... Avec les années, il était de plus en plus souvent malade, j'avais peur de le voir parce que dès qu'il me serrait la main, j'étais pris d'angoisse... J'ai fini par l'éviter complètement alors que c'était vraiment un bon copain. Il n'a pas compris. Il m'a dit que j'étais un salaud de le snober comme ça... Mais je ne pouvais pas lui expliquer, tu comprends... Et c'était mon seul véritable ami... Après lui, il n'y a plus eu que Data.

... Des filles ? Non. Déjà, j'avais remarqué qu'elles ne m'attiraient pas, et les garçons non plus. C'était bizarre de regarder mes camarades se tourner autour, de les entendre parler de sexe, de comprendre qu'ils y pensaient sans arrêt, et de me rendre compte que moi, ça ne me faisait ni chaud ni froid.

... Chez nous, j'avais toute l'affection dont j'avais besoin, mes mères et Data me suffisaient. La perspective d'embrasser une ou un de mes camarades... ou même de leur prendre la main... Je ne voyais pas l'intérêt.

... C'est à ce moment-là que j'ai commencé à porter des gants. Je portais toujours un duffle-coat sombre, un bonnet de marin. En 2020-2022, il y avait encore des hivers, tout le monde a pensé que les gants faisaient partie de la panoplie.

... Quatre ou six fois par an, Meriem avait des migraines qui la clouaient au lit... Je les ai senties venir, à deux ou trois reprises, c'était très pénible. J'avais seize ou dix-sept ans, elle comprenait que je ne veuille plus qu'elle me prenne dans ses bras, elle respectait ma pudeur et ma bulle d'intimité, mais elle ne comprenait pas pourquoi il m'arrivait de sursauter après lui avoir effleuré la main en lui passant le sel. Alors je me suis mis à porter des gants en coton en permanence. Je les retirais seulement quand j'étais seul avec Data. Meriem et Sara n'ont pas posé de questions, parce que je les ai touchées à nouveau. Quand d'autres en posaient, je ne répondais pas.

... Mais ces gants, c'est probablement à cause d'eux que je n'ai pas senti venir la maladie de Sara.

JE SUIS CELLES

Je suis celle qui sent le liquide couler entre ses cuisses

Je suis celle dont le ventre est tremblement de terre

Je suis celle qui ne sait pas et qui a peur

Je suis celle qui s'isole dans les bois, une ruelle ou une cave

Je suis celle qui sait et qui attend

Je suis celle qui se laisse entourer

Je suis celle qu'on soutient ou bien celle qu'on commande

Je suis celle qui veut qu'on la tienne

Je suis celle qui ne veut pas qu'on la touche

Je suis celle qui sent chaque seconde s'écouler

Je suis celle qui ne dit pas un mot

Je suis celle qui ne pense à rien d'autre

L'OFFICIANTE ATWOOD

Pendant ma première année de soignante pro, comme toutes les apprenantes et soignantes de l'École, j'ai visité assidûment le site interactif *Le Corps des femmes*. Il faisait partie de nos lectures et ressources de référence. Et, comme mes camarades, j'y ai tout appris. Enfin, peut-être pas tout, mais beaucoup. Ce n'est pas surprenant : l'histoire et le contenu du site sont indissociables de la démarche féministe et communautaire du *Chht !* et de l'École depuis leur création.

Après 2024, si vous ne viviez pas par ici, et même si vous surfiez assidûment sur l'Internet (c'est comme ça qu'on disait autrefois, je crois), vous n'avez pas pu consulter *Le Corps des femmes*. Il est même probable que vous n'en avez plus entendu parler. Ce n'est pas très surprenant. Lorsque la communauté urbaine de Tourmens a mis sur pied sa politique de santé expérimentale, elle a dû se soumettre en échange à des restrictions inhabituelles, imposées par le ministère. L'une d'elles stipulait que seules les personnes domiciliées dans la région sanitaire auraient accès aux informations diffusées par la mairie, ses services sociaux, le *Chht !* et l'École.

Le Corps des femmes est une entité d'information

et de partage indépendante, mais c'est l'un des fleurons du réseau régional. C'est un projet collectif : les articles de la première édition papier (2012) étaient rédigés et révisés par une équipe mixte. En 2018, c'est devenu un site multimédia animé par une équipe presque entièrement féminine. L'une de ses principales animatrices, Jean Atwood, a été pendant de nombreuses années médecin puis officiante au pôle Physio.

Quand j'ai rejoint l'École, formatrices et soignantes parlaient d'Atwood comme de l'une de ses forces vives. Elle avait contribué activement à défendre et à mettre en place ce que la Réforme avait de plus excitant et de plus controversé : la fusion des filières professionnelles, l'intégration des soignées à la formation, le langage inclusif et la féminisation des accords, le multiculturalisme, l'accompagnement éthique, la transdisciplinarité, l'approche intersectionnelle... Au cours des quinze années écoulées, elle a soutenu les mouvements de démédicalisation de l'accouchement, a fait bannir la chirurgie arbitraire des personnes intersexuées, a milité contre la psychiatrisation et le harcèlement administratif des personnes transgenres, soutenu les associations de défense LGBTQIA+, participé à la création d'une cellule d'accueil et de soutien juridique pour les victimes de violences domestiques et racistes. Et même contribué, dit-on, à un « réseau » informel qui les aide, si nécessaire, à changer d'identité et de vie. Elle a aussi cofondé une unité spéciale vouée à la santé des travailleuses du sexe.

Betty m'a souvent et beaucoup parlé d'elle, avec un mélange d'admiration, d'affection et de fierté. J'avais le sentiment qu'elle parlait tantôt de sa grande sœur préférée, tantôt d'une héroïne de roman.

J'ai croisé Atwood de loin en loin quand j'étais

soignante pro et panseuse, mais on ne s'était jamais parlé. Quand, juste avant d'entrer en résidence, j'apprends qu'elle est désormais officiante en Psycho, dans l'unité à laquelle je suis affecté, je suis dans mes petits souliers. Aujourd'hui, je la rencontre pour la première fois. Je sais qu'elle doit avoir dans les soixante ans, mais elle a l'air beaucoup plus jeune. Elle est grande et mince, sa tête est casquée de cheveux presque tous blancs, coupés très court, son visage est fin, ses yeux très noirs, et elle arbore un sourire chaleureux. La voici qui s'installe dans le cercle.

Toutes les personnes présentes la saluent. Certaines résidentes, m'a-t-on dit, demandent à faire avec elle un ou deux semestres supplémentaires, après la fin de leur résidence. Si j'avais su qu'elle serait l'une de nos mentores, j'aurais demandé à tirer au sort une seconde fois. J'aurais aimé avoir un peu plus de bouteille avant de me retrouver ici. Tout le monde se connaît déjà depuis quinze jours. J'arrive comme un cheveu sur la soupe.

*

Nous sommes une quinzaine assises en cercle. Atwood salue mes collègues par leur prénom l'une après l'autre. Enfin, ses yeux se posent sur moi.

« Bienvenue. Je suis l'officiante Atwood, coordinatrice de formation au pôle Psycho. Veux-tu te présenter ?

— Je m'appelle Hannah Mitzvah. »

Et je m'arrête là.

Elle penche la tête sur le côté.

« Enchantée, mais... quel a été ton parcours ? *Qui es-tu*, Hannah Mitzvah ? »

Sa question me prend par surprise. Je ris pour garder une contenance.

« Eh bien, j'ai été soignante pro pendant deux ans, panseuse les deux années suivantes, puis j'ai fait six mois de "volante", j'ai postulé pour le poste qui se libérait ici, et voilà, je commence ma première année de Résidence…

— Beau parcours ! Bienvenue, Han*nah*, dit l'officiante en appuyant sur la deuxième syllabe.

— Bienvenue, Han*nah* ! reprennent les résidentes en chœur.

— Merci à toutes. Merci, Madame Atwood…

— Ici, tout le monde m'appelle Djjjinnnn, dit-elle en insistant sur les *j* et les *n*. Dans mon dos, on dit "l'Ancienne". (Elle fait un large sourire à l'assemblée.) Mais c'est de bonne guerre…

— *Gin ?* dis-je, étonné. Comme l'alcool, ou comme le génie de la lampe ?

— Djinn, comme la génie. Et je regrette de ne pas en être une. Ça me permettrait de réaliser mon plus cher souhait, qui serait de me transformer en soignée-formatrice. J'ai fait beaucoup de choses dans ma vie : apprendre, soigner, former. Mais je n'ai pas encore eu l'occasion de partager mon expérience de soignée – car je suis encore en bonne santé. Un jour prochain peut-être… »

Contente de sa plaisanterie, elle se met à rire. Les collègues assises en cercle sourient avec indulgence.

« Bien, bien… » soupire-t-elle, apparemment déçue que sa blague soit tombée à plat. « Alors, vous avez déjà toutes entendu mon petit laïus, mais Hannah vient d'arriver, je vais le lui refaire. Comme tous les pôles, celui-ci est une unité de formation intégrée. Il accueille des personnes qui souffrent principalement, mais pas exclusivement, de troubles psychocognitifs. La définition restant ouverte, on accueille toute personne qui *dit* en souffrir. Ta formation de soignante pro et de panseuse t'a déjà beaucoup appris.

Mais commencer sa résidence ici, c'est la meilleure occasion de comprendre de manière... intégrée, justement, que le corps et le système nerveux, les sensations et les sentiments, la pensée-émotion et la pensée-action ne font qu'une... Au cours des mois à venir, tu feras équipe avec une soignante pro, une panseuse, une autre résidente et une officiante – en l'occurrence Jennie, qui est de repos aujourd'hui, Andrée (elle penche la tête en direction de la femme aux cheveux courts et au visage constellé de taches de rousseur placée à sa gauche), Santal (elle désigne la femme aux cheveux noirs coiffée d'un bandana assise entre nous), et moi-même. Je fais aussi fonction de coordinatrice pédagogique et de personne-ressource pour les questions historiques, juridiques et éthiques. Les réunions collégiales comme celle-ci ont lieu les lundis matin de huit à dix ; on y fait le point de la semaine écoulée et on prépare celle qui commence ; les discussions d'équipe coanimées par les soignées se tiennent chaque jour en début d'après-midi ; la rencontre hebdomadaire à laquelle participent les proches a lieu le samedi en fin de matinée. As-tu des questions ?

— Non. C'est très clair.

— Bon... J'aurai d'autres petites choses à te dire tout à l'heure, mais en attendant, dit-elle à la cantonade, je vous laisse toutes vous présenter à ce bel homme. »

*

L'une après l'autre, les soignantes se nomment et me décrivent brièvement leur parcours, mais je suis tellement contrarié que je n'entends et ne retiens pas grand-chose. Lorsqu'elles ont terminé, l'officiante Atwood reprend la parole.

« Merci à toutes… Pour ma part, dit-elle en se tournant de nouveau vers moi, j'ai terminé mon internat – la résidence d'autrefois – au début du siècle, à l'unité 77, une toute petite enclave de la Maternité. J'y ai ensuite passé un peu plus de vingt ans, d'abord en tant que "médecin attaché", puis à partir de 2024, officiante titulaire, lorsque la Maternité est devenue le pôle Physio. Je me suis toujours impliquée dans les programmes d'enseignement, en particulier ceux qui ont abouti à la fusion des filières de formation, au regroupement des pôles et à la suppression de la sélection. C'est grâce à la Réforme que vous êtes ici aujourd'hui. Si on avait conservé l'ancien modèle, certaines d'entre vous n'auraient jamais été admises à l'École. Et ça aurait été bien dommage… Toujours est-il qu'il y a trois ans, je suis venue me joindre au pôle Psycho pour y repenser le programme de soignées-formatrices. »

Je croyais qu'en Psycho il n'y en avait pas…

Elle a dû lire dans mes pensées, car elle poursuit :

« Oui, c'est nouveau, nous allons en reparler… As-tu lu le document que je t'ai envoyé ? »

Je fais oui de la tête.

« Qu'en as-tu pensé ? »

Je regarde les autres. Elles me sourient, comme si elles attendaient que je réponde. J'ai le sentiment d'être leur petit frère. Ça m'agace un peu.

« Toutes tes collègues ont déjà donné leur avis…

— Oh-*kay*… Eh bien… Ça ressemble à un document historique. Rédigé dans le style des articles médicaux du début du siècle.

— Tout à fait, dit-elle avec un grand sourire…

— Mais c'est un texte de fiction. Et même de science-fiction, puisque les dates sont celles d'un futur proche. Dois-je en déduire que ce syndrome, le "SOPHI", est imaginaire ? »

Elle soupire.

« Les traitements innommables et l'épidémie évoquées à la fin sont imaginaires, bien entendu. Mais les symptômes décrits dans le document sont réels. Ce sont ceux d'une femme que je connais bien. Comme je tiens à préserver son identité, nous l'appelons "Prima". Malheureusement, je n'ai pas connaissance d'une autre personne ayant les mêmes manifestations. Qu'en pensez-vous ? Qu'elle souffre d'une forme particulière de psychose ? Que c'est une affabulatrice ? »

Elle a accompagné sa question d'un geste de la main, pour bien indiquer qu'elle s'adresse à tout le monde.

Les autres se regardent, gênées.

« Vous deviez vous attendre à ce que je vous pose la question une nouvelle fois, tout de même », insiste Atwood après quelques instants de silence.

« Les "bouffées" de Prima ressemblent à du *mind-popping*, dit Santal.

— Je t'écoute...

— C'est le retour inopiné d'un souvenir ancien, à un moment incongru, en dehors de tout élément déclenchant. Ça peut arriver à n'importe qui, mais c'est un peu plus fréquent chez les personnes qui souffrent de schizophrénie...

— *Mmmhh*... fait Djinn. Je n'aime pas beaucoup cette idée, mais tu as raison. Le seul problème, c'est que Prima se souvient aussi de choses dont elle ne devrait pas se souvenir, comme le moment de sa naissance ou des conversations qu'elle aurait entendues *in utero* entre sa mère et les personnes alentour.

— Et ça n'est pas évocateur d'une psychose, justement ? demande Santal.

— Ça pourrait l'être si les souvenirs en question n'étaient pas avérés. Or, l'enquête biographique et historique menée par Renée en confirme la plupart. »

En même temps que je me demande ce que Renée – *la Renée que j'ai croisée à l'entrée ?* – vient faire dans cette histoire, je vois toute l'assemblée hocher la tête comme si la déclaration d'Atwood allait de soi.

« D'accord, Djinn, dit Santal, mais ça n'explique pas les "mélopées". Et ça, même si j'en suis navrée pour Prima, ça évoque tout de même des productions délirantes psychotiques… »

Atwood décroise et recroise les jambes avec nervosité et elle est sur le point de répondre quand une voix s'élève.

« Ça me fait plutôt penser à l'hyperthymésie… Ces personnes qui se souviennent de tout ce qu'elles ont vécu… C'est très rare, il y a cent cinquante cas répertoriés dans le monde, mais ça n'est pas une maladie… »

Tout le monde se tourne vers moi.

« Tu as déjà rencontré des personnes hyperthymésiques ? me demande Atwood, très surprise.

— Non. Mais quand j'ai commencé l'École, Betty, ma superviseuse, m'a fait lire une nouvelle de Jorge Luis Borges dans laquelle un personnage se souvient de tout… »

Atwood sourit.

« "Funes ou la Mémoire" ?

— C'est ça… Après l'avoir lue, je me suis baladé dans la banque de données scientifiques du *Chht !* Et je suis tombé sur des articles qui décrivaient l'hyperthymésie… »

À présent, mes collègues ouvrent toutes de grands yeux.

Djinn secoue la tête.

« Tu as bien lu, et j'y ai pensé aussi, mais je ne pense pas que Prima ait une hyperthymésie, qui se manifeste beaucoup plus tôt dans la vie, dans l'enfance ou l'adolescence, et qui fait beaucoup souffrir.

92

Se souvenir de tout, c'est épuisant... Prima trouve ses bouffées diurnes très agréables et ne souffre pas du tout des mélopées, car elle n'en a aucun souvenir. Quand elle les entend, ça la fait rigoler. Ou pleurer. Car certaines n'ont rien de drôle... »

Santal se racle la gorge.

« Je crois t'avoir déjà posé la question, mais... Es-tu convaincue par ces récits "ancestraux", Djinn ? »

Djinn secoue la tête, pensive.

« Renée et moi avons passé beaucoup de temps là-dessus. Nous n'avons pas pu vérifier les souvenirs les plus anciens, mais pour ceux qui semblent provenir des aïeules les plus récentes, nous avons de bonnes raisons de croire qu'ils sont authentiques. Nous avons remis la main sur le journal intime de l'une de ses arrière-grands-mères. Or, Prima n'avait jamais eu accès à ce journal avant qu'on le découvre, et il confirme des éléments de récit qu'elle ne pouvait pas connaître... »

Toutes mes collègues hochent la tête en silence.

« Bon, mais qui est cette... mutante ? »

Djinn me regarde. J'ai posé la question sans m'en rendre compte.

« Que veux-tu dire ?

— Qui est Prima ? »

Elle fronce les sourcils et sourit en même temps.

« C'est une femme...

— Oui, mais qu'est-ce que vous pouvez nous dire d'elle ? dis-je, agacé. Quel âge a-t-elle ? Quelle a été sa vie ? Comment l'avez-vous rencontrée ? Si elle ne souffre de rien, pourquoi a-t-elle demandé des soins ? Comment avez-vous eu accès à ses récits nocturnes et au journal de son aïeule ? (Je me tourne vers les autres résidentes.) Où se trouve-t-elle ? Est-ce que quelqu'un ici l'a déjà rencontrée, en dehors de vous ? »

Tous les visages se figent. Djinn éclate de rire.

« Je vois. Tu penses que je raconte des histoires ! »

Je prends conscience que j'ai été brusque et peut-être insultant.

« Pardon. Je ne voulais pas…

— Si, tu voulais. Et tu as tout à fait raison de poser la question ! De tout temps, les charlatans, les industriels et les médecins ont inventé des maladies pour vendre leurs salades, accroître leur influence ou se faire une réputation. C'est moins vrai à Tourmens, peut-être, mais même ici il faut être vigilant… Même avec les "piliers" de la Réforme, comme cette bavasse de Djinn Atwood… »

Tout le monde se détend. Elle soupire.

« Renée et moi sommes les seules à savoir qui est Prima. Nous la connaissons depuis longtemps. Nous avons été témoins il y a plusieurs années de l'apparition de son syndrome – si on peut appeler ça comme ça… Elle nous fait confiance, et nous tenons à la protéger. Car, tu as raison, jusqu'ici ça ne la rend pas malade. Mais j'ai rédigé ce texte un peu parodique pour plusieurs raisons. D'abord, pour vous faire participer à la réflexion autour de manifestations psychocognitives probablement très rares. Ensuite, pour vous suggérer de tendre l'oreille autour de vous, car j'aimerais savoir si d'autres femmes ont les mêmes. S'il y a aussi peu de personnes hyperthymésiques identifiées, c'est parce que la plupart d'entre elles ne ressentent pas ça comme une anomalie, et ne consultent pas. Il n'est pas impossible qu'il en aille de même pour les femmes qui ont un "SOPHI".

— Pourquoi ne pas avoir publié un article scientifique ? insiste alors Santal.

— Parce que pour le faire accepter dans une revue de haut niveau – ce qui n'est pas acquis – il faudrait, à juste titre, permettre aux relecteurs l'accès

aux enregistrements des entretiens avec Prima, voire
à Prima elle-même, afin qu'ils vérifient que je ne
raconte pas de conneries. Or, il n'en est pas question. Je ne veux pas risquer de la voir exposée à la
curiosité malsaine des psychiatres ou des neurophy-
siologistes de France et de Navarre. Jusqu'à la fin
du siècle dernier, dans les facultés de médecine de
ce pays, on procédait encore à des "présentations
de patients". Les professeurs faisaient défiler des
malades devant les étudiants – des hommes, pour
la plupart – assis dans un amphithéâtre ; il y avait
des expositions de malades pendant les congrès de
spécialistes et, pas plus tard qu'il y a vingt ans, dans
les hôpitaux publics, les médecins se déplaçaient
de lit en lit suivis par une douzaine de personnes,
soulevaient les draps pour tripoter ou faire tripoter
les personnes sans leur consentement et obligeaient
les apprenantes à réciter à haute voix, devant tout
le monde, la description de leurs maladies, les traitements, le pronostic, au mépris des principes de
confidentialité... Certains allaient même jusqu'à
"enseigner" l'examen gynécologique ou androlo-
gique sur les personnes inconscientes, au bloc opératoire... »

Un frisson court parmi l'assemblée.

« Quelle horreur ! s'écrie une résidente. Comment
pouvait-on apprendre à soigner dans ces conditions ?

— Ce n'était pas facile, dit Djinn, j'en sais quelque
chose. Heureusement pour moi, on m'a aidée à
ouvrir les yeux. Depuis cette époque, à Tourmens,
les choses ont beaucoup changé... Mais en dehors du
Chht !, on continue à instrumentaliser les personnes
malades sous prétexte de former les soignants.
C'est pour cette raison que l'École a mis d'emblée
en place ses programmes de soignées-formatrices
dans presque tous les pôles. Quand les soignées

participent à la formation, il est impossible de leur manquer de respect ! Malheureusement, jusqu'ici, il n'y a pas de soignées-formatrices au pôle Psycho, parce que leur intégration soulève des questions juridiques et éthiques compliquées. »

Tout le monde hoche la tête.

« Pouvez-vous m'expliquer pourquoi ? dis-je.

— Le pôle Psycho de Tourmens a une particularité : les trois quarts des soignées qui entrent ici sont sous contrôle judiciaire. Non parce qu'on les sélectionne, mais parce qu'elles *nous* choisissent. Le plus souvent elles ont d'abord été admises dans un service de psychiatrie à Brennes ou à Lantours – et parfois même plus loin, on a des soignées qui viennent du Nord, d'Aquitaine, de Savoie. Elles nous arrivent après que leur famille a demandé leur transfert parce qu'ici, elles ne courent pas le risque d'être attachées, assommées de neuroleptiques ou soumises à des techniques expérimentales d'irradiation cérébrale subsonique ou de chirurgie au *gamma-knife*. On est très heureuses de les accueillir et de s'occuper d'elles de manière non violente, mais quand une soignée est sous contrôle judiciaire, il n'est pas possible de lui proposer un contrat de formatrice ; la loi ne nous le permet pas. De plus, beaucoup ont des troubles cognitifs importants à un moment ou à un autre de leur séjour ici, et il ne serait pas éthique de leur faire porter la responsabilité de guider des apprenantes. Seulement, il n'est pas non plus acceptable que vous soyez moins bien préparées à soigner les souffrances psychocognitives que les souffrances physiques. Jusqu'à présent, on s'en est tirées en utilisant des moyens détournés – les enregistrements de consultation commentés par les soignées ; l'intégration des apprenantes aux groupes de soutien ou encore, ici même, au Château, les veilles avec participation aux activités collectives. Mais tout le monde est d'accord pour dire que le mentorat individuel est irremplaçable. Alors j'ai été chargée de réfléchir à d'autres méthodes de formation, et vous êtes vivement invitées, toutes, à partager vos suggestions et vos idées... Même les plus extravagantes. »

Je ne me souviens pas bien de ce qu'elle nous a expliqué ensuite. Je sais que ça a duré longtemps, et que je n'avais pas très envie de l'écouter. Je continuais à fulminer, et c'est pour ça que je m'étais exprimé avec irritation. Qu'est-ce qui lui avait pris de me traiter de *bel homme* ? De quel droit ? J'avais hâte que la séance se termine, pour aller lui demander des explications. Mais ça ne s'est pas passé comme je l'imaginais.

SIXIÈME SENS

Pendant des années, j'avais mis mes *appréhensions* de côté. Quand je suis entré à l'École, elles se sont réveillées. Et, à mesure que mon expérience des soignées a grandi, elles sont devenues plus précises.

Le corps des soignées sait de quoi elles souffrent, même quand leur conscience ne le sait pas. Leurs émotions le disent, même si leur raison ne le comprend pas.

Et moi, je les entends. Même quand elles ne parlent pas.

Ne me demandez pas comment ça « fonctionne ». Je ne pourrais pas vous l'expliquer. Je les entends, voilà tout. Certaines personnes savent quelle note sort du piano lorsqu'on frappe une touche au hasard ; d'autres voient dans un paysage ou sur un tableau des nuances imperceptibles à la plupart des regards. Moi, je sens de quoi souffre la personne dont je touche le corps, je sais quel mal la ronge et je peux pressentir son avenir immédiat. Je sais faire la différence entre la maladie qui n'est qu'un accident sans lendemain et celle qui mine inexorablement ; entre une personne qui « couve » quelque chose et celle qui est en train de guérir ; entre un corps qui va vivre et un corps menacé de s'éteindre. Et je le sens, parfois, plusieurs semaines avant que ça ne se manifeste.

À l'âge adulte, j'avais trouvé un métier où je n'avais pas de contact physique avec les autres et je l'avais exercé en paix pendant presque quinze ans. Pourquoi, du jour au lendemain, avais-je décidé de me tourner vers le soin… et de recommencer à souffrir ?

« Parce que tu es une personne, m'a dit un jour Betty. Et la majorité des personnes ont besoin de contacts. Elles ont aussi besoin de faire du bien aux autres pour s'en faire à elles-mêmes. »

Elle a vu, dès le début, que j'avais du mal et m'avait invité à lui parler.

J'avais très peur qu'elle me prenne pour un monstre… ou me trouve complètement frappé et m'envoie consulter la psycog de section. Alors il m'a fallu du temps, mais j'ai fini par lui parler. C'était un soir, après une journée difficile. Elle m'avait appelé pour me demander comment j'allais. J'ai fondu en larmes, je lui ai décrit ce que je ressentais.

Elle est restée silencieuse un long moment puis elle a dit : « Ça doit être difficile à porter. » Et, après un autre long silence : « Peut-être que si tu regardes ce que tu sens comme un avenir *possible*, et non comme une certitude ou une condamnation, ce sera moins difficile. N'oublie pas une chose : c'est leur corps, pas le tien. Tu n'es pas acteur de leur vie, tu en es seulement le témoin. »

D'abord, je n'ai pas bien compris ce qu'elle me suggérait. Mais elle avait raison. Plutôt que de me fermer à mes sensations, je les ai accueillies comme des informations. « Pour soigner, il faut avoir les bons outils. » J'avais un outil singulier. Je devais apprendre à m'en servir – et le mettre au service des soignées.

Quand j'approchais un corps de près, je percevais

des éventualités, des possibles qui n'étaient pas gravés dans le marbre et sur lesquels on pouvait agir. Au fil du temps, la structure égalitaire de l'École le permettant, j'ai trouvé des moyens de partager mes *appréhensions* avec les autres soignantes, sans jouer les devins ou les prophètes. Elles ont respecté mes suggestions et ont fait appel à ce qu'elles nommaient mon « sens clinique ». À la fin de ma première année de soignante pro, des panseuses et des résidentes d'autres unités venaient régulièrement me proposer de rencontrer des soignées, pour leur donner mon sentiment. Sur les conseils de Betty, je n'ai répondu que de manière épisodique à ces sollicitations. « Protège-toi, disait-elle. Tu n'as pas à te faire exploiter. »

Certaines collègues, parfois, me demandaient un peu plus qu'un avis professionnel. Elles étaient émues par mes aptitudes à « percevoir » les autres. J'étais honoré par leurs appréciations, mais je gardais mes distances et leur faisais comprendre que je ne désirais pas me lier. Il m'était déjà assez difficile de faire face aux émotions des soignées ; je ne me voyais pas m'engouffrer, en plus, dans celles de mes collègues et encore moins devenir un objet de désir. Depuis l'adolescence, je me considérais comme une personne asexuelle. Je ne voulais pas avoir à le dire, à l'expliquer ou à le justifier à tout bout de champ et, pendant des années, je m'étais soigneusement tenu à l'écart du reste du monde.

En lisant *Le Corps des femmes*, j'ai été ravi par un article intitulé « Tous les genres sont dans la nature » ; écrit au début des années 2000, il défendait l'idée que tous les genres et toutes les orientations sexuelles sont respectables et doivent être respectées par toutes – et, pour commencer, par les soignantes. J'ai été réconforté de penser qu'à Tourmens, ma vie serait plus simple. Mais j'étais l'un des rares hommes enrôlés à l'École et, que je le veuille ou non, cela attirait vers moi beaucoup de mes camarades, tous genres confondus, qui, pour la plupart, n'étaient pas asexuelles. Alors, chaque fois que la conversation pointait en direction d'une relation-plus-qu'amicale, je devais couper court. Pendant ma première année de soignante pro, j'ai souvent été obligé de dire délicatement, à celles et ceux qui se faisaient un peu trop pressantes, que je n'étais pas intéressé. Il m'est arrivé aussi, une fois ou deux, de déclarer – un peu sèchement, sans doute – que le fait d'être un homme de grande taille barbu et au teint mat ne faisait de moi ni une proie ni un prédateur.

En fin de compte, on s'est passé le mot et on m'a laissé en paix.

Mais voilà qu'à mon premier jour de résidence, en me qualifiant de « bel homme », Djinn *fucking* Atwood me replonge dans une posture dont je ne veux pas ! Et, bien que leurs bonnes manières leur interdisent de m'interpeller, je lis le trouble dans les yeux de certaines de mes collègues, comme si le commentaire de l'officiante constituait une invitation. Ça me met profondément mal à l'aise. Et, à vrai dire, en colère.

Pendant que nos collègues échangent des informations générales, Santal se tourne vers moi. Elle m'explique qu'elle vient de commencer son troisième semestre au pôle Psycho, dans la perspective d'y devenir officiante. Comme je viens d'arriver, elle me propose de l'accompagner dans sa veille, qui commence ce soir. Ça me permettra de faire connaissance plus vite avec les soignées de l'unité. Elle précise que notre officiante nous tiendra compagnie une partie de la soirée.

Santal doit avoir mon âge, ou presque. Son regard est chaleureux, amical et – à mon grand soulagement – dénué d'ambiguïté.

Je souris et j'accepte.

JE SUIS CELLES

Je suis celle qui ne pense à rien d'autre
qu'à la vie qui sort de moi
à la mort qui nous menace toutes deux
Je suis celle qui se concentre sur ce flux
en fermant ses oreilles et ses yeux
aux dangers qui m'emplissent et m'entourent
Je suis celle qui découvre comment
marcher pour apaiser la force
respirer pour l'accompagner
s'accroupir pour l'amplifier
jouir en la libérant
Je suis celle qui s'écroule, épuisée
près du corps gigotant et criant
qui cherche mon sein et l'avale
pour ne pas mourir de faim
Mais je suis aussi celle qui voit à ses pieds
le corps suffoquant
le corps difforme
le corps brisé
le corps sans vie
Et je suis celle qui voit le sang
jaillir d'elle comme une marée
et sent le froid dans ses membres

la nuit qui tombe sur ses yeux
le silence qui l'enveloppe et la prend
et l'enlève aux cris des vivants

PHYSIO

Pendant mes années de soignante pro, je me suis remis à lire. J'avais beaucoup lu enfant et au lycée. J'ai cessé de le faire en me mettant à travailler sur écran : quand je rentrais chez moi, les livres me tombaient des mains, j'en avais marre des lignes de texte. Pendant près de quinze ans, j'ai passé la plupart de mon temps libre à regarder des histoires racontées par les autres. J'allais au théâtre quand c'était possible, j'allais voir de vieux films dans les rares cinémas qui survivaient encore. Ça me coûtait très cher, mais c'était mon seul luxe. Le reste du temps, je regardais ça chez moi sur l'ordinateur portable hérité de Sara, et je m'endormais sur le canapé avec Data sur les genoux. Il me réveillait quand il avait faim, je le nourrissais et j'allais me coucher. C'est Betty – elle encore – qui m'a remis des livres entre les mains.

Quand je suis arrivé à Tourmens, tous mes êtres chers étaient morts et j'avais fait une croix sur les quelques « relations » amicales que j'avais encore à Brennes. Peu après mon entrée à l'École, Betty m'a invité à passer des soirées avec elle, sa partenaire Joséphine et leurs amies. J'y allais volontiers : j'avais le sentiment de me retrouver en famille. Mais comme on avait tout le temps envie de parler de « nos » soignées sans être indiscrètes, on a pris l'habitude de se retrouver toutes les deux, un soir ou deux par semaine, quand Joséphine avait des réunions ou allait voir ses sœurs.

Elles avaient beaucoup de livres. Des petits et des gros. J'avais oublié que des livres pouvaient être aussi gros. Quand je lui ai dit que je ne lisais plus, Betty n'a pas fait de commentaire. Mais un soir, après qu'on avait refait le monde, Betty s'est mise à me raconter une histoire. Quand il a été l'heure pour moi de rentrer, j'ai insisté pour qu'elle me raconte la fin. Elle a décliné, mais a dit : « Si tu es vraiment pressé, je te prête le bouquin. » Et, sans attendre, elle s'est tournée vers une étagère, y a pêché un volume et me l'a tendu. Je l'ai pris sans réfléchir. Elle a fait ça plusieurs fois de suite. Au bout d'un moment, j'ai emprunté des livres sans qu'elle le propose.

Elle était fine : elle a commencé par de petits livres.

Le tout premier était *Hôpital Silence*, de Nicole Malinconi.

Et puis il y a eu (je les ai notés dans mon cahier électronique) :

Une chambre à soi
La Cloche de détresse
Fahrenheit 451
Truismes
Hosto Blues
Toilettes pour femmes
Le Pavillon des cancéreux
La Main gauche de la nuit et *Les Dépossédées*
Le Carnet d'or

Mother Nature. Ce livre-là m'a fait comprendre à quel point la maternité est une expérience dangereuse dans toutes les espèces animales, y compris

106

dans l'espèce humaine. Et les hommes la rendent encore plus dangereuse.

Il y avait aussi *L'Âge de l'empathie* et tous les livres de Frans de Waal consacrés aux chimpanzés et aux bonobos. J'y ai découvert que les primates ont des valeurs morales. Que les humains oscillent entre la violence des chimpanzés et la sororité des bonobos. Mais que tout bien considéré, altruisme, empathie, bonté et générosité sont des émotions plus fortes et plus largement partagées que la cruauté et l'agressivité.

Ça m'a submergé.

Qu'est-ce que je pouvais faire de tout ça ?

Je me souviens aussi d'une *Histoire de la médecine dans la littérature*. Le bouquin avait plus de vingt ans et tombait en lambeaux tant elle l'avait lu, mais j'ai été marqué par plusieurs de ses textes : une recension de récits mythologiques décrivant comment Orphée soignait en jouant du luth ; un extrait de *L'Assommoir* décrivant le *delirium tremens* ; le récit d'un avortement par Claude Pujade-Renaud ; des réflexions d'Oliver Sacks suggérant que, dans le passage où Alice devient alternativement très grande et très petite, Lewis Carroll s'inspire des hallucinations que provoquaient ses migraines… Et puis ce passage d'un auteur dont je ne me rappelle pas le nom, mais que Betty pouvait réciter par cœur (je le retranscris ici de mémoire) :

Soigner, c'est nettoyer des escarres sans avoir l'air dégoûté.

Soigner, c'est donner à manger à quelqu'un qui tremble trop pour tenir sa cuillère.

Soigner, c'est retourner trois fois en un quart d'heure dans la même chambre pour retaper un oreiller.

Soigner, c'est passer une compresse d'eau sur le front ou un glaçon sur les lèvres.

Soigner, c'est caler une jambe cassée sur un brancard avec un petit sac de sable.

Soigner, c'est tenir la main pendant que quelqu'un d'autre suture, ponctionne, arrache, incise, cautérise, injecte, sonde, aspire, accouche celui ou celle à qui on tient la main.

Soigner, c'est hocher la tête pour dire je suis avec vous.

Soigner, c'est avoir envie de prendre dans ses bras sans pouvoir le faire, mais trouver tout de même un geste qui voudra dire la même chose.

Soigner, c'est porter, soutenir, guider, écouter.

Soigner, c'est être là.

Betty m'a également donné à lire son exemplaire de la première version papier du *Corps des femmes*, qu'on ne trouvait plus nulle part. Elle connaissait bien Franz Karma, un des animateurs de la première édition. Quand elle parlait de lui, ses yeux pétillaient. Et elle était cosignataire d'un des articles consacrés à l'IVG.

« Tu en as fait ? lui ai-je demandé.

— Quelques-unes, comme tout le monde, mais j'ai coécrit l'article au titre de "patiente experte", comme on disait à l'époque. »

*

Peu à peu, à travers nos discussions, les lectures et mes rencontres avec les soignées, j'ai mesuré le gouffre qui sépare les enseignements de l'École et ce qui est enseigné ailleurs dans ce pays. À Tourmens, par exemple, toute soignante, quelle que soit sa fonction, apprend à pratiquer des IVG par aspiration. Au moment de la Réforme, le comité directeur de l'École avait en effet fait valoir que dans un hôpital conçu pour répondre en tout point aux besoins de santé des femmes, une « clause de conscience » portant sur l'IVG n'était pas acceptable. Soigner, c'est soigner tout le monde. Soigner les femmes, c'est soigner *toutes* les femmes.

L'IVG médicamenteuse est sûre, efficace, sans danger, et la molécule active est en vente libre depuis une dizaine d'années, mais il arrive encore que des femmes se découvrent enceintes au-delà de ses délais d'utilisation. Les initiatrices de la Réforme ont postulé que le seul moyen de donner accès à l'IVG sans risque et sans délai était que toutes les soignantes soient capables d'en faire, prêtes à en faire à tout moment – et puissent enseigner les gestes à n'importe quelle femme qui demande à apprendre. C'est pourquoi, au *Chht !*, on trouve dans tous les pôles des salles d'IVG immédiatement accessibles à la femme qui en a besoin et à la soignante, bénévole ou professionnelle, à qui elle demande de l'aider à avorter. Elles disposent de tout le matériel nécessaire, que ce soit pour pratiquer une aspiration à douze semaines ou une « induction de règles » avant même d'avoir un retard.

Quand on parle des « salles d'avortement » dans les médias, c'est le plus souvent à tort et à travers, hors contexte. On ne précise jamais, en particulier, que dans notre Région sanitaire, la contraception est gratuite et librement accessible pour toute femme pubère qui la demande – qu'il s'agisse de préservatifs féminins, d'un DIU (un « stérilet », comme vous disiez autrefois), d'une stérilisation tubaire par échochirurgie non invasive ou de la contragestine, qui évite les grossesses grâce à la prise d'un seul comprimé par mois (mais qui n'est malheureusement pas bien tolérée par toutes les femmes). De ce fait, la fréquence du recours aux IVG par la population locale est l'une des plus basses de France. Le nombre d'IVG y est en revanche l'un des plus élevés parce que beaucoup de femmes, faute de pouvoir le faire dans leur région, viennent avorter ici.

Dès mon arrivée, j'ai été initié aux activités de plusieurs unités de soins relationnels : protection des victimes de violences, conseil juridique aux personnes harcelées, appui logistique et technique des personnes handicapées, soutien aux travailleuses du sexe (il y en a assez peu à Tourmens même, la plupart des personnes que nous recevons viennent d'autres régions, mais nous sommes mieux préparées qu'à Brennes ou à Lantours, y compris quand ces travailleuses sont des hommes), information des personnes intersexuées et des personnes transgenres, réseaux de solidarité des personnes alcooliques et toxicomanes...

Jusqu'à ce que j'entre en résidence, j'ai participé à titre bénévole à la maintenance informatique des dossiers et bases de données de ces unités, en même temps que je m'y formais. Si je voulais – et si ça ne risquait pas de compromettre la confidentialité – je pourrais écrire des romans entiers sur ce qui s'y raconte quotidiennement...

*

Je n'oublierai jamais la présentation que nous a faite Sandrine, une de nos collègues panseuses, lors d'un nos séminaires de Physio.

110

La vie d'un corps d'homme est - littéralement - une partie de plaisir : il naît, il grandit, la puberté le rend propre ou non à se reproduire, il baise comme il veut quand il veut sans grand risque, il vieillit, il s'éteint. Biologiquement parlant, le corps masculin est purement et simplement une machine à produire des gamètes et de l'ADN, une machine qui affiche par son aspect et/ou son comportement les « qualités » supposées de cet ADN, et qui fait tout ce qu'elle peut pour convaincre d'éventuelles partenaires de lui laisser semer son génome à tous ventres, que ces ventres soient prêts ou non à le recevoir. Quand le corps d'un homme se casse, c'est souvent parce qu'il a fait un peu trop d'efforts pour mettre son ADN en valeur - en se castagnant avec un autre porteur de chromosome Y, en cherchant à battre un record d'alpinisme ou de plongeon. Ça peut rapporter gros en partenaires intéressées, mais ça peut aussi coûter très cher. Tout ça pour quelques millions de spermatozoïdes interchangeables…

À part ça, dans la vie d'un corps d'homme, il ne se passe pas grand-chose, alors même que son propriétaire lui inflige parfois beaucoup de violences - et en inflige beaucoup à d'autres corps que le sien.

La vie d'un corps de femme, c'est une tout autre histoire. À partir de la puberté, ce n'est qu'une suite de montagnes russes : les seins qui ne poussent parfois pas en même temps, les saignements, les crampes, les variations hormonales et leurs effets sur l'humeur, la durée des cycles, le désir et la peur de la grossesse, les fausses couches spontanées, les nausées du petit matin qui parfois durent neuf mois, les déformations du corps, le travail, l'accouchement, l'allaitement répétés de manière épisodique ou très rapprochée, la ménopause, le vieillissement et la mort.

Outre qu'ils sont infiniment plus nombreux que dans un corps d'homme, tous ces événements sont des contraintes parfois incontrôlables dans la vie des femmes, *alors même qu'ils sont physiologiques*. Ils rendent aussi cette vie beaucoup plus intéressante. Plus variée. Plus riche.

Pendant la préhistoire, le divin était féminin. S'il y a eu d'abord des statues de déesses mères, c'est parce que toute vie semblait non seulement naître des femmes, mais se passer en elles, en permanence. La vie, les hommes n'y étaient pour rien.

Mais quand ils ont compris qu'ils y étaient tout de même pour (un tout petit) quelque chose, les hommes ont fait de ce quelque chose un objet de vanité. Sous prétexte qu'elles portaient cette petite part de vie dont ils étaient la cause, les hommes ont fait des femmes leur propriété privée et leur chasse gardée. Ils ont confondu le corps des femmes et la vie qui les anime en permanence, avec la vie étrangère - et pas toujours désirée - qui les emplit de temps à autre.

Et les hommes ont chassé les déesses nourricières et vivantes et les ont remplacées par des dieux guerriers et mortifères. Et ils ont travesti les déesses d'autrefois en figures maléfiques de sorcières, de harpies, de Parques qui ne donnent pas la vie, mais en coupent le fil aveuglément et sans pitié.

Et pour mieux les assujettir, pour mieux les séparer de cette vie qu'elles incarnent, les hommes n'ont cessé de transformer la vie des femmes en une succession de souffrances et de danger.

Il est rare qu'une femme meure d'être enceinte ou d'accoucher. Mais parce qu'elle porte leur ADN, *les hommes en ont conclu qu'être enceinte, c'est courir des dangers dont ils doivent la protéger*. Au prix de sa liberté, s'il le faut.

À l'inverse, une femme qui choisit librement de ne *pas* être enceinte et refuse de devenir le réceptacle du désir d'enfant des hommes *est dangereuse* !

113

Et pour cela, aujourd'hui, une femme peut être traitée de putain parce qu'elle vit ses désirs. Un homme, non. Une femme peut passer pour une folle parce que son corps et son cerveau aspirent à être libres. Un homme, non.

Et je ne parle ici que de l'expérience des femmes hétéros et cisgenres. Ajoutez-leur l'expérience quotidienne de toutes les personnes que les hommes dominants rejettent comme « anormales » : les hommes qui aiment les hommes, les hommes qui se sentent femmes, les femmes qui se sentent hommes, les hommes qui refusent de se battre ou de jouer au jeu de la confrontation (qui est le plus riche, qui est le plus fort, qui a la plus longue, qui a les plus grosses).

Dans le registre de valeurs du patriarcat, un homme, c'est simple, ça va ou ça ne va pas. « Il tient debout, il travaille, il bande, il baise, il n'a besoin de personne et il ne se plaint de rien, car dans son corps, il ne se passe rien. Sauf quand il est malade. »

Ceux qui définissent ainsi la « normalité » à partir du corps des hommes aimeraient bien qu'il en aille de même pour les femmes : « Elle tient debout, elle travaille, elle mouille, elle se laisse baiser, elle n'a besoin de personne d'autre que son mec - et elle est à sa disposition ! - et elle ne se plaint de rien. *Même* quand elle est malade. »

Mais non, désolée ! Qu'on le veuille ou non, *il se passe toujours quelque chose dans le corps d'une femme.* Et elles le disent ! Et elles en parlent entre elles. Et ça casse les oreilles des hommes. Et si elles parlent de leur corps sans arrêt, ça veut *sûrement* dire qu'elles sont malades.
Et si elles ne sont pas malades dans leur corps, elles doivent l'être dans leur tête !

Mais les hommes sont aveugles et veulent nous faire oublier que la puberté, les règles, la sexualité, la grossesse, l'accouchement - c'est quand nous *choisissons* de les vivre ou non que nous sommes vivantes ! Nous ne devrions pas avoir à souffrir d'être nous-mêmes ! Et, quand nous voulons vivre, nous ne devrions pas être traitées comme des malades !

Je me souviens du bien que ce texte nous a fait quand Sandrine nous l'a lu.

Je me souviens aussi de notre chagrin et de notre colère quand nous avons appris qu'elle avait été assassinée par son partenaire. Il ne voulait pas qu'elle devienne officiante.

CAHIER

C'est Betty, elle encore, qui m'a encouragé à tenir un journal. Il nous était vivement conseillé, dès le début de notre formation, de se choisir une conseillère de soutien ou, à défaut, de garder des traces de notre apprentissage, de nos expériences, des témoignages de soignées et de les consulter régulièrement. Beaucoup de mes collègues s'enregistraient ou avaient recours à des outils de partage anonyme en ligne. Mais ça ne me tentait pas.

Un soir, quelques semaines après avoir commencé l'École, j'ai entendu Betty courir derrière moi au moment où je quittais l'unité. Elle m'a tendu un étui contenant un objet plat. C'était une tablette d'écriture grande comme un cahier et équipée d'un stylet.

« Tu sais encore écrire à la main, j'imagine ?

— Je pense, oui. Mais... Qu'est-ce que je vais écrire là-dedans, ai-je demandé ?

— Tout ce qui te passe par la tête et le cœur, et que tu ne devrais pas laisser mariner. Comme tu ne m'as pas l'air d'un grand bavard, l'image et le son, ce n'est pas pour toi. Tu tiens à ta vie privée ; les réseaux de partage, ce n'est pas pour toi non plus. Alors je me suis dit qu'un bon vieux cahier, ça t'irait bien. Je n'en ai pas trouvé, les objets en papier sont hors de prix, mais cette tablette, c'est presque aussi bien. Tu peux stocker trois millions de pages, là-dessus. Et, quand tu auras une conseillère, une amie ou une *better half*, comme disait ma mère, tu pourras tout lui raconter de vive voix. Mais je pense que tu continueras à l'utiliser. Tu es une écrivante. »

Je ne sais pas où elle était allée chercher ça.

Je me suis mis à écrire dès le premier soir. J'ai retranscrit tout ce qui s'était passé, tout ce que j'avais ressenti pendant les jours écoulés. Le lendemain, j'ai voulu me relire. Et ça m'a donné envie d'en rajouter. Et d'en écrire plus. Au bout de trois semaines, je ne pouvais plus m'en passer.

C'est vraiment un bon cahier. Il ne m'a jamais lâché. Pas même pendant les pires moments. Quelques semaines après qu'elle me l'a offert, j'ai cru qu'il avait cessé de fonctionner : je ne sais pas pourquoi, l'écran s'est éteint et je n'arrivais pas à le rallumer. J'ai eu la peur de ma vie, je voulais pouvoir continuer à tenir mon journal à la main. Il s'est finalement remis en marche, mais j'ai tenté d'en trouver un autre. Or, la petite société qui le fabriquait en avait produit seulement un millier avant de plier boutique. S'il tombe en panne, c'est fini. Il a l'air indestructible, mais rien ne dure éternellement.

Betty avait raison : j'ai trouvé une conseillère qui est aussi devenue ma meilleure amie (elle n'avait juste pas prévu que ce serait elle), et j'ai continué à écrire. Sans elle, je n'aurais pas pu garder trace de toutes ces histoires, et vous ne pourriez pas les lire aujourd'hui.

*

Elle devait m'aimer beaucoup, même si elle ne me l'a jamais dit.

Je ne le lui ai jamais dit que je l'aimais, moi non plus.

Je ne pensais pas à elle en termes d'affection ou d'amour : elle était mon aînée, ma mentore, ma meilleure amie, ma confidente. La confiance et l'admiration venaient en premier.

Mais je l'aimais.

Je ne peux plus le lui dire aujourd'hui. Mais au moins, je peux l'écrire.

JE SUIS CELLES

Je suis celle qui n'a pas senti
les coups frappés en dedans
celle qui n'a pas compris
la douleur surgie en dehors
Je suis celle qui regarde incrédule
la forme gluante
qui gigote à ses pieds
et part sans se retourner
Je suis celle qui jette
avec l'eau du bain
le bébé sans vie
au fond du jardin
Je suis celle qui pose sa main
sur la bouche de l'enfant hurlant
Je suis celle qu'on ne comprend pas
et qu'on ne veut pas comprendre
Je suis celle qu'on arrête et qu'on frappe
Je suis celle qu'on juge et qu'on insulte
Je suis celle qu'on pend ou qu'on noie ou qu'on
brûle
Je suis celle qui ne comprend pas
pourquoi on lapide de mots et de pierres
son corps violé par deux corps étrangers

119

CONTRAT

Je me souviens des réflexions franchement désagréables qu'on m'a décochées lorsque j'ai décidé de m'inscrire à l'École des soignantes. C'étaient toujours les mêmes. J'avais un boulot, une carrière, des perspectives, du fric. De toute manière, à trente-cinq ans ou presque, j'étais trop vieux pour recommencer une formation. Et si j'y tenais vraiment, pourquoi ne pas m'inscrire dans une fac de médecine agréée, à Paris ou à Montpellier, à Brennes ou à Lantours, au lieu de choisir ce *machin* expérimental où, de toute manière, « on n'acceptait que les bonnes femmes », et qui n'examinerait même pas ma candidature.

Personne ne m'a demandé : « Pourquoi as-tu envie d'y aller ? »

Je n'ai pas répondu à ces commentaires, mais je ne suis pas un robot : ils m'avaient affecté. Et comme je n'avais jamais envisagé de devenir soignant auparavant, je n'étais pas du tout sûr d'en être capable. Mon mode de vie était considéré comme une anomalie – un homme qui vit seul et ne cherche pas à lier une relation amoureuse ou à fonder une famille est toujours suspect.

Aux yeux de mes collègues de travail, j'étais hors norme.

121

Est-ce que, pour autant, cette école hors norme voudrait de moi ?

Je me doutais qu'il ne serait pas facile d'y entrer, mais j'étais convaincu qu'il y avait une place pour moi à l'École, cette année-là où la suivante, et j'avais envie de tenter ma chance. Je n'avais plus de famille, je n'étais attaché à personne, je pouvais faire de ma vie ce que je voulais.

La première fois que j'ai déposé mon dossier, ma candidature n'a pas été retenue.

J'aurais pu m'en tenir là – un certain nombre de gens m'*On te l'avait dit* avec toute l'acidité possible, et nul doute qu'ils étaient prêts à en remettre une couche si j'échouais une seconde fois –, mais l'une des membres de la commission qui avait examiné mon dossier – une soignante pro, je crois – m'a appelé. Elle ne m'a pas dit pourquoi ma candidature n'avait pas été retenue, mais elle a insisté sur le fait que j'avais le droit de me représenter au bout de six mois, et que si je pouvais acquérir un peu d'expérience entre-temps, cela me serait certainement bénéfique, d'une manière ou d'une autre.

J'ai voulu en savoir plus, mais elle est restée évasive. Dans sa voix et sur son visage, j'ai lu, non pas une promesse, mais un encouragement et un souhait. Alors, j'ai quitté l'entreprise, ses congés mal payés et ses désavantages sociaux, j'ai déménagé à Tourmens, et là-bas, pendant les six mois qui ont suivi, j'ai travaillé comme brancardier. Ça m'a donné le temps et l'occasion de réfléchir aux privilèges dont j'avais bénéficié pendant la première partie de ma vie. Ça m'a aussi donné celle d'entendre beaucoup d'histoires.

Je ne m'en rendais pas compte alors, car je ne lisais plus grand-chose, mais un brancard, c'est comme un

122

livre dont on lirait des pages au hasard. Chaque personne transportée y appose un épisode de sa vie. Et tous ces bouts de vie nous parlent du monde.

J'ai transbahuté, bousculé, et maltraité aussi, je dois le reconnaître, des centaines de corps harassés, douloureux, comateux ou brisés. Qui, bien avant que je ne les brancarde, souffraient déjà de malnutrition, de pauvreté, de violence domestique, de vieillesse, de handicap, de solitude, de sexisme, de violence de genre, de racisme, de maltraitances ou de négligences médicales ou sociales, de toxicité médicamenteuse, de surdiagnostic et de surtraitement. J'ai beaucoup plus appris en « lisant » mon brancard que je ne l'avais fait pendant les quinze années précédentes devant mon écran de codeur ou en m'endormant devant des films.

Un jour, je suis allé ramasser un homme qui s'était cassé la jambe en tombant d'un toit. Nous étions les premiers sur les lieux ; on lui a posé une attelle gonflable et on l'a installé sur le brancard, mais il souffrait le martyre et hurlait d'angoisse. Nous n'avions rien pour le soulager. Je me suis contenté de lui tenir la main. Quelques minutes plus tard, le camion des Urgences du *Chht !* est arrivé. Pendant que la résidente examinait et stabilisait sa fracture ouverte et que la panseuse volante lui posait un patch de morphine, l'officiante lui parlait et le réconfortait. Au bout de trente secondes, il ne hurlait plus ; au bout de deux minutes, il souffrait déjà moins.

Ça m'a conforté dans mon désir de m'inscrire.

L'École accorde la priorité aux femmes et aux personnes issues de minorités. Mais quand j'ai rempli le dossier d'inscription, je n'ai pas mentionné mon asexualité, car je n'avais jamais été discriminé à cause d'elle, et je trouvais déloyal de m'en servir pour

édulcorer la réalité : je suis un homme, et j'ai bénéficié de nombreux privilèges pour cette seule raison.

Je n'ai pas non plus mentionné mon hérédité. À
première vue, j'ai l'air d'un homme blanc qui vient de
passer quinze jours au soleil. À quoi bon mentionner
que, d'après mon ADN, je ne le suis pas ?

La seconde fois que j'ai déposé mon dossier, je
n'ai pas changé une virgule, j'ai juste fait mention
des six mois d'expérience récemment acquise. Je me
suis dit que si je n'étais pas pris cette fois-ci, je ten-
terais ma chance une nouvelle fois l'année suivante,
comme j'en avais le droit. En attendant, je conti-
nuerais à brancarder. J'avais démissionné de mon
boulot de codeur sans indemnités, mais j'avais de
l'argent de côté. Je n'avais pas l'intention de « fonder
une famille ». S'il s'agissait seulement de subvenir à
mes propres besoins, je pouvais continuer comme
ça indéfiniment. Transporter les personnes qui
souffrent jusqu'à celles qui les soulagent, ça n'était
pas déshonorant. J'étais content de me sentir utile,
et j'entendais beaucoup d'histoires.

J'ai été convoqué une semaine après mon deuxième
dépôt de dossier. Le comité était différent, mais la
soignante pro de la première fois était de nouveau
présente. Les minutes de l'entretien précédent avaient
été conservées et consultées, je pense, car on m'a posé
des questions différentes. Il s'agissait de nouveau de
situations théoriques de soin. L'une d'elles était la suivante : « Vous êtes officiante en Physio. Une femme
vous consulte en disant : "Je suis enceinte, je ne veux
pas garder l'enfant." Comment lui expliquez-vous les
procédures d'interruption de grossesse ? »

J'ai retenu un sourire et j'ai répondu :

« Elle dit qu'elle "ne veut pas garder l'enfant". Elle
ne dit pas qu'elle veut *interrompre* la grossesse... Ce

n'est donc peut-être pas ce qu'elle a en tête. Alors j'évite de lui parler d'IVG d'emblée et je lui propose de m'en dire plus, si elle veut bien. »

Elles se sont regardées et m'ont demandé ensuite :

« Une personne proche – parente ou amie – vous dit qu'elle est enceinte et désire interrompre sa grossesse. Elle voudrait savoir si vous êtes disposé à la pratiquer vous-même. Que répondez-vous ? »

J'ai réfléchi quelques instants.

« Je lui répondrai que si elle tient absolument à ce que ce soit moi, je le ferai, mais que si elle est d'accord, je préférerais faire appel à une de mes collègues et, pour ma part, être à ses côtés pendant l'intervention. Je peux difficilement être à la fois proche et soignante dans une situation si particulière. »

Elles ont hoché la tête toutes les trois, mais n'ont pas fait de commentaire.

Ensuite, elles m'ont tendu un contrat en me demandant de rentrer chez moi et de le lire très soigneusement. Si je signais, je pourrais commencer ma formation de soignante au début du mois suivant.

C'était un contrat de quelques pages, succinct, mais précis. Il décrivait les obligations éthiques des élèves de l'École. Il stipulait en particulier que toute attitude, tout commentaire ou acte misogyne, sexiste, raciste, homophobe, transphobe ou de quelque manière discriminatoire à l'égard d'une personne vulnérable entraîneraient une mise à l'épreuve immédiate sous supervision stricte. Une deuxième infraction aurait pour conséquence l'exclusion définitive. La moindre brutalité physique et le moindre contact à connotation sexuelle avec une personne soignée entraîneraient, elles aussi, l'exclusion définitive, ainsi que des poursuites en justice. Toute professionnelle qui commettrait une infraction appartenant à ces catégories *après* la fin de sa formation (sans limitation de délai) verrait son diplôme – et, par conséquent, son autorisation d'exercer dans la région – annulé sur-le-champ.

Le bouche-à-oreille a toujours eu pour effet d'attirer à Tourmens des soignées de toute la France. Cependant, le contrat demande aux apprenantes et salariées du *Chht !* – sans pour autant les y contraindre – de ne pas divulguer le contenu de ses programmes pédagogiques et de ses pratiques thérapeutiques sur les réseaux sociaux ou dans les médias, afin de ne pas concurrencer les autres régions sanitaires. En effet, nos capacités d'accueil sont limitées, les contraintes exercées sur les soignantes déjà grandes, et il ne serait pas éthique de compromettre les soins délivrés ici en augmentant de manière démesurée leur charge de travail. Il ne serait pas non plus éthique d'inciter des personnes vivant à l'autre bout du pays à parcourir des centaines de kilomètres pour recevoir des soins qui peuvent leur être délivrés près de chez elles par des professionnelles compétentes. À l'École des soignantes, modestie et respect des autres soignantes sont des obligations morales.

Le contrat était accompagné d'un texte intitulé « La Charte de la relation de soins ». Il m'était recommandé de le lire très attentivement *avant* de signer.

Comme je devais attester sur l'honneur que mon dossier médical ne contenait ni information erronée ni omission, je l'ai relu pour m'assurer que je n'avais rien oublié. Dans la section : « Interventions chirurgicales » j'avais écrit : « Appendicectomie à douze ans. Chirurgie pour fracture du bras à seize ans. Vasectomie à vingt ans. » J'avais oublié l'avoir mentionnée, celle-là. Les membres de la commission l'avaient certainement remarquée, mais elles n'y avaient fait aucune allusion.

LA CHARTE

1° Je suis patient·e et je suis ton égal·e. Je te choisis pour me soigner.

2° Pour me soigner au mieux, physiquement, moralement et émotionnellement, tu mettras en œuvre ton savoir, ton savoir-faire, ton intelligence et ton humanité en prenant garde, en tout temps, à ne pas me nuire.

3° Tu respecteras ma personne dans toutes ses dimensions, quelles que soient mon âge, mon genre, mes origines, ma situation sociale ou juridique, ma culture, mes valeurs, mes croyances, mes pratiques, mes préférences.

4° Tu seras confident·e et témoin de mes plaintes, mes craintes et mes espoirs sans jamais les disqualifier, les minimiser, les travestir, ou les divulguer sans mon accord. Tu ne les utiliseras pas à ton profit. Tu ne les retourneras pas contre moi. Tu ne me soumettras pas à des interrogatoires inquisiteurs ; tu ne me bâillonneras pas.

5° Tu partageras avec moi, sans réserve et sans brutalité, toutes les informations dont j'ai besoin pour comprendre ce qui m'arrive, pour faire face à ce qui pourrait m'arriver. Tu répondras patiemment, précisément, clairement, sincèrement et sans restriction à toutes mes questions. Tu ne me laisseras pas dans le silence, tu ne me maintiendras pas dans l'ignorance, tu ne me mentiras pas. Tu ne me tromperas ni sur tes compétences ni sur tes limites.

6° Tu me soutiendras dans mes décisions. Tu n'entraveras jamais ma liberté par la menace, le chantage, le mépris, la manipulation, le reproche, la culpabilisation, la honte, la séduction. Tu n'abuseras ni de moi ni de mes proches.

7° Tu te tiendras à mes côtés et tu m'assisteras face à la maladie et à toutes les personnes qui pourraient profiter de mon état. Tu seras pour moi avocat·e, interprète et porte-parole. Tu t'exprimeras en mon nom si je t'en fais la demande, mais tu ne parleras jamais à ma place.

8° Tu respecteras et feras respecter les lois qui me protègent, tu lutteras avec moi contre les injustices qui compromettent mon libre accès aux soins. Tu te tiendras à jour des connaissances scientifiques et des savoir-faire libérateurs ; tu dénonceras tous les obscurantismes ; tu me protégeras des marchands.

9° Tu traiteras avec le même respect toutes les personnes qui me soignent, et tu travailleras de concert avec elles, quelles que soient leur statut, leur formation, leur mode d'exercice. Tu défendras solidairement tes conditions de travail et celles des autres soignant·e·s.

10° Tu veilleras à ta propre santé. Tu prendras les repos auxquels tu as droit. Tu protégeras ta liberté de penser. Tu refuseras de te vendre.

ENTRETIEN, SUITE

… En classe de terminale, le professeur de biologie nous a suggéré de lire *Le Gène égoïste* de Richard Dawkins. Après l'avoir lu, je ne me suis plus regardé de la même manière en me voyant dans la glace. J'ai vu une machine vivante mue par des mécanismes qui la dépassent. Se reproduire est une pulsion élémentaire, simple, mais lourde de conséquences.

… Personne ne demande à naître. On ne nous donne pas la vie, on nous l'impose. Avec tout ce qu'elle comporte de souffrances et de menaces. Et avec l'inévitable perspective de mourir. J'ai toujours trouvé ça scandaleux. Quand j'ai lu le livre de Dawkins, j'ai compris pourquoi les êtres vivants se reproduisent, mais je me suis dit : « Comment, sachant cela, pourrais-je infliger la vie à d'autres que moi ? Comment pourrais-je faire souffrir *sciemment* des êtres que je prétends vouloir aimer ? »

… Et brusquement, la décision de Sara et Meriem a pris une autre dimension. D'une certaine manière, elles me montraient le chemin.

… Lorsque j'ai déclaré que je ne me reproduirais jamais, ça a déclenché une ou deux discussions animées avec des camarades de classe. La plupart m'ont dit que ne pas vouloir d'enfant était le suprême égoïsme. « D'autant qu'il y a des gens qui ne peuvent pas en avoir. » J'ai répondu : « Je ne veux pas de véhicule robot. Est-ce que ça gêne vraiment les personnes qui ne peuvent pas en avoir ? Je ne veux pas faire le tour du monde. Est-ce que ça gêne vraiment les personnes qui ne peuvent pas le faire ? » Leurs arguments n'avaient aucun sens parce que précisément, se reproduire n'a pas de sens, ça n'a qu'un objectif fonctionnel : faire vivre ses gènes une génération de plus. C'est la forme la plus élémentaire, la plus naturelle, d'égoïsme. Mais les personnes qui pensent qu'avoir des enfants est beau, noble, généreux et pétri d'amour n'ont pas d'argument pour le démontrer. Elles n'ont que des émotions. Elles sont respectables, mais elles n'ont pas de supériorité morale, en soi. Et pourtant, ce sont toujours les émotions qui ont le dernier mot contre la raison. Face aux émotions, une conviction raisonnée ne fait pas le poids. Ça donne à réfléchir.

... Les émotions, je n'en mets pas beaucoup dans ce que je te dis ici.

... Je pense que si je laissais les miennes s'exprimer, la colère dominerait toutes les autres. Mais on ne peut pas partager dans la colère. Alors je fais de mon mieux pour l'éteindre. Et ça éteint le reste.

JE SUIS CELLES

Je suis celle à qui la mère donne un biberon à demi plein d'eau croupie et de lait frelaté et offre le sein à son frère jumeau en pensant que lui, au moins, survivra

Plus tard, je serai celle à qui sa mère ne pardonnera pas d'avoir survécu

Je suis celle qui marche pieds nus dans la rizière

Je suis celle à qui on a bandé les pieds depuis qu'elle est née

Je suis celle qu'on excise pour qu'elle ne déshonore pas sa famille

Je suis celle à qui on ajoute chaque année un anneau autour du cou

Je suis celle qu'on a mise au couvent parce qu'on ne pouvait pas la marier

Je suis celle dont l'enfant est mort au berceau et qu'on accuse de l'avoir tué

Je suis celle qu'on enferme et qu'on gave de force parce qu'elle ne veut plus manger

Je suis celle que le gouvernement a prise à ses parents et envoyée dans une école au loin pour y être « éduquée »

Je suis celle qu'on vend en esclavage, qu'on donne

pour forger une alliance, qu'on échange contre l'accès à un point d'eau

Je suis celle qui écaille et vide des poissons le matin pour le repas de son maître, et qui cuit les têtes et les boyaux le soir pour ses enfants

Je suis celle que son père, son beau-père, son oncle, son parrain ou le fils du voisin viole chaque nuit avant qu'elle ait l'âge d'être femme, et qu'on marie à un vieil ami de la famille après qu'elle l'est devenue

ALEXANDRA

Le Château n'est pas un bâtiment récent, mais ses installations le rendent accessible à toutes. Il a des rampes d'accès de trois côtés, de larges portes à ouverture automatique, deux grands ascenseurs.

La salle commune est une vaste pièce de coin, vitrée sur deux côtés, au troisième étage. À l'angle des deux verrières se dresse un piano droit. Sur le mur le plus proche de l'entrée, deux éléments de bibliothèque croulent sous les livres. Il y a des tables et des bancs un peu partout. Une demi-douzaine de femmes sont assises. Deux d'entre elles jouent aux cartes. Deux autres se tiennent la main en silence. Une toute jeune fille vêtue d'une robe à fleurs se tient devant la verrière. Une femme plus âgée est assise en tailleur sur un tapis de sol étalé devant l'une des bibliothèques. Devant elle, sur un plateau, sont posés deux verres identiques. Le premier contient un liquide translucide ; le second un liquide rouge sombre.

« Il n'y a qu'une seule situation dans laquelle une "présentation de patientes" est conforme à l'éthique, murmure Djinn en se tournant vers moi. Sais-tu laquelle ?

— Quand... c'est la patiente qui fait la présentation ? »

135

Elle me fait un large sourire.

« Je vois que tu as l'esprit vif ! »

Sa réaction me désarçonne.

« Euh... Je voulais surtout faire un "bon mot". Je ne savais pas que ce serait le mot juste. »

Elle incline la tête.

« J'apprécie ta franchise. Et je voudrais t'exprimer mes regrets.

— Vos regrets ?

— De t'avoir ainsi "qualifié", pendant la réunion. J'ai regretté mes paroles à la seconde où je les ai dites. Je me suis crue autorisée à faire ce commentaire parce que tu n'avais pas répondu à ma question, mais j'aurais dû me taire.

— Quelle question ?

— "Qui es-tu ?" »

Je la regarde sans comprendre.

« C'est une question rituelle ici. On invite chaque personne nouvelle à se définir. Pour ne pas commettre d'impair. S'il y a bien un préjugé à bannir de la pratique soignante, ici comme ailleurs, c'est le préjugé de genre.

— Ah ! Vous attendiez que je m'identifie comme femme ou homme, cis ou transgenre, par exemple ?

— Voilà... Comme tu ne répondais pas, j'en ai tiré des conclusions toutes personnelles. Et tout à fait inappropriées.

— Ce n'est pas la première fois, dis-je en haussant les épaules. Ni la dernière. J'ai l'habitude.

— Je m'en doute, mais ça faisait longtemps que je n'avais pas commis ce genre d'erreur... Je te prie d'accepter mes excuses. »

Je la regarde. Elle semble plus lasse que tout à l'heure. On dirait qu'elle n'a pas dormi depuis plusieurs jours.

« Merci. Excuses acceptées.

— Merci à toi. Quel pronom préfères-tu utiliser ?
Il, elle, ille, iel ?

— "Il" me va très bien.

— C'est noté !

— Et vous ? »

Cette fois-ci, c'est elle qui semble prise de court :
elle rougit et pouffe.

« Moi ? Je n'en ai pas toujours été sûre, à cause
de ma foufoune *canon*, mais tu peux dire "elle", je
pense... »

Sa foufoune canon ?

Elle hésite, semble ne plus savoir quoi dire et me
fait signe de la suivre. Elle s'approche de la femme
assise en tailleur et s'assied à l'autre bout du tapis
de sol. Je fais de même.

« Bonsoir, Alexandra, dit Djinn. Voici Hannah.
C'est son premier jour, et il va doubler la veille de
Santal.

— Bonsoir, Alexandra, dis-je doucement.

— Han-*nah* ? demande Alexandra sans me regarder.

— Oui. Hannah. »

Alexandra ne bouge pas. Elle a une quarantaine
d'années. De longs cheveux noirs tombent devant
ses yeux.

Pendant un long moment, mes yeux hésitent entre
elle et les deux verres. Enfin, Alexandra lève vers moi
un regard flottant.

« Est-ce que c'est du vin rouge et de l'eau, du vin
blanc et du jus de raisin, du vin blanc et du vin rouge
ou de l'eau et du jus de raisin ? Si une seule goutte
d'alcool touche mes lèvres, je vais rechuter. Dans
quel verre puis-je boire sans me remettre à boire ? »

Hésitant, je murmure :

« Le vin a une odeur...

— Je n'ai plus d'odorat depuis longtemps.

— Veux-tu que je goûte pour toi ?

— Ah ! Mais est-ce que je peux te faire confiance ? »

Je ne sais pas quoi répondre.

« Et si tu t'en vas, je ferai comment ? »

Je lance à Djinn un regard interrogateur.

« Tu connais la règle.

— Oui. C'est à moi qu'elle s'adresse. C'est à moi de lui répondre... »

Je cherche les mots et je n'en trouve pas. J'ai la gorge sèche. J'ai très envie de m'enfuir.

Alors je fais ce qui me vient toujours dans ces situations : je pense à Betty.

Je tends ma main gantée à Alexandra et je dis :

« Veux-tu qu'on aille chercher de l'eau ensemble ? »

Alexandra fait oui de la tête. Mais lorsque je commence à me lever, elle me retient. Djinn me fait signe de me rasseoir.

« Qu'en penses-tu ? » demande-t-elle à Alexandra, qui rassemble ses longs cheveux derrière sa tête et les entoure d'un élastique.

« Il a de bons réflexes, répond-elle avec une moue appréciative. Il n'est pas trop sûr de lui. Mais il ne l'est peut-être pas assez. En tout cas, il a l'air de te faire confiance.

— Je n'irais peut-être pas jusque-là, dit Djinn. »

Mon regard va de l'une à l'autre.

« C'était un test ? Une initiation ?

— Un jeu de rôle, répond Alexandra. Je suis une des dix comédiennes-formatrices du Pôle. Il y a deux ans, j'étais soignée-formatrice en Physio. J'initiais tes camarades à l'endométriose. Il y a six mois, à la demande de Djinn, je me suis... diversifiée, si l'on peut dire. »

Je me sens un peu perdu. Et un peu vexé, aussi.

« Vous faites ce petit numéro à chaque nouvelle résidente ?

— Non, non, répond Djinn, le scénario change à chaque fois. On tire au sort dans une liste de situations plausibles, que tout le monde contribue à rédiger. On n'en a jamais assez, d'ailleurs. Si tu veux t'y mettre, tu es le bienvenu.

— C'est un peu déstabilisant, d'être confronté à un jeu de rôle dès son premier jour...

— La souffrance psychocognitive est déstabilisante pour tout le monde. À commencer par les soignées. On s'arrange pour que chaque résidente commence par une déstabilisation contrôlée, si tu vois ce que je veux dire... »

Je me retourne vers les autres femmes assises dans la salle commune.

« Ce sont des comédiennes, elles aussi ?

— Non, ce soir, je suis la seule, dit Alexandra.

— Est-ce que ce n'est pas... problématique, de faire jouer à des comédiennes en bonne santé le rôle de femmes qui souffrent ? »

Djinn et Alexandra se regardent en souriant.

« Le but n'est pas de caricaturer la souffrance, dit Djinn. Ni de mettre les résidentes en difficulté.

— Nous répétons nos scénarios en présence des soignées ou de leurs proches et ce sont elles qui les valident, précise Alexandra. Les jeux de rôle ont la même vocation que les simulateurs de vol pour les pilotes d'avions de ligne ou de navettes stratosphériques.

— Oh-*kay*, dis-je, toujours vexé... Eh bien, c'est efficace. Vous vous amusez bien ?

— On a d'autres amusements, reprend Alexandra en se levant. On a un ciné-club, un groupe de lecture, un atelier d'écriture, des sessions de musique et d'arts plastiques et, bien entendu, une troupe de théâtre. On est en train de monter *Vol au-dessus d'un nid de coucou*. Peut-être pas pour la prochaine fête, mais pour la suivante. Bon, je vous quitte, ma baby-sitter m'attend. Merci de ne pas m'avoir retenue trop longtemps, Hannah.

— Je vous en prie... »

Djinn se lève pour embrasser Alexandra. Pendant qu'elle s'éloigne, elle s'agenouille de nouveau à mes côtés. Mes genoux me font mal. Je n'ai pas l'habitude de rester en tailleur aussi longtemps.

« L'"énigme" que t'a posée Alexandra est représentative de ce que nous tentons d'enseigner – et d'appliquer – ici. C'est à la soignée de définir les limites que sa souffrance lui impose, et les options thérapeutiques dont elle veut ou non. Par exemple, le *Chht !* diffuse une information exhaustive sur le spectre autistique aux enseignantes et à la population de sa région. De sorte que les familles peuvent désormais dépister les variantes cognitives de leurs enfants. La communauté urbaine a développé son tissu de soutien psychosocial et pédagogique de manière à ce que tous ces enfants soient accueillis dans un milieu scolaire adapté. À Tourmens, les classes de lycée sont ouvertes à toutes. Les élèves pratiquent le mentorat réciproque : les plus âgées avec les plus jeunes, les plus rapides avec les plus lentes. Chacune fixe ses propres objectifs, et les atteint à son rythme... Mais pour en revenir à ce qui nous occupe ici : autrefois, ce qu'on appelait un "diagnostic psychiatrique" se résumait à une liste de courses. Quand on avait coché cinq items sur huit, on pouvait décréter qu'une personne était anxieuse, ou dépressive, ou les deux. C'était simpliste, pas fatigant et très lucratif pour les marchands – lesquels avaient, comme par hasard, rédigé les *checklists* en question : le traitement numéro un de l'anxiété ou de la dépression consistait à prescrire des médicaments, qui produisaient souvent une dépendance et parfois des effets indésirables mortels. Les fondatrices du pôle Psycho – elles étaient là avant la Réforme – ont choisi de comprendre et de soigner toutes les souffrances psychocognitives de manière dynamique, réactionnelle, relationnelle. Ainsi, les personnes anxieuses et dépressives ont appris à contrôler elles-mêmes leurs symptômes, la consommation de médicaments a diminué, les hospitalisations et leur durée également. Elles ont pris une deuxième décision, qui a consisté à changer le statut de leur lieu de soin... Dans une maison de folles, on traite tout le monde comme des folles. En 1973 un psychologue américain nommé David Rosenhan et une dizaine d'autres personnes se sont présentées à l'entrée de plusieurs hôpitaux psychiatriques en prétextant qu'elles entendaient des voix. Une fois admises, elles ont déclaré qu'elles ne les entendaient plus. Il a fallu en moyenne dix-neuf jours pour qu'on les laisse sortir. Rosenhan lui-même est resté hospitalisé deux mois. Elles ont reçu en tout plus de deux mille comprimés de médicaments divers et sont toutes sorties avec un "diagnostic" de schizophrénie en rémission à condition d'avoir *accepté* diagnostic et traitement – alors qu'elles n'avaient fait qu'entendre des voix, et que des hallucinations auditives, ça peut arriver à tout le monde ! Rosenhan en a justement conclu que l'institution traite comme des folles toutes les personnes qui y entrent. Or, l'institution n'est jamais que le reflet de la communauté qui la met en place. Quand la Réforme a été votée, les soignantes du pôle Psycho se sont souvenues de ces leçons pour aborder ce qu'on appelait encore la "maladie mentale" sans étiquette et sans stigmatisation, de manière pragmatique et fonctionnelle, en écoutant les personnes concernées et en soutenant leurs efforts pour rester insérées dans la cité. Ici, quand une soignée se met à pleurer ou se met en colère ou reste prostrée dans un fauteuil, on ne met pas ça d'emblée sur sa "maladie" ou ses "troubles" ; on se demande ce qui a déclenché ces comportements similaires à la plupart des réactions de défense ou de repli de n'importe quel être vivant ! Les comportements "insensés" sont souvent des réactions à la brutalité et à l'absurdité de ce que nous vivons... Et à l'ignorance de ceux qui nous entourent !... La troisième décision a consisté à donner aux soignantes toute la formation juridique nécessaire pour agir en défenseures des soignées, en particulier celles qui entrent ici sur décision de justice. L'un de nos rôles consiste à les aider à contester cette décision et à la faire lever... Alors, bien sûr, ces changements de paradigme n'ont pas résolu tous les problèmes. Nous recevons beaucoup de soignées affligées de troubles chroniques qui ont commencé il y a longtemps, et désinsérées parce qu'institution-nalisées depuis de nombreuses années. Et puis, la population vieillit... Le Château ressemble à la fois à une maison de retraite et à un asile du XIXᵉ siècle, mais un voyageur du siècle dernier verrait tout de suite les différences : les portes ne sont jamais ver-rouillées, on n'emploie pas de camisole physique ou chimique, les premières diagnosticiennes et décision-naires sont les soignées elles-mêmes, et le premier traitement est l'attitude des soignantes à leur égard. Ici, tu entendras rarement crier. En revanche, on chante beaucoup.

— Oh-*kay*... Pour être franc, j'ai été désarçonné par la... rencontre avec Alexandra, mais à présent, je me sens plutôt intrigué et stimulé... Est-ce que je serai exposé à d'autres... simulations du même genre ?

— Je n'aime pas beaucoup le terme de "simula-tion", répond Djinn en secouant la tête. On l'a trop souvent employé pour étiqueter des femmes qui souffraient… Mais pour répondre à ta question, cet échange avec Alexandra sera la seule "surprise" de ta résidence ici. Cela dit, pendant les semaines qui viennent tu auras l'occasion de croiser les autres comédiennes-formatrices. Mais tu seras toujours prévenu. Ça fait partie des méthodes que nous expérimentons, pour les raisons que j'ai indiquées à la réunion : on ne peut pas demander à une personne schizophrène, par exemple, de nous "rejouer" ses hallucinations pour l'édification d'une apprenante. Nos comédiennes visionnent les enregistrements d'entretiens et les réinterprètent sous le contrôle et avec le consentement des premières intéressées. Bien entendu, tu ne sauras pas de qui la comédienne joue le rôle. Et, en dehors de ces situations balisées, tu auras toujours affaire à des soignées. Qui, comme tu le sais, ne simulent jamais.

— Je ne soupçonne jamais personne de simuler… Quand avez-vous préparé cette petite surprise avec Alexandra ?

— Hier.

— Mais… vous ne pouviez pas savoir d'emblée que j'accepterais de doubler la veille de Santal et que je vous accompagnerais ici…

— Mmmhh… Non, mais une soignante qui postule en résidence au bout de quatre ans et demi et n'hésite pas à venir d'emblée chez les folles est probablement prête à tout. Je me trompe ? »

Je ne réponds pas.

J'ai à la fois envie de sourire et de disparaître.

ENTRETIEN, SUITE

… Un soir, j'avais huit ou neuf ans, Sara et Meriem devaient sortir, elles n'avaient personne pour me garder, elles tournaient en rond pour savoir quoi faire, car elles ne pouvaient pas m'emmener et voulaient aller « là-bas » (j'ai oublié où) ensemble. J'étais si contrarié de les voir se tordre les mains et les méninges dans tous les sens que j'ai dit : « Vous savez, je peux rester seul. »

J'ai dû dire ça avec beaucoup d'assurance, car ça les a laissées sans voix.

Elles se sont regardées, m'ont demandé si j'étais sûr, et j'ai dit : « Je suis sûr. Si je mets le feu aux rideaux, je sais où est l'extincteur, et je connais le numéro des pompiers. »

… Ça aussi, ça les a laissées sans voix.

… Et puis j'ai dit une réplique que j'avais entendue dans un film : « Le numéro de vos deux cellulaires est écrit sur le frigo et même avec une hache, un *serial killer* ne pourrait pas défoncer la porte blindée de notre chère maison hypothéquée. »

Elles ont éclaté de rire. Ça m'a fait plaisir. Je ne me suis jamais lassé de les faire rire.

… J'avais proposé de rester seul parce que ça m'était insupportable de les voir tourner en rond,

144

mais pour dire la vérité, j'ai eu peur dès que je l'ai proposé. La seule chose qui m'a rassuré, c'est l'idée de regarder un film. Je pouvais déjà regarder des programmes pour enfants et les films qu'elles me choisissaient, mais jamais après vingt heures. Comme je lisais beaucoup, à l'époque, je ne protestais pas quand on m'envoyait au lit... Et je dormais avec une lampe de poche... Mais je les voyais parfois surfer sur la liste des films qu'elles regardaient en ligne, et j'étais curieux.

... Après leur départ, j'ai attendu vingt minutes et j'ai mis la télé en marche. C'était un écran à plasma, il n'y avait pas encore d'holotélés 3D, à l'époque, de toute manière on n'aurait pas eu la place, on aurait eu les pieds et les mains dans l'image... J'ai cliqué sur le premier film de la sélection. Je m'étais mis dans la tête que j'allais en regarder cinq minutes, puis en essayer un autre, et ainsi de suite. Mais ça ne s'est pas passé comme je l'avais prévu.

... C'était un film en couleur, et l'image était carrée. Le personnage principal s'appelait Jerry Mulligan et, dès les premières scènes, il m'a ébloui. Après nous avoir fait faire le tour d'une ville et de ses monuments, la caméra s'approchait d'un café, gravissait la façade d'un immeuble, nous donnait à apercevoir un couple qui s'embrassait et puis entrait dans la chambre d'un homme endormi en pyjama rayé. Et là, ça devenait magique : Jerry se levait, hissait son lit au plafond, ouvrait les fenêtres de sa chambre minuscule, sortait une table pliante d'un placard, se servait son petit déjeuner, tout ça en une série ininterrompue de mouvements parfaitement fluides, dans un espace grand comme une boîte à chaussures. Un peu plus tard, il dansait avec deux vieilles dames dans un café. Un peu plus tard encore, devant la boutique d'une fleuriste, vêtu d'un pantalon crème et d'un pull blanc, casquette blanche sur la tête, il apprenait des mots d'anglais à un groupe d'enfants plus jeunes que moi et tapait en rythme sur le pavé du bout de ses mocassins marron avec une élégance époustouflante. C'était la première fois que je voyais quelqu'un faire des claquettes. Il en refaisait plus tard dans le film, perché sur un piano, dans l'encadrement d'une porte ou devant un décor de carton-pâte, avec une énergie impressionnante et un sourire à crever.

... Sara et Meriem étaient inquiètes, elles m'ont appelé au moins trois fois pour vérifier que je n'étais pas en train de me vider de mon sang après m'être coupé, ou que je n'étais pas en train de m'asphyxier après avoir avalé une cacahuète de travers, et finalement, j'ai dit que j'allais me coucher et qu'il ne fallait pas me réveiller, et j'ai pu continuer à regarder mon film.

... Quand j'ai entendu Meriem et Sara revenir, je suis allé me coucher en douce. Je m'étais repassé plusieurs fois toutes les séquences de claquettes. Lorsqu'elles m'ont laissé seul une nouvelle fois, le film avait disparu du service en ligne.

... Bien plus tard, j'avais douze ou treize ans, j'ai revu Jerry, son pull blanc, sa casquette et ses mocassins marron sur une affiche clamant « Les cours de claquette reprennent ! ». Danielle, la prof – elle avait soixante-quinze ans et des chaussures bizarres, mais elle était plus légère qu'une gazelle –, m'a appris que Jerry s'appelait en réalité Gene Kelly et le film *Un Américain à Paris*.

... J'ai fait des claquettes pendant toute mon adolescence et une bonne partie de ma vie adulte. Quand j'ai cessé d'aller à ses cours, Danielle avait plus de quatre-vingts ans et dansait toujours... J'en faisais déjà quand Data m'a adopté, et il a grandi en me

146

regardant répéter mes routines chez nous, puis dans le studio, puis dans l'appartement que j'ai loué après avoir vendu la maison.

… Le bruit ne l'effrayait pas, mais quand il me voyait enfiler mes chaussures noires, il savait qu'il devait débarrasser le plancher, alors il sautait sur le lit et, de là, sur l'un de ses perchoirs fixés au mur, et il me regardait de haut. Ça m'arrivait de répéter pendant deux ou trois heures – c'est pour ça que j'ai toujours vécu au rez-de-chaussée… Quand je m'asseyais sur le lit, épuisé, il redescendait se frotter contre moi. J'avais le sentiment qu'il disait : « Ça va ? T'es calmé ? »

… Les claquettes, c'était un moyen de m'envoler – je me prenais pour Jerry Mulligan – mais aussi, quand j'en avais besoin, un moyen de dissiper les mauvaises expériences. Et Data faisait bien la différence. Quand je dansais pour le plaisir, il restait sur son perchoir. Quand je le faisais par frustration, il allait se réfugier dans le placard – comme quand je branchais l'aspirateur. Parfois, je prenais conscience de ma colère en le voyant sortir de sa cachette…

… Quand j'en avais marre de rester enfermé, j'allais jouer au bowling. Il y avait une salle à l'ancienne, dans la zone commerciale. Je pouvais me défouler. J'aurais voulu y aller avec mes chaussures de claquettes, les pistes étaient parfaites pour ça, mais on m'aurait banni à vie…

… J'emmenais Data avec moi. Quand je jouais, je le sortais de sous mes vêtements et je le déposais dans mon sac. Au début, il devait avoir peur du bruit, mais peu à peu, il a pris l'habitude de sortir la tête et les pattes du sac pour me surveiller. Quand je m'asseyais pour me déchausser, il sortait du sac et se frottait contre moi et là encore ça voulait dire : « Ça va, t'es calmé ? On peut rentrer maintenant ? »

MÈRES ET ENFANTS

Un des lieux où j'ai le plus appris de Betty, c'est l'unité de Physio qu'on appelait « la Maison Maternelle ». On lui avait demandé de s'en occuper parce que la superviseuse précédente était malade. Alors que je finissais une de mes sessions de soignante pro, elle m'a invité à y prendre le relais d'une partante. Je croyais savoir à quoi m'attendre : recevoir des femmes qui étaient sur le point d'accoucher ou venaient de le faire, dispenser des soins de premier recours aux mères et aux nouveau-nés, donner des conseils pour l'allaitement, panser les plaies et les cicatrices. Bref, des choses simples.

Je me trompais.

Les femmes qui arrivaient là étaient toutes en rupture de ban : chassées par leur famille, poursuivies par un partenaire jaloux ou violent ou les deux, réfugiées d'un pays lointain. Sans le sou, sans soutien, sans voix.

On aurait pu espérer qu'elles se sentent en sécurité, qu'elles se trouvent des points communs, qu'elles s'attachent les unes aux autres, qu'elles s'entraident. Et pour la plupart, c'était le cas. Mais il y en avait toujours une qui se vengeait sur ses pareilles de tout le mal qu'on lui avait fait.

Ou qui, parfois, se vengeait sur le bébé.

Les chambres étaient insonorisées pour permettre à tout le monde de dormir. À trois reprises, un matin, en entrant dans l'une d'elles, j'ai trouvé un nourrisson seul, affamé, en sueur d'avoir pleuré et dont la mère avait disparu.

Je ne comprenais pas comment ces femmes avaient pu décider de disparaître en abandonnant leur enfant, au beau milieu d'autres bébés et d'autres mères. J'étais en colère, et je l'ai dit à Betty. Elle s'est mise en colère à son tour.

« Ne juge pas ! Ne juge pas ce que tu ne vivras jamais ! La vie, pour la plupart d'entre nous, ça consiste à survivre. C'est compliqué pour tout le monde. Mais ça l'est encore plus pour les femmes, surtout quand elles courent sans arrêt le risque de se retrouver en cloque ! Elles ont le même problème que toutes les femelles animales, elles doivent survivre *et* assurer la survie de leurs petits *avec* ou *sans* ou *malgré* les *fucking* pères ! Et parfois, pour survivre, elles doivent prendre des décisions radicales. Tous les animaux pratiquent la négligence, l'abandon et l'infanticide *parce que pour élever des petits, il faut d'abord survivre.* Surtout quand le prédateur qui vous menace, tes petits et toi, est un individu de ton espèce. Toutes les femmes savent ça : le premier danger qui menace leurs enfants, c'est le mec qui leur tourne autour, et qui n'est pas le père. Pourquoi crois-tu que les mythes antiques, les contes et la littérature populaire sont truffées d'histoires d'enfants trouvés ? Depuis la nuit des temps, des mères abandonnent leur enfant au bord de la route, à l'entrée des hôpitaux ou dans le "tour" installé dans le mur d'une église. Parce qu'elles ne peuvent pas le nourrir et le protéger... ou parce qu'elles-mêmes ne peuvent pas survivre si elles le gardent... Et sur tous les continents, les conditions de vie, les menaces personnelles, la guerre, les razzias, les pogromes, les règlements de compte tribaux, les catastrophes naturelles, les pressions économiques, sociales et culturelles ont conduit les femmes aux pires extrémités : les infanticides de filles se sont multipliés quand la Chine a imposé un seul enfant par couple. Et dans les pays les plus riches, des femmes font des tests ultra-précoces pour pouvoir avorter de leurs fœtus mâles parce que les filles, ça travaille mieux à l'école et ça s'occupe de leurs vieux parents. Ça te révolte ? C'est pourtant la réalité ! Être une femme, c'est une guerre de tranchées de tous les instants, une guerre ininterrompue ! Une guerre avec son propre corps, avec les corps qu'elle touche et ceux qu'elle ne veut pas laisser la toucher, avec le corps dévorant et épuisant des enfants, avec le corps envieux des autres femmes, avec le corps invalide des parents et, par-dessus le marché, *avec le corps social*. Et quand on est une femme qui ne veut pas d'homme ou d'enfant dans sa vie, il faut *encore* se battre. Être une femme, c'est se battre sur trente-six fronts à la fois ! Quoi que tu en penses, ta vie d'homme est bien plus simple ! *Tu ne sais pas quelle chance tu as !* »

À la fin, elle criait presque. Elle s'est tue brusquement et a gardé le silence pendant un long moment. Et puis soudain, comme si quelque chose l'avait tirée de ses pensées, sa colère a rejailli.

« Tu sais, parfois j'en ai ras le bol de soigner ! De torcher la morve, le sang, la sueur, le vomi et la merde. Les femmes ont les mains là-dedans toute leur vie... Elles n'ont pas assez de leur propre merde et de leur propre sang, il faut aussi qu'elles torchent ceux des autres ! Des gamins qui braillent et qui chient, des vieux qui chient et qui font chier, des hommes qui font chier à s'entre-tuer ! Être une femme, c'est être assignée à torcher jusqu'au point d'en crever ! *Je comprends qu'il y en ait qui tuent !!!* Ça leur fait des vacances ! »

*

Quand j'ai été panseuse au pôle Enfants, j'aurais aimé pouvoir lui parler, mais elle n'était plus là, déjà. Il a fallu que je me débrouille tout seul.

Plus les enfants sont jeunes, plus elles ont mal, et moins la souffrance leur est compréhensible : leur histoire est toute jeune encore, elles n'ont pas moyen d'aller puiser dans leur mémoire de quoi lui donner du sens. Quand elles ont passé six ou sept ans, certaines ont un comportement extraordinaire : elles font bonne figure, tentent de consoler leurs parents, leur parlent, leur racontent des histoires. Mais moi qui leur prenais le bras pour y planter parfois des aiguilles aussi grosses que leur petit doigt, je savais que c'était une façade, et qu'elles étaient pétrifiées de peur. Rassurer leurs parents, ça les rassurait aussi. Un peu.

Voir des enfants souffrir et mourir, c'est dur pour tout le monde. Une collègue qui me voyait souffrir m'a proposé des comprimés. Il en circulait beaucoup parmi les soignantes du pôle et tout le monde le savait. Je n'ai pas refusé. J'en avais besoin. Lorsque je touchais les petites soignées, je savais qui allait survivre malgré la chimio, qui allait guérir sans elle, qui mourrait à cause d'elle. Ce n'était pas sorcier : dès que j'injectais la première dose dans la pompe implantée, j'entendais le vacarme que la substance provoquait, les dégâts, les destructions, les ravages. Et lorsque je levais la tête du corps hurlant en silence, j'entendais sangloter les mères éparpillées, les pères brisés par le désespoir, les frères et sœurs emmurées dans leur impuissance.

Et je me disais : pourquoi moi ? J'ai des oreilles et des yeux. Est-ce que ça n'est pas suffisant ? Pourquoi puis-je voir ce que les yeux ne voient pas ? Je suis humain, pourtant. J'ai des mains, des organes, des sens, des sentiments, des émotions. Je me nourris des mêmes aliments que tout le monde, et comme tout le monde certaines choses me font du mal et d'autres me font du bien. Je suis brûlé par le même soleil et glacé par les mêmes bourrasques de froid que toutes les autres personnes humaines. Quand l'une d'elles plaisante, je ris comme elles. Et quand je me pique avec une aiguille, je saigne comme elles. Je n'ai rien demandé. Alors pourquoi ai-je hérité de ça ?

Je me suis entendu dire à haute voix.

« J'en ai assez d'être un voyeur. Je n'en peux plus de voir leur mort à l'horizon.

— Regarde plutôt le temps qu'il leur reste, m'a dit dans ma tête une voix qui ressemblait à celle de Betty.

— Quelle différence ?

— Tu ne peux pas empêcher les soignées de mourir, mais tu peux adoucir leur vie. Et éviter qu'on la leur pourrisse. Ne reste pas sans rien dire, ne te complais pas dans *ta* souffrance. Il n'est pas question de toi, mais d'elles. »

Elle avait raison. En ayant la mort pour seul horizon, je faisais fausse route.

De nouveau, j'ai pris la parole. Pour dire qu'à *cette enfant-ci*, la chimio semblait faire plus de mal que de bien. N'irait-elle pas mieux sans ? Sa qualité de vie ne valait-elle pas plus que les trois-semaines-supplémentaires-de-survie-en-moyenne – trois semaines de douleurs, de nausées, d'insomnie, d'épuisement – promises par le fabricant ? N'avait-on pas mieux à lui offrir ? Toutes les paroles étaient respectées et j'ai été entendu. Les résidentes en ont parlé à leur officiante. Nous sommes allées ensemble en parler aux parents en présence de l'enfant. Certaines n'attendaient que ça et on s'est mises ensemble à revoir les protocoles à la baisse. Et chaque fois qu'on suspendait une chimiothérapie inutile, la souffrance diminuait pour tout le monde.

Mais j'ai mis longtemps à me passer des comprimés.

ENTRETIEN, SUITE

... Pendant dix-sept ans, Data a choisi de vivre avec moi. Je dis qu'il a choisi parce qu'à plusieurs reprises, il a eu l'occasion de partir et de ne pas revenir.

... Tant que j'ai vécu chez mes mères, il n'est pas sorti de la maison. Même quand les portes étaient grandes ouvertes. Il était sans doute trop occupé à chasser les souris dont je retrouvais le cadavre à l'entrée de ma chambre. L'hiver, quand il y en avait encore un, il se plantait devant la porte du jardin pour que je la lui ouvre, comme pour vérifier quel temps il faisait. Comme le chat du narrateur dans *Une porte sur l'été*. Comme tous les chats, j'imagine. Mais dès que le vent froid lui sautait au nez, il faisait volte-face, l'air de dire « C'est sans intérêt ».

... Quand j'ai décroché mon boulot de codeur, j'ai emménagé dans un studio en rez-de-chaussée. Un soir, à mon retour, je n'ai pas trouvé Data, alors que le logement était un mouchoir de poche et que je connaissais toutes ses planques – le placard, le double fond du canapé pliant, le pouf creux rangé sous la planche qui me servait de bureau. Je ne voyais pas où il avait pu se fourrer. Et puis j'ai compris : la petite fenêtre de la salle de bains était haut placée, je l'avais laissée ouverte pour aérer, mais j'avais oublié de fermer la porte de communication.

... J'ai senti mon cœur se serrer et j'ai pleuré pendant des heures. Je n'avais jamais eu autant de chagrin auparavant. Je n'étais coupable de rien, mais alors qu'on ne s'était pratiquement jamais quittés depuis que je l'avais trouvé, j'étais responsable du départ de Data, et je n'étais plus responsable de lui. Je crois que c'est cela, surtout, qui me faisait pleurer.

... Il pleuvait, ce soir-là. Au milieu de la nuit, j'ai de nouveau senti des larmes couler sur mon visage et un poids me serrer le cœur. Data était perché sur moi, trempé.

... À partir de ce jour, j'ai toujours laissé ouvert. Je me suis dit : « Qui suis-je pour le maintenir enfermé ? S'il choisit de sortir, il peut aussi choisir de revenir. Et je préfère qu'il choisisse. » On m'a dit que c'était de l'inconscience, qu'il pouvait se faire faucher par une voiture ou un autobus. J'ai répondu que ça pourrait m'arriver aussi à moi. Et s'il était enfermé dans l'appartement, il mourrait de faim et de solitude sans comprendre pourquoi j'ai disparu. Au moins, s'il m'arrivait quelque chose, il pourrait aller vivre sa vie sans moi.

... On a vécu pendant longtemps comme ça, l'un avec l'autre, et la vie a été bonne.

JE SUIS CELLES

Je suis celle qui tente de se tuer

Je suis celle qui a voulu mourir, et qui ne veut plus, mais qu'on ne croit pas, et qu'on attache de peur qu'elle ne recommence, et qu'on laisse croupir dans sa pisse et sa merde

Je suis celle que l'on fait boire avant d'abuser d'elle

Je suis celle qui ne survit pas à son avortement

Je suis celle qui n'en peut plus et qu'on traite de paresseuse

Je suis celle qui se cache pour manger

Je suis celle qui n'a pas la couleur de peau, les seins, les fesses, le sourire qui conviennent

Je suis celle qui refuse et qui le paie

Je suis celle qui dit qu'elle s'est cognée contre une porte ouverte

Je suis celle qu'on méprise lorsqu'elle parle et qu'on ignore lorsqu'elle préfère se taire

Je suis celle qui s'endort de fatigue sur la machine qui lui mangera le bras

Je suis celle qu'on traite comme une pestiférée parce qu'elle porte une tache sur le visage

Je suis celle qui se fait belle pour elle-même et qui se fait insulter dans la rue parce que les hommes – et beaucoup de femmes – ont décidé que son corps ne lui appartient pas

Je suis celle qu'on fouette parce qu'elle a ôté son voile

Je suis celle qui se coupe les cheveux, se bande les seins et s'habille en homme

Je suis celle qui vit sa vie sans enfant, et qui la vit très bien, je vous remercie

SOIGNÉES

J'enfile un pyjama bleu portant le mot « résidente » imprimé à hauteur du cœur. Je dois rejoindre l'équipe, mais j'ai besoin d'air, et les verrières ne s'ouvrent pas, bien sûr, on est au troisième étage. Je décide de m'éclipser quelques minutes.

Arrivé au rez-de-chaussée, j'avise une porte qui ressemble à celle par laquelle je suis entré tout à l'heure, mais au lieu de me retrouver dans le parc, me voici dans la cour intérieure d'un presbytère, sous un passage à colonnades et balustrade entourant de grands carrés en bois portant des légumes et, au centre, une fontaine.

« C'est beau, n'est-ce pas ? » dit une voix derrière moi.

Les mains trônant au sommet de sa canne, Renée est assise sur un banc de pierre.

« C'est le cloître d'une abbaye du XIVᵉ siècle. Le Château a été construit autour, en 1792, par un très riche bourgeois qui se prenait pour un aristocrate et à qui le diocèse avait donné sa bénédiction.

— Oh-*kay*, dis-je en admirant les chapiteaux sculptés. Le potager a l'air fabuleux...

— Il l'est. Et ce n'est qu'un des potagers hydroponiques du pôle. Il y en a partout : sur le toit, dans les

159

caves troglodytes au milieu du bois… La direction les apprécie beaucoup, ils alimentent les cuisines du *Chht !* La ferme aussi, d'ailleurs.

— La ferme ?

— Oui. Pas besoin d'acheter des œufs, du lait ou du fromage : on a des chèvres, des vaches et des poules en liberté… Et on les laisse mourir de leur belle mort. C'est bien, non ? »

Je la regarde intensément pour vérifier que j'ai bien entendu. Elle me fait un sourire si bienveillant, si maternel, que je me sens fondre. Comme bon nombre des personnes que j'ai croisées au Château, elle porte un pyjama, mais le sien n'est pas violet comme celui des panseuses, vert comme celui des soignantes pro, bleu comme celui des résidentes ou jaune pâle comme celui des soignées qui décident d'en porter (la plupart s'habillent avec leurs propres vêtements). Il est blanc cassé et ne porte aucune mention de son… de son quoi, d'ailleurs ?

« Je fais partie des meubles. »

Elle a dû lire mes pensées. Quand je me mets à bégayer, elle se met à rire.

« Je suis une vieille amie de Djinn. J'ai emménagé ici quand elle a été invitée à devenir officiante.

— Vous… vivez ensemble ? »

Elle hoche la tête, pensive.

« Oui. Depuis longtemps.

— Je suis désolé, je ne voulais pas être indiscret.

— Tu ne l'es pas. Après tout, il est bien naturel que tu te demandes ce que je fabrique ici. Parfois, je me le demande aussi, d'ailleurs. Pendant cinq minutes. C'est sain, de ne jamais rien tenir pour acquis… »

Elle lève ses yeux vers moi et me sourit.

Gêné par la tournure que prend la conversation, je fais un signe en direction de la porte.

« Excusez-moi, on m'attend.

— Je comprends très bien. *Be seeing you !* »

Pendant que je remonte vers la salle de réunion pour parler de la première soignée à laquelle on m'a confié, je repense aux histoires que j'ai entendues, une semaine plus tôt, pendant la veille avec Santal.

L'HISTOIRE D'AALIYAH

« Aaliyah, commence Djinn, a passé deux heures en fin de nuit dans l'une des deux chambres sécurisées du Château. Le pantalon de son pyjama flotte un peu, car on en a retiré l'élastique pour éviter qu'elle ne se pende. »

Dans ma barbe, je marmonne : « J'vois pas bien comment elle pourrait faire : il n'y a rien dans la pièce qui permette de se pendre à quoi que ce soit.

— Détrompe-toi, murmure Santal. J'ai vu des femmes s'étrangler de leurs propres mains avec un simple cordon de rideau. »

Djinn passe la parole à Andrée et Santal qui ont rencontré la famille d'Aaliyah et nous racontent son histoire.

Aaliyah vit avec son partenaire et leur fille Bahia dans un petit appartement au centre-ville de Tourmens ; elle travaille à la bibliothèque publique, et tout le quartier la considérait comme une femme sans histoire. Un dimanche matin, alors que ça ne lui arrivait jamais auparavant, elle est sortie de chez elle sans son hijab, les cheveux au vent. « Il me tenait trop chaud », lança-t-elle spontanément aux personnes qui lui souriaient sans oser rien dire.

Rachid, son partenaire, la suivait avec Bahia dans la poussette. Il avait l'air perplexe.

Dans les semaines qui ont suivi, le comportement d'Aaliyah a changé. En décembre, alors qu'il faisait

161

frais, elle a commencé à se rendre à son travail en robe d'été, s'est mise à faire beaucoup d'erreurs, à parler fort à ses collègues et aux habituées de la bibliothèque à qui elle donnait son avis sur tout et sur rien et qu'elle houspillait quand elles refusaient ses conseils. Au bout de deux semaines, la directrice lui a demandé de prendre quelques jours de vacances.

Quelques jours plus tard, après avoir trébuché dans la rue alors qu'elle parlait seule, Aaliyah a ramassé une canette vide et l'a lancée sur la devanture d'un magasin. Quand la vendeuse est sortie pour protester, elle s'est précipitée vers une poubelle et s'est mise à jeter son contenu dans sa direction puis devant les voitures qui passaient. Depuis, elle est prise brusquement de crises de rage qui la conduisent à agresser les personnes dans la rue, et à jeter tout ce qui lui tombe sous la main. Elle s'est mise à fumer et à boire et à ne plus manger. Certains jours elle restait enfermée chez elle, refusait toutes les visites ; d'autres, elle sortait courir pendant des heures autour du grand bassin du Jardin des Plantes. Elle ne dormait plus. Rachid l'entendait tourner en rond dans leur petit salon.

Et puis, hier soir, les cris de Bahia ont réveillé Rachid. Il s'est levé d'un bond. Aaliyah secouait leur petite fille.

*

Djinn scrute sa tablette à la recherche d'un enregistrement holographique. Lorsqu'elle l'a trouvé, nous voyons apparaître au milieu de la pièce l'image d'Aaliyah allongée dans une chambre capitonnée.

« Pourquoi a-t-elle été enfermée ? dis-je, surpris.

— Parce que le procureur a ordonné sa réclusion

et sa mise sous sédatifs. Comme tu le sais, ici, nous n'attachons pas les soignées. Par ailleurs, je voulais lui donner la possibilité de se reposer sans avoir été assommée par des médicaments, qui auraient compromis tout échange ultérieur. Comme son agitation est déclenchée par tout et par rien, mais surtout par la confrontation avec les autres, l'isoler dans un endroit où elle ne risquait pas de se faire du mal était la procédure la moins mauvaise à mes yeux. Et, de fait, dès qu'elle s'est retrouvée seule, elle s'est allongée et s'est endormie. Mais j'ai pris cette décision seule, parce que les Urgences du *Chht !* l'ont transférée pendant la nuit. Si son transfert avait eu lieu dans la journée, nous aurions discuté collectivement de la procédure à tenir. Et nous en rediscutons aujourd'hui. Hier soir, elle ne voulait pas parler. Je suis retournée la voir à six heures ce matin, dès que toute l'équipe a été présente. Si je m'en étais tenue à la décision de justice, je n'aurais pas dû entrer dans la chambre sans qu'elle soit attachée, mais bien sûr il n'en était pas question. Si elle m'avait ou s'était blessée, j'en aurais assumé la responsabilité et les conséquences. Voici les images de la rencontre. »

*

Pelotonnée en position fœtale, Aaliyah soupire. Djinn entre, s'agenouille à deux mètres d'elle et croise les mains. Dès qu'elle la voit, Aaliyah se redresse et s'assied. Son visage est déformé par l'angoisse.

« Encore vous ? Qu'est-ce que vous me voulez ? Me faire mourir ? C'est ça ? Me tuer ? (Djinn fait non de la tête.) Ouais. Je sais pas si je peux vous croire. Personne ne me croit. Je l'ai dit à mon médecin, mais il ne m'a pas crue. J'ai mal partout et mon cœur n'arrête pas de galoper, il n'arrive pas à se calmer, je ne peux pas me concentrer tout me fait du mal tout m'angoisse je ne vais pas y arriver ! Tout me donne envie de vomir... Tout le monde. (Elle replie ses jambes et tente de s'enfoncer encore plus dans son coin, comme pour se préparer à une attaque.) Tout ce que je sens tout ce que je vois. Les autres veulent me faire du mal me tuer. Je sais qu'ils veulent me faire du mal. Et je ne suis pas folle ! Je le sens, je le vois à leur sourire à leurs soupirs à leurs regards, ils ne comprennent pas que j'étouffe que j'en ai assez... Même Rachid ne me croit pas. Je lui ai dit et il dit qu'il comprend, mais je sais qu'il ment, il veut seulement que je me calme, que je redevienne comme avant, gentille polie soumise. Et non, ils ne m'ont pas fait de mal, pas encore, mais ils vont m'en faire, je sais qu'ils vont m'en faire, je sens que tout va s'écrouler, que ça va me tomber dessus d'un jour à l'autre ! Je ne suis pas folle je le sens dans mon corps dans mon cœur dans mon ventre qui fait mal à hurler. Je le sens et qu'est-ce que tu vas y faire, toi ? Tu crois que tu me fais peur ? Tu veux voir de quoi je suis capable ? Tu veux voir ? »

Elle se lève d'un bond et se précipite sur Djinn. Sans hâte, celle-ci roule sur le côté pour l'éviter et Aaliyah se cogne le nez sur le capitonnage du mur opposé. Blême de rage, elle se retourne, se précipite une nouvelle fois sur Djinn déjà debout et lui lance un coup de poing. Djinn esquive, saisit son bras délicatement, oblige sans effort Aaliyah à se retourner et, tout en maintenant son bras derrière son dos, l'attire fermement contre elle. Andrée et deux soignantes pro entrent pour intervenir, mais Djinn secoue la tête pour leur demander de rester à l'extérieur.

« Tu es sûre ? demande Andrée.

— Je suis sûre. »

Sans desserrer son étreinte, Djinn recule pas à pas

vers le mur le plus proche, s'y adosse et glisse lentement en position assise. Contrainte de suivre le mouvement, Aaliyah s'assied elle aussi, le dos contre la poitrine de Djinn. Elle se débat, elle hurle, elle l'insulte, elle crache, elle tente de mordre. Sans perdre son calme, Djinn maintient son étreinte. Très vite, Aaliyah est en sueur.

Djinn suspend la projection.

« Bon, je passe rapidement. Sachez qu'elle a été agitée pendant dix minutes, quand même... »

Quand l'image se reconstitue, Aaliyah semble plus calme, mais son pyjama est trempé. Djinn lui parle posément.

« Tu n'es pas folle, Aaliyah. Tu ne perds pas la raison. Il se passe quelque chose dans ton corps. Et c'est ça qui déclenche tes crises de rage. Si nous soignons ton corps, ta colère s'apaisera. Et nous ne ferons rien sans que tu sois d'accord... »

Aaliyah se met à pleurer et à trembler, puis à frissonner des pieds à la tête.

« C'est mon corps, pas ma tête ? Tu me le jures ?

— C'est ton corps qui fait mal à ta tête. Je te le jure. Tu me crois ?

— Je te crois... J'ai froid...

— Elle a besoin d'un pyjama sec et d'une couverture », lance Djinn à Andrée.

*

Djinn suspend de nouveau la projection.

« Qu'as-tu fait pour la maîtriser ? demande Santal. C'est du judo ?

— De l'aïkido. Beaucoup moins brutal. J'en ai fait beaucoup dans mon jeune temps. Je m'y suis remise quand j'ai décidé de venir travailler ici. Je me disais que ça me serait peut-être utile... »

Santal a l'air non seulement déroutée, mais aussi contrariée. Elle s'adresse à Djinn sur un ton assez désagréable – enfin, je trouve.

« Quand j'ai rencontré la famille d'Aaliyah, ce matin, et après avoir entendu son histoire, j'ai pensé que ses poussées de colère étaient réactionnelles à son sentiment d'avoir été aliénée toute sa vie. Par sa famille, sa religion, sa vie en partenariat, sa grossesse, les conventions sociales. Je pensais que son état était la manifestation – et le rejet – de tout ce qui dans la société peut opprimer les femmes. Et toi, tu dis que c'est *son corps* qui produit sa colère ? Sur quoi t'appuies-tu pour affirmer ça ? Vas-tu nier la situation d'oppression dans laquelle elle se trouve ?

— Nullement, répond Djinn. Je pense comme toi que les femmes font face chaque jour à l'oppression familiale, sociale, professionnelle. Et dans ces conditions, le cerveau peut plonger le corps dans la dépression, ou déclencher des poussées de rage. *Mais l'inverse est vrai aussi* : ce qui se passe dans le corps agit sur le cerveau. En tant que femmes, nous devons toujours évoquer les agressions possibles qu'exercent l'environnement et la société, et les dénoncer. Mais, en tant que soignantes, nous sommes aussi en devoir de nous rappeler que le corps peut souffrir pour des raisons qui lui sont propres. La colère et la rage, ça se ressent dans la tête ; mais comme le cerveau et le corps ne font qu'un, ça ne commence pas *toujours* dans la tête. Et donc, quelles maladies du corps peuvent déclencher de la colère ?

— Tout le monde peut être en colère de se sentir malade, réplique Santal avec agacement.

— Tu as raison, ma question était mal posée. Je reformule. Quels sont les organes qui, quand ils dysfonctionnent, peuvent déclencher des accès de colère incontrôlables ?

— Les surrénales ? dis-je. Elle a un adénome qui l'inonde d'adrénaline ? »

Djinn me tend sa tablette, sur laquelle est affiché le résultat des tests sanguins effectués pendant la nuit. Je les lis avant de tendre la tablette à Santal.

« Effectivement, soupire Santal très contrariée, ses catécholamines sanguines et urinaires sont très élevées. Qu'est-ce qui t'a mise sur la voie ? »

Djinn ne répond pas. Santal hésite puis se tourne vers moi.

« Et toi, Hannah ? Pourquoi y as-tu pensé ?

— Eh bien... son sentiment de catastrophe imminente, son amaigrissement, ses douleurs, ses brusques changements d'humeur et de comportement parfois pour une broutille, parfois sans raison...

— Oui, dit Djinn. Et tout ça, elle l'a décrit... »

Nous gardons le silence quelques secondes.

« N'empêche, bougonne Santal. Elle est peut-être *aussi* en situation d'oppression familiale, et ça a très bien pu contribuer à déclencher ou accentuer ses crises !

— Tu as raison de l'envisager, et il n'est pas question de le nier ou de le mésestimer, mais on va d'abord demander aux opératrices de Physio s'il est possible de retirer sa tumeur. Ensuite, de toute manière, elle aura droit à un suivi psychosocial, comme toutes les femmes qui passent par ici... En attendant, occupons-nous de faire lever son contrôle judiciaire. Ça permettra à son compagnon et à sa petite fille de lui rendre visite. Car, tant qu'elle ne nous a pas déclaré *explicitement* qu'elle se sent aliénée par son Jules, son enfant ou son environnement, ne lui faisons pas dire ce qu'elle n'a pas dit. »

L'HISTOIRE DE LULU, LUCIE,
NANA ET FANFAN

« Aujourd'hui, ça va... Hier, je voyais encore des choses ramper dans les murs et sous le tapis. Je savais que les médicaments n'avaient pas encore agi complètement, alors ça m'angoissait moins lorsque je suis arrivée l'autre jour. Mais c'était fatigant. Et je les voyais même les yeux fermés. Quand je ferme les yeux, ça suffit parfois à faire disparaître tout ce qui bouge, mais cette fois-ci je ne sais pas pourquoi, il y avait trop de lumière peut-être, je voyais des filaments passer derrière mes paupières et ils ne se contentaient pas de glisser sur l'eau, comme le font les fils ou les poussières qu'on aperçoit parfois quand on regarde le ciel avant de se rendre compte qu'ils ne sont pas sur les nuages, mais sur nos yeux, mais cette fois-ci ils rampaient comme des limaces visqueuses, c'était pas vraiment effrayant, mais dégueulasse, alors je rouvrais les yeux parce que ça me dégoûtait...

C'est dans ces moments-là que je regrette d'avoir arrêté mon traitement.

Pas quand les Lulu les Lucie les Nana les plus graves me prennent à la gorge – à ces moments-là j'ai trop peur je voudrais mourir j'ai pas le temps de regretter j'ai pas le temps de penser ni rien – mais quand je suis de retour ici et que je vois Andrée ou Jennie ou la résidente du moment... Comment vous appelez-vous déjà ? Santal ? C'est beau, ça comme nom...

...

Qu'est-ce que je disais ?

Les médocs me font ça, je perds le fil, mais c'est presque rassurant ça veut dire que je vais moins mal

Quand je vais mal les idées les images les monstres s'enchaînent et je ne peux pas les arrêter Alors quand je cherche mes mots mes idées c'est bon signe ça veut dire que je suis sur la bonne voie celle qui ne va pas dans le noir

...

Oui, c'est maintenant que je regrette d'avoir arrêté mon traitement.

Jacques ne comprend pas. Il ne comprend pas que j'arrête.

Je comprends qu'il ne comprenne pas, mais je ne comprends pas qu'il n'arrive toujours pas à accepter. Que quand ça fait des mois que j'ai les yeux secs la bouche sèche la chatte qui me fait mal chaque fois qu'il m'effleure alors que tout au fond de mon ventre j'ai envie même ou quand j'en ai plein le cul et que je dois me faire des lavements tous les matins pour ensuite passer une heure aux toilettes à me vider À la fin j'en ai assez je me dis les Lulu les Lucie les Nana ne vont pas revenir ça fait assez longtemps que le traitement les a chassées ces salopes, je vais arrêter quelque temps trois-quatre jours le temps d'aller mieux de sentir à nouveau le goût de ses lèvres l'odeur de sa peau le contact de ses doigts et puis je reprendrai ça ira comme ça.

Alors j'arrête

Et je vais mieux

Et je suis moi-même à nouveau

Et j'oublie de recommencer

Et j'ai peur d'appeler pour en parler parce que j'ai peur qu'on m'engueule *Oui, je sais que vous ne m'engueulerez jamais, mais on l'a tellement fait par le passé le médecin ma sœur mes parents les psychiatres à Lantours et même Jacques* qu'on me dise encore une fois Fanfan faut que tu te soignes tu sais bien que ça va mieux quand tu prends ton... Mais non ça

169

va pas ça va pas ça va pas ça va pas voilà ça va pas
Je sais mieux que vous si ça va et si je dis ça va pas
c'est parce que je le sens après tout je devrais savoir
mieux que vous : c'est ma tête c'est mon corps Alors
non ça va pas Je le sais mieux que personne Je sais
je sais je sais qu'il y a un moment un jour un ou deux
ou trois quand je diminue vraiment tout doucement
au lieu d'arrêter – mais c'est long souvent j'ai pas la
patience – il y a deux-trois jours parfois juste un jour
une nuit où je suis plus toute sèche à nouveau je suis
moi je suis moite et je sais que les Lucie les Nana
ne vont pas revenir tout de suite J'ai encore le temps
de respirer de vivre Je les entends même pas voler
autour de moi je suis libre comme l'air et c'est seulement au bout de quelques jours qu'elles reviennent
me tirer par les cheveux se glisser sous mon pull me
grimper le long des bras Et à ce moment-là j'ose pas
le dire à Jacques ou à personne et surtout pas au
médecin Je sais ce qu'ils vont me dire Tu as encore
arrêté On t'avait dit qu'il fallait pas Tu sais que ça te
fait du mal Tu ne peux pas travailler comme ça Les
parents vont encore se plaindre Tu sais bien qu'ils
ont peur pour leurs enfants Ils ne savent pas que
quand tu es dans cet état tu ne ferais pas de mal à
une mouche Il va encore falloir que tu ailles à l'hôpital Non il est trop tard maintenant pour reprendre Il
faut qu'on s'assure que tu prends la bonne quantité
que tu seras pas sous-dosée que tu seras pas...
    Alors je ne dis rien
    Et j'attends
    Et je fais comme si de rien n'était
    Et je vais travailler
    Et je ne dis rien quand je vois des flammes s'élever
au fond de la classe
    Ou des mains qui sortent des murs pour étrangler
les petits

Je ne dis rien
Tant que je n'ai pas peur
Tant que l'angoisse n'est pas là
Mais quand elle m'envahit je hurle
Et je reviens ici
Et me voilà.
…
Aujourd'hui ça va. Je me sens beaucoup mieux. Si, si, je vous assure.
Est-ce que Jacques a appelé ?
Quand est-ce que je pourrai rentrer ? »

LE PROJET D'ALMA

« Beaucoup de soignées sont ici depuis longtemps, me dit Djinn. Et elles n'ont pas pour perspective de sortir avant longtemps. Certaines n'ont pas de "chez-moi", certaines n'y sont pas les bienvenues, d'autres n'ont pas envie de partir, car ici personne ne les juge, ne les attache, ne les oblige à prendre des médicaments ou ne les houspille quand elles ne les ont pas pris depuis plusieurs jours. Elles sont heureuses de pouvoir se promener sans contrôle dans le parc, même la nuit, de pouvoir prendre leur repas au self quand ça leur chante. Et quand elles le veulent et le peuvent, elles contribuent à l'œuvre communautaire. Jusqu'à présent, le financement du pôle a été reconduit d'année en année sans que la direction exige quoi que ce soit en termes de "résultats". Il était entendu, depuis le début, qu'un hôpital n'a pas à être rentable, et les unités de traitement des maladies psychocognitives encore moins. Personne ne regarde le nombre d'entrées et de sorties, la direction ne vérifie que trois choses : que nos comptes soient équilibrés dans la fourchette prévue, que personne ne porte plainte, et que la réputation du pôle contribue à la bonne image du *Chht !*

— Mais comment faites-vous pour équilibrer les comptes ? Il y a quatre soignantes pour huit soignées, c'est-à-dire une fois et demie le nombre dont disposent les autres pôles...

— Nous n'avons pas besoin d'installations lourdes et nos dépenses en médicaments sont minimes : on ne prescrit que des molécules d'efficacité démontrée, il y en a peu, et elles coûtent des clopinettes. En revanche, on a généralisé le recours aux thérapies comportementales et psychocognitives... De sorte que notre poste budgétaire le plus important est la rémunération des soignantes. Le *Chht !* finance les postes supplémentaires en échange des productions de la ferme et des potagers, et des contributions de l'Atelier à l'entretien de l'établissement.

— L'Atelier ?

— Oui. On y fait autre chose que de la poterie et du macramé. Allons le visiter... Il faut que tu rencontres Alma. »

Alma a des cheveux roux en bataille, des yeux bleus et un sourire en coin. Elle a « fait Polytechnique » avant de décrocher deux doctorats (en mathématiques et en physique) et d'être embauchée en 2020 par le Commissariat à l'énergie atomique et aux énergies alternatives. Quatre ans plus tard, quand elle a voulu dénoncer la vétusté des centrales nucléaires françaises, on l'a mise au placard et soumise à un harcèlement moral incessant. Au bout de trois ans de maltraitance, elle a fait une dépression profonde et trois tentatives de suicide. Sa famille l'a convaincue de se faire hospitaliser en psychiatrie à Brennes. Là, assommée par les médicaments, elle a sombré dans une torpeur quasi catatonique, dont on ne la laissait que rarement émerger. En 2030, des amis se sont débrouillés pour la faire transférer au pôle Psycho du *Chht !* Deux semaines après son arrivée, libérée des neuroleptiques et très excitée par toutes les idées qui resurgissaient, elle a demandé à disposer d'un coin de table pour travailler à un vieux projet. Elle aurait pu quitter Tourmens, mais n'avait nulle part où aller. Le sous-sol du Château n'était pas utilisé, on le lui a ouvert ; elle s'est installée dans une des alcôves. Au fil des mois, d'autres soignées de longue date lui ont emboîté le pas et se sont installées au sous-sol pour y faire de l'électricité ou de la plomberie, carreler et tapisser, peindre des miniatures et des cadres de fenêtre, sculpter au burin ou au chalumeau. Aujourd'hui, l'atelier illuminé et sonore ressemble à une fourmilière. Mais quand elle entend Djinn déclarer qu'elle la « dirige », Alma proteste vivement.

« C'est un atelier au-to-gé-ré, répond-elle en bougonnant au-dessus de la large table graphique sur laquelle elle a tracé diagrammes et calculs. J'ai bien trop à faire avec mes propres recherches pour m'occuper des autres !

— Tu es trop modeste, dit Djinn. Je te présente Hannah, notre nouvelle résidente... »

Alma saisit mes mains nues dans les siennes et me regarde droit dans les yeux. L'espace d'une seconde, je me prépare au pire – et, à ma grande surprise, je ne vois rien, je n'entends rien, je ne sens rien. Comme si son avenir était vide. Non pas seulement silencieux et paisible, mais vide. Inexistant.

Je ne retire pas mes mains. Elle les garde quelques secondes et dit : « Bienvenue, Sorcière ! » avec un rire contagieux.

« Alors, demande Djinn, ta messagerie temporelle, ça avance ? »

Sa quoi ?

Alma secoue ses beaux cheveux roux et répond par un regard désolé.

« Ah, ne m'en parle pas ! Le prototype fonctionne très bien, mais pour ce que je veux en faire, j'ai besoin de mon *laptop* de 2020.

— Alma a mis au point un système qui permet d'envoyer des messages au passé », murmure Djinn en me voyant perdu.

Je me retiens de sourire, car elle semble très sérieuse. Et le mot « messagerie » a éveillé ma curiosité.

« Je... ne savais pas que c'était possible...

— C'est de la physique quantique appliquée, explique Alma. L'écoulement du temps est une perception humaine, une illusion. Pour les physiciennes, "hier", "aujourd'hui", "avant-hier" et "demain" existent simultanément. Et les "moments" qui nous semblent distants l'un de l'autre sont contigus...

— Oh-*kay*... dis-je, en faisant de mon mieux pour la suivre. On peut voyager dans le temps, alors ?

— Malheureusement non ! Déplacer de la matière exigerait une énergie colossale. C'est comme le télétransport de *Star Trek*. Une belle idée, mais tout à fait impraticable... En revanche... »

Son regard devient vif.

« En revanche, on peut faire "résonner" un événement ondulatoire à un autre moment que celui où on l'a produit... Comme l'écho de ta voix qui se propage à l'autre bout d'une vallée ou de l'autre côté d'un dôme sphérique... Ma messagerie fonctionne comme les téléphones filaires du XXe siècle : tu décrochais dans le Loiret le 22 février 1973 à quatorze heures, tu parlais dans le micro, la vibration était transformée en impulsion électrique qui se déplaçait le long du fil, traversait l'Atlantique et produisait du son dans l'écouteur le même jour, à sept heures du matin dans le Minnesota. Tu vois ?

— Je crois…

— Sauf que pour envoyer un message au passé, je n'ai besoin que d'un seul téléphone. »

En voyant ma tête, Djinn se marre.

« Je ne vous suis pas, dis-je, honteux…

— Le téléphone que tu fixes au mur de ta cuisine le 1er janvier existe toujours au même endroit, de manière constante, jusqu'au 31 décembre suivant. C'est le même téléphone pendant ces 365 jours. Si tu vois sa continuité physique comme un "fil" tendu entre le début et la fin de l'année, tu peux en théorie décrocher le 31 décembre, et parler à quelqu'un qui décroche à son tour le 1er janvier précédent. Tu vois ? »

Ses beaux yeux bleus brillent de plus en plus. Elle me fait penser aux savants illuminés des romans et des films de SF que je dévorais adolescent…

« Ça me rappelle un vieux film, *Frequency*… Un père et son fils se parlaient depuis deux époques différentes *via* le même poste de radio amateur…

— Ah oui ! Je l'ai vu, c'était pas mal… Mais l'aurore boréale et l'orage magnétique, c'est des conneries ! Mon dispositif à moi fonctionne vraiment !

— J'en suis sûr… Mais… à qui voulez-vous… parler au passé ?

— À moi-même, pardi !

— Par téléphone ?

— Non, avec mon *laptop* ! Si je l'avais, j'écrirais dessus un message aujourd'hui et je le ferais résonner… enfin apparaître il y a vingt ans, pour qu'Alma-de-2020 le lise ! Malheureusement, je ne l'ai pas…

— Oui… Il a eu le temps de disparaître…

— Pas du tout ! J'ai écrit mes deux thèses dessus, j'y tenais et je l'avais gardé ! Quand je suis entrée au CEA, je l'ai rangé dans un placard de la maison familiale. Malheureusement, quelques mois plus tard, ma cruche de sœur l'a vendu ! (Elle s'assombrit.) Quelle gourde !

— Ah... Mais... il doit vous falloir un appareillage complexe...

— Mais non ! Viens, dit-elle en me prenant par la main, je vais te montrer. »

Elle me fait entrer dans une pièce où s'amoncellent des machines que je ne reconnais pas. Sur un billot trônent deux énormes électroaimants à bobines de cuivre encadrant un pupitre en bois sur lequel est placé un smartphone des années vingt.

« Regarde, dit-elle en tapotant l'écran tactile. J'ouvre la fenêtre des messages instantanés. La mémoire est vide, je l'ai effacée. Tu vois ?

— Oui...

— Bon, alors je tape... "Hello..." ... Sans faire Enter, puisque je veux le transférer sur ce même téléphone... T'es arrivé ici quand ?

— Le 12 janvier.

— O.K. ! Alors imaginons que Djinn t'ait amené ici ce jour-là... (Elle tape encore un mot ou deux.) Voilà... (Elle se tourne vers un ordinateur relayé aux bobines.) Je lance le programme, il me calcule le temps de convection. Hop ! C'est parti !... »

Les bobines se mettent à bourdonner. Au bout de quelques secondes, le message disparaît de l'écran.

« Aaaah, super ! s'écrie Alma. Il n'a pas bogué cette fois !

— Cool... Vous arrivez à faire disparaître un message d'un smartphone...

— Gros malin ! Tu n'es pas convaincu, hein ? Attends... »

Elle tapote de nouveau sur l'écran tactile. La mémoire, vide il y a deux minutes, affiche désormais deux fois le même message « Hello, Hannah,

Bienvenue ! » Le second est daté d'aujourd'hui. Le premier est daté... du 12 janvier dernier.

Je hoche la tête poliment.

« Malheureusement, avec mes deux petites bobines, j'ai juste assez de jus pour envoyer un message quelques semaines en arrière. Pour l'envoyer en 2020, il me faudrait du matériel plus puissant... Si je travaillais encore au CEA, j'aurais ce qu'il faut. Mais comme j'y suis plus, je ne l'ai pas !!! Ironique, non ? »

Je ne sais pas trop quoi répondre, et je me raccroche à ce qu'elle a dit plus tôt.

« Vous savez, j'ai été programmeur, avant d'entrer à l'École... Ça m'intéresserait de le lire, votre programme... Je pourrais peut-être repérer pourquoi il bogue. »

Son visage se ferme et ses yeux bleus me lancent un regard farouche.

« On ne se connaît pas assez ! Tu le connais, toi ? demande-t-elle à Djinn.

— Depuis peu... Il est digne de confiance.

— Bon, alors un jour peut-être. Mais pas maintenant. Faut qu'on fasse connaissance !

— Oh-*kay*... Je peux vous poser une dernière question ?

— Seulement si c'est la dernière. J'ai du boulot.

— Pourquoi voulez-vous à présent vous écrire au passé ?... Pardon, je ne suis pas sûr de l'avoir dit de manière compréhensible.

— Pour me dire d'aller bosser n'importe où, mais pas au foutu CEA, pardi ! Qu'est-ce que ça m'a rapporté de jouer les lanceuses d'alerte ? Rien ! Ils n'ont tenu compte d'aucun de mes avertissements, et tu te souviens du pataquès à Marcoule et au Tricastin en 2027 ? Les deux centrales se sont mises toutes les deux à déconner à trois jours d'intervalle, et pouf ! tout le Sud-Est est devenu zone indésirable ! Finie la

177

Côte d'Azur ! EDF a clamé sur tous les toits qu'il n'y avait aucun danger, mais les touristes ne sont jamais revenus ! Dans cent ans, peut-être ! En attendant, la population locale vit dans la terreur de voir les leucémies et les cancers augmenter. Alors, comme ça n'a rien changé que j'ouvre ma grande gueule, si je pouvais me faire signe rétrospectivement, ça m'éviterait de passer ma vie enfermée !

— Je suis partagée, dit Djinn sur un ton faussement soucieux. J'aimerais vraiment que tu parviennes à récrire ta vie, mais tu nous manquerais beaucoup, tu sais !

— Ah, excuse-moi, ma belle, je vous aime bien, toi et toutes les copines de cette maison de malades, mais vous ne me manqueriez pas du tout ! Allez donc vous occuper de celles qui en ont besoin et laissez-moi travailler ! (Puis, posant sur moi un regard profond et enfin bienveillant.) Au revoir Hannah. Heureuse de t'avoir rencontré. Soigne bien ! »

Et elle retourne à sa table, ses croquis, ses calculs.

*

Quand nous sortons de l'Atelier, je suis à la fois ravi et perplexe. Je demande à Djinn si Alma ne souffre pas d'autre chose que d'une dépression.

« À quoi penses-tu ? réplique-t-elle vivement. À un état maniaque ? À un délire paranoïaque ? Non, elle ne délire pas. Elle a cinquante-huit ans, sa famille l'a abandonnée, elle est seule au monde. Son travail est la seule chose qui l'aide à tenir debout. Même si sa recherche est vouée à l'échec, elle lui permet de ne pas baisser les bras. Et quoi qu'elle en dise, toutes les soignées qui fréquentent l'Atelier ne jurent que par elle. C'est leur grande sœur à toutes ! (Elle s'adoucit et sourit de nouveau.) Et quel cordon-bleu ! »

Je m'incline en signe de contrition.

« Je comprends, je regrette d'avoir posé la question.

— Tu as bien fait de la poser. Comme disait Karma, il n'y a pas de question stupide, il n'y a que des réponses méprisantes... »

L'HISTOIRE DE TINA ET JUDITH

« Vous n'avez pas subi ça, dit Djinn, et c'est heureux, mais j'ai grandi à une époque où on appelait les migraines des "crises de foie", les attaques de panique des "crises de tétanie", les états de fatigue chronique de la "dépression" et où les femmes – et parfois les hommes – qui se plaignaient de douleurs diffuses permanentes étaient qualifiées de "simulatrices" ou de "dépressives". Tout ce qu'un médecin ne pouvait pas "voir" – à la radio ou dans le sang – se passait forcément *dans la tête*. Le discours ambiant était le suivant : *les hommes, les vrais, les tatoués, ne disent jamais qu'ils souffrent tant qu'ils ne sont pas à l'article de la mort. Les hommes, quand ils se plaignent, c'est pour quelque chose : ils sont jaunes comme un coing ou ils ont perdu vingt kilos ou ils crachent du sang, ça se voit comme le nez au milieu de la figure ou un cancer au milieu du poumon. Mais les femmes qui se plaignent de tout et de rien sans qu'on voie ou comprenne quoi que ce soit, elles ne sont pas bien dans leur tête. Forcément. D'ailleurs, les symptômes qu'elles décrivent – à leur manière tordue, hein, pas clairement, comme dans les livres – ne figurent dans aucun tableau, n'entrent dans aucune case. Bref, une femme, c'est chiant.* J'ai appris à penser comme ça et, pendant longtemps, j'ai cru à ce que mes maîtres – des hommes, pour la plupart – disaient :

179

si je ne voyais rien, c'est qu'il n'y avait pas d'explication. Donc, que c'était imaginaire. D'ailleurs, qui a plus d'imagination qu'une nana ? »

*

Tina et sa partenaire Judith entrent dans la pièce et s'approchent du cercle que Jennie, Santal, Andrée, Djinn et moi formons déjà dans la salle d'entretiens.

Santal les invite à s'asseoir.

« C'est intimidant, dit Tina.

— Oui… renchérit Judith.

— J'en suis sûre, dit Santal, et je vous remercie toutes les deux d'avoir accepté d'être reçues en comité. On vous a expliqué comment nous fonctionnons ?

— Oui, répondent-elles. Vous faites des… consultations collectives, c'est ça ?

— Exactement, dit Santal. Nous mettons notre expérience en commun pour aider les femmes à résoudre des situations un peu compliquées. Tina, peux-tu me confier ton dossier un instant ? »

Tina lui tend une clé numérique. Santal la pose brièvement sur la console informatique la plus proche.

« Voilà, dit-elle en la lui rendant : notre entretien va être filmé, et l'enregistrement transféré à ton dossier de soin. »

Incertaine, Tina se tourne vers sa partenaire. Judith pose la main sur son bras pour l'encourager.

« Bon, dit-elle. Alors, allons-y… Voilà… j'ai mal. J'ai mal à la lèvre – enfin, à une de mes grandes lèvres. Ça fait six mois que j'ai mal. Dès que je mets un pantalon un peu serré, ça commence à me faire mal et après c'est toute la journée. J'ai mal quand j'y touche, j'ai mal quand Judith me touche, c'est infernal.

180

— Tu as mal, en cet instant ? demande Andrée.

— Un peu. Ce matin, vous voyez, j'ai mis une jupe, et j'ai pris une Dolomine avant de venir, mais ça ne fait de l'effet que pendant trois ou quatre heures et là, ça recommence, j'ai mal de nouveau, et je ne comprends pas. Tous les médecins que j'ai vus à Brennes et à Lantours m'ont dit que je n'avais rien, alors qu'ils m'ont examinée sous toutes les coutures...

— Parfois trop longuement, et de manière un peu trop appuyée, commente Judith.

— Oui, reprend Tina, certains d'entre eux, on ne peut pas dire que la délicatesse les étouffe. Ils disaient toujours qu'ils ne voyaient rien, mais ils me faisaient un mal de chien chaque fois qu'ils me touchaient, et j'en sortais en pleurs, et après j'avais mal pendant plusieurs jours, c'était insupportable. Au point que je ne suis pas allée consulter pendant plusieurs mois... jusqu'à ce que quelqu'un nous parle de ce qui se fait ici... De la manière dont vous soignez les femmes...

— Je comprends, dit Santal. Mais qu'est-ce qui t'a amenée à consulter au pôle Psycho plutôt qu'en Physio, au Centre de la douleur ? »

Tina regarde Judith, qui prend la parole.

« Tous les médecins disaient que puisqu'il n'y avait pas d'explication physique, c'était forcément psy. Alors on a voulu éviter de recommencer les examens inutiles, et aller droit au but.

— Mais toi, Tina, demande Santal, penses-tu que ta douleur est "psychologique" ?

— Non ! Judith a insisté pour qu'on vienne ici, mais je ne suis pas folle, la douleur est réelle, je sais qu'il se passe quelque chose... Justement parce que, parfois, je ne sens rien. Enfin, pas grand-chose, presque rien, une démangeaison, une brûlure un peu inconfortable, mais c'est tout. Parfois, quand j'y touche délicatement du bout du doigt, j'ai même l'impression que toute la peau est insensible, comme si c'était du carton... Mais je ne le fais pas souvent parce que plusieurs fois ça a provoqué des... chocs électriques. Horrible...

— Et quelles causes "psychologiques" nos *conrefrés* ont-ils évoquées ? » demande Djinn.

Conrefrés ? Ah ! Oh-kay !

« Oh, dit Judith, je n'ose pas répéter les insanités qu'on a entendues depuis dix mois : "Vous avez été violée dans l'enfance, la sexualité vous dégoûte et votre corps vous le crie", ou encore "Vous n'avez jamais assumé votre homosexualité", ou... Qu'est-ce qu'elle avait dit, déjà, l'autre connasse ?

— Qui ça ?

— La gynéco de la clinique ! Je crois qu'elle est présidente d'une association de...

— Ah, oui ! dit Tina en levant les yeux au ciel. "Faites donc un enfant, ma petite, ça vous passera !"

Un concert de soupirs s'élève.

« Je ne vous le fais pas dire ! poursuit Tina. Je n'ai jamais été violée – je m'en souviendrais, je crois ! – et je sais que je suis lesbienne depuis ma première pièce de théâtre à l'école, quand j'ai voulu jouer le rôle du prince charmant pour pouvoir embrasser sur la bouche ma copine Liane qui jouait la Belle au bois dormant !

— On t'a donné le rôle ? demande Andrée.

— Non, c'est une autre fille qui l'a eu, dit Tina dépitée. (Puis, avec un sourire.) Mais Liane ne pouvait pas la piffer, elle ne l'a pas laissée l'embrasser. Et je me suis rattrapée plus tard. Quand on est partie en camp toutes les deux, avec les éclaireuses...

— Tu ne m'avais pas raconté ça ! s'exclame Judith. J'en apprends tous les jours !

— Heureusement ! dit Tina en lui caressant la joue.

— Une douleur d'origine complètement psychique, c'est possible, mais c'est très rare, dit Andrée. La plupart des douleurs ont une origine organique. Et c'est toujours ce qu'on recherche en premier.

— Mais... une douleur sans cause, sans blessure, sans traumatisme ?

— *Mm-hhh*, acquiesce Djinn en se tournant vers Santal.

— Quand est-ce que ça a commencé, cette douleur ? demande Santal.

— J'ai fait une mycose carabinée, je me suis soignée, ça a guéri, et la douleur est apparue quelques semaines après. D'abord, j'ai cru que ça recommençait, mais ça n'était pas du tout la même douleur, c'était... ça. C'est pas une douleur comme les autres, ça ne ressemble à rien. Ça m'est arrivé de me faire mal comme tout le monde, des coupures, des entorses, mais cette douleur-ci, c'est bizarre, c'est comme... Je ne sais pas comment dire. Ça ronge...

— Est-ce que tu avais déjà eu mal au même endroit, par le passé ? demande Djinn.

— Jamais... Enfin, si, une fois, mais il y a très, très longtemps... J'étais petite...

— Petite ? Raconte-nous ça...

— Je me suis fait mal... quand j'ai appris à faire du vélo, chez mes grands-parents à la campagne. J'avais sept ou huit ans, mon frère avait deux ans de plus que moi, il en faisait tout le temps, je trouvais ça cool, j'ai voulu apprendre toute seule. Le vélo était posé contre le mur dans la cour, j'ai grimpé sur un seau pour me mettre dessus et je suis partie, mais j'avais les jambes un peu trop courtes, j'ai glissé de la selle et je me suis reçue sur la barre...

— *Ouch !*

— Oui... Ma grand-mère m'a entendue hurler... J'ai passé le reste de l'après-midi avec de la glace

183

entre les jambes, et j'ai marché en canard pendant huit jours... Mais je ne m'étais rien cassé, et je ne l'ai jamais sentie depuis...

— Ce que tu nous racontes évoque ce qu'on appelle une douleur neuropathique, dit Santal.

— Qu'est-ce que c'est ?

— C'est une douleur produite par le système nerveux, dit Santal.

— Alors, c'est psychique quand même ?

— Non, car ce n'est pas ta pensée ou ton inconscient qui la produit, mais tes neurones. La douleur est une sirène d'alarme assourdissante qui retentit lorsqu'un organe ou une partie du corps ont été blessés par une agression – comme l'accident que tu nous as raconté. Lorsque la blessure guérit, la douleur s'éteint : elle n'a plus de raison d'être. Mais dans certains cas, pour des raisons qu'on ne comprend pas exactement, le système nerveux "enregistre" le message et la douleur peut réapparaître spontanément à l'occasion d'une affection bénigne, comme ta mycose...

— Et même, parfois, sans aucune cause, ajoute Djinn.

— Mais... la douleur que je ressens aujourd'hui ne ressemble pas du tout à celle de mon enfance...

— Oui... C'est précisément ce qui évoque une douleur neuropathique : son caractère "bizarre", les sensations de démangeaison, de choc électrique, le mélange d'hypersensibilité et de zone "endormie"...

— Il faut faire des tests pour s'assurer que c'est ça ? demande Judith.

— Non. Tu nous as donné toutes les informations qui permettent de l'affirmer. »

Djinn lève doctement l'index.

« Agnodice, soignante qui vivait en Grèce il y a deux mille trois cents ans, disait : "Buvez les paroles

184

des femmes qui font appel à vous, car elles étancheront votre soif de savoir" !

— Et… ça se soigne, une douleur neuropathique ? demande Tina.

— Il y a plusieurs traitements possibles. Ils mettent parfois du temps à améliorer les choses, mais tu es jeune, la douleur est apparue il y a quelques mois seulement, tout ça t'aidera à guérir… »

*

« J'ai rarement vu des femmes sortir d'une consultation aussi heureuses, dit Andrée. Tina m'a dit que pendant qu'elle nous parlait, sa douleur s'est estompée…

— Elle aurait été tout aussi bien soignée au Centre de la douleur, dit Santal.

— Les soignantes du Centre font un boulot formidable, mais leurs listes d'attente sont interminables, dis-je en me rappelant combien il était parfois difficile d'obtenir une consultation.

— Je ne suis pas fâchée qu'on puisse recevoir de temps à autre des femmes qui se plaignent de douleurs chroniques, dit Djinn. De temps à autre, ça fait du bien de voir qu'on peut soulager les autres rien qu'en échangeant des paroles… »

Hésitant, je demande :

« Dites-moi… L'aphorisme que vous murmuriez tout à l'heure…

— Eh bien ?

— Vous êtes sûre que c'est d'Agnodice ? William Osler, le "père" de la médecine anglo-saxonne, disait un truc similaire… "Écoutez ce que dit le patient quand il passe votre seuil, car il vous donne le diagnostic…"

— Ouais. Je connais, et ça y ressemble, mais ce

n'est pas du tout la même chose. La phrase d'Osler suggère que les paroles du patient sont une information à exploiter, non une source de connaissance... Et puis, ajoute-t-elle sur un ton mi-figue, mi-raisin, les médecins britanniques de la fin du XIXᵉ siècle lisaient le grec. Pour ce qu'on en sait, il s'agit peut-être de la part d'Osler d'un détournement éhonté. Ce ne serait pas la première fois qu'un homme s'approprie la pensée d'une femme. »

L'HISTOIRE DE CAMILLE

Camille est la première soignée à qui on m'a confié depuis mon arrivée au pôle, la semaine dernière. Jennie et Andrée m'ont demandé de la rencontrer le premier jour, pendant que Santal était occupée avec d'autres soignées.

*

Camille a été hospitalisée il y a trois mois à Brennes, pour « bouffées délirantes ». Elle souffre d'hallucinations qui datent de l'enfance et semblent devenir plus fréquentes ; les psychiatres ont diagnostiqué une schizophrénie. « Djinn a râlé en lisant ça dans le dossier de soins, a commenté Andrée. Elle pense qu'en lui collant cette étiquette, ils sont allés un peu vite. » Lorsque les hallucinations ont cessé, ses parents ont voulu la faire sortir, mais le chef de service s'y est opposé. Récemment, la famille a obtenu qu'elle soit transférée à Tourmens.

Le lendemain de son arrivée, Camille n'est pas sortie de son lit ; Andrée s'est rendu compte que l'implant sous-cutané qui dispensait son traitement antipsychotique était vide ; l'équipe de Brennes n'avait pas jugé utile de le remplir avant de la transférer, et la puce de l'implant doit être défectueuse, car elle n'a rien signalé. Andrée a rempli le réservoir, et quelques heures plus tard Camille a pu se lever, mais elle est encore pétrifiée, peut-être par ses visions, peut-être par les à-coups de son traitement. C'est à ce moment que je la rencontre.

Quand je frappe à la porte, je n'obtiens pas de réponse. Andrée m'encourage à entrer.

Camille est plantée au milieu de sa chambre comme une statue. Elle est très grande, aussi grande que moi.

Je m'approche d'elle lentement. Andrée reste sur le seuil.

Camille ne bouge pas.

« Bonjour, Camille. Je suis Hannah. Je suis la nouvelle résidente. On m'a confié à toi. »

Camille ne bouge pas. Je vois ses lèvres frémir. J'attends. Elles finissent par émettre un murmure et dessiner des mouvements que je traduis par « Bonjour ».

« Je sais que tu l'as déjà racontée de nombreuses fois, et je suis désolé de te demander de le faire de nouveau, mais j'aimerais connaître ton histoire, si tu veux bien me la dire. »

Camille ne répond rien. Je rassemble dans ma tête ce que je sais des neurones miroirs, et, sans la quitter des yeux, je souris de toutes mes dents.

Camille esquisse un sourire.

Je bâille.

Avec difficulté, Camille se met à bâiller.

Je lève lentement la main pour me frotter le sourcil.

Camille lève la main vers son visage et se gratte le nez.

Je dis : « Tu es fatiguée. »

187

Elle dit : « Oui... »

Je dis : « On peut s'asseoir, si tu veux. »

Je recule très lentement vers le fauteuil installé contre le mur, et je m'assieds en prenant mon temps et appui sur les bras, comme si j'avais des rhumatismes.

Camille s'incline, pose les mains sur le bord de son lit et s'assied très lentement à son tour.

Je me retourne vers Andrée : « Je crois que ça ira. »

Andrée nous sourit et sort en refermant derrière elle.

Camille tourne imperceptiblement la tête et son regard se dirige vers la porte. Ses yeux me disent quelque chose.

« Tu préfères que la porte reste ouverte ? »

Ses paupières s'inclinent en signe d'acquiescement.

Je me lève très lentement pour rouvrir et je retourne m'asseoir face à Camille.

« Je sais que tu as vu beaucoup de médecins depuis quelques mois, et je ne veux absolument pas te contraindre à quoi que ce soit. Je suis là pour t'aider à comprendre ce qui t'arrive. Et pour cela, je vais t'écouter. Car tu es la personne qui sait le mieux ce qui t'arrive. Si tu as envie, et si tu es prête à me parler, je t'écoute. Prends ton temps. Je suis ici pour toi. »

J'ai... du mal. À
parler, mais pas
Seulement
J'ai peur
De bouger
Je peux, mais
j'ai peur
que si je bouge
trop vite
ils reviennent

les serpents
'vec les médicaments ça v--,
je ne les vois
plus
sais qu'ils
n'existent pas,
mais quand je les vois ils
(Soupir.) *sont réels*
je les sens
me mordre
le bras
le cou leurs museaux
gluants
sur mon visage
glisser
sur mon dos
(Silence.)
Depuis longtemps
Toute petite
Les voyais
La nuit
Mal au
ventre
vomir
Des géants
Voulaient me prendre
Personne
ne me croyait
disaient
trop d'imagination
et moi
je voulais une lumière
toute petite
juste pour
me rassurer,
mais

ma mère
T'es trop grande !
et moi
je
criais
dans le noir
(Silence. Soupir.)
À treize ans
Pire
Chaque fois
Que
Je
J'allais saigner
Mal de tête
et je suis grande
très grande
et ce tout petit
fil
autour
de ma jambe
devient
Serpent
Géant
Il monte
Et passe
Entre mes c-
dégoûtant
Autour de
Moi
Jusqu'à
Me serrait
Le cou
Plus respirer
Ma tête
Éclater
Et je tombe

Je tombe
Je peux pas
Me rattraper
(Quelque chose qui ressemble à un sanglot.)
J'en ai
Assez
Je voudrais mourir

*

Je gèle l'image holographique et me tourne vers les autres.

« Déjà ? demande Djinn. Ce n'est que le début...

— Oui, mais elle a tout dit. »

Assise près d'Andrée, Camille me sourit.

Jusqu'à ces derniers mois, les soignées du pôle Psycho n'assistaient pas aux discussions diagnostiques et thérapeutiques, dont la résonance émotionnelle était jugée trop grande pour elles. Mais Djinn s'efforce d'appliquer ici une des dimensions centrales de la Réforme : la transparence. Bien entendu, les soignées peuvent choisir de ne pas assister, et je ne savais pas ce que Camille ferait : l'autre jour, elle n'en pouvait plus des soignantes – moi inclus. Mais il s'est passé une semaine depuis la première fois que nous nous sommes rencontrées et de l'eau a coulé sous les ponts. Sa présence à la discussion me réconforte et m'encourage. Car je ne suis pas absolument sûr de ce que je vais avancer.

Je regarde les panseuses, soignantes pro et résidentes présentes.

« À ce moment précis du récit de Camille, avez-vous des idées ou des suggestions ? »

La plupart font non de la tête. D'autres attendent que je poursuive.

« Djinn ?

191

— Continue, tu m'intrigues...

— Camille, m'autorises-tu à partager ce dont nous avons parlé ? »

Camille acquiesce. Je me tourne vers les autres.

« Camille a tout dit dans l'extrait d'entretien que vous avez vu... Les médecins qui l'ont reçue à Brennes se sont focalisés sur son angoisse et ses hallucinations. Dans son enfance, quand elle voyait des monstres, on a parlé à ses parents de "terreurs nocturnes". Depuis qu'elle est adolescente, les médecins évoquent plutôt un trouble psychotique. Personne ne semble avoir accordé d'importance à deux choses : ses maux de ventre et ses maux de tête récurrents, et le moment où ses hallucinations se produisent. À première vue, elle en a n'importe quand. Mais Camille le dit très clairement : elles se produisent quand elle est sur le point de saigner. En fin de cycle. Et, comme elle a un cycle irrégulier, les hallucinations le sont aussi. »

Les yeux de Djinn s'écarquillent.

Je regarde Camille, qui me sourit toujours.

« Un certain nombre d'affections neurologiques peuvent déclencher des hallucinations. Les deux plus courantes sont...

— L'épilepsie, murmure Santal.

— Et les migraines, dit Andrée. Qui surviennent souvent à l'approche des règles. J'en sais quelque chose !

— Oui... Je pense que les hallucinations de Camille sont des auras visuelles de migraines. Enfant, elle avait des crises de maux de ventre. Après sa puberté, ils ont été remplacés par des maux de tête. Et les hallucinations surviennent toujours juste avant son mal de tête. Comme pour une migraine ophtalmique.

— Mais les neuroleptiques n'ont pas d'effet sur les

192

migraines, dit Djinn en souriant... Et pourtant, ses hallucinations ont cessé...

— Oui, mais c'est un effet indirect. Les neuroleptiques mettent le cycle en sommeil. Pas de cycle, pas de règles ; pas de règles, pas de migraines et pas d'hallucinations. Regardez son dossier, chaque fois qu'on baissait les doses, son cycle réapparaissait et les hallucinations avec lui. Jusqu'à présent, personne n'a fait le rapprochement. Or, si les deux sont liés, il est possible de la soigner plus simplement, sans l'assommer, sans l'institutionnaliser, et sans lui coller une étiquette de "maladie mentale chronique", comme on dit à Brennes...

— Que proposes-tu ? » demande Djinn.

Je me tourne vers Camille. Elle est la mieux placée pour répondre. Avec un effort et un grand sourire, elle se lève et dit :

« La sem-maine dernière, Han-nah m'a p-propposé d'ar-rêter les neurolep-ptiques et d-d'essayer un antimmigraineux si j'avais une c-crise... J'en ai eu une hhh-hier et... ça-ça a m-marché ! Une p-pulvéris-sation-dans-le n-nez et p-pfft ! Fini ! Plus de m-monstres ! P-plus de m-mal de t-tête ! (Elle rit.) Je s-suis d-désolée j-je ne p-parle p-pas enc-core bien... »

*

Seul dans la petite salle de conférences, je sauvegarde la captation de l'entretien, mes notes et les minutes de la discussion dans le dossier confidentiel auquel seules Camille et les personnes de son choix auront désormais accès. Quand je ferme le dossier, Djinn se tient à l'entrée de la salle. Pendant que les lumières s'éteignent derrière moi, je me lève et me dirige vers elle.

« Je voulais te poser une question, dit Djinn.

— Si je peux y répondre…

— À la fin de l'entretien, j'ai vu Camille te prendre la main ; tu l'as retirée aussitôt pour la poser sur son épaule. Tout à l'heure, à la fin de la réunion, elle t'a pris la main de nouveau, et tu as fait le même geste. Tu sors de quatre années de soins de proximité, je doute que tu aies peur des contacts corporels. Alors pourquoi cet… évitement ? Est-ce que Camille te met mal à l'aise ? »

Je réfléchis une demi-seconde avant de répondre.

« Non, ce n'est pas Camille. C'est moi. Et je préfère ne pas en parler.

— *As you wish*… dit Djinn. Une dernière chose. Je vis à l'Annexe, l'appartement communautaire. J'ai coutume d'inviter chaque nouvelle résidente à venir prendre le thé ou une tisane, un soir, pour faire connaissance. Demain soir, vers huit heures ?

— *As you wish.* »

JE SUIS CELLES

Je suis celles qu'on mutile parce qu'elles se font du bien

Je suis celles qu'on assomme parce qu'elles s'entaillent les veines de chagrin

Je suis celles qui se laissent sans arrêt déborder par leurs sentiments

Je suis celles à qui leurs hormones font perdre la raison

Je suis celles à qui on dit que leur utérus les travaille

Je suis celles qui sont certainement aliénées, puisqu'elles portent un voile sur la tête

Je suis celles qui sont neurasthéniques parce qu'elles sont trop oisives

Je suis celles qui, de nos jours, sans cérémonie, sont lobotomisées *pour leur bien*

Je suis celles qui feraient mieux de remettre les pieds sur terre et de faire un enfant

Je suis celles qu'on dit incapables d'élever un enfant

Je suis celles qui ont perdu le sens commun – l'ont-elles jamais eu, d'ailleurs ?

Je suis celles qui sont frappées de sortir habillées comme ça

Je suis celles qui n'ont plus toute leur tête de vouloir se lancer dans pareille aventure

Je suis celles à qui on l'avait dit, et qui l'ont bien cherché

Je suis celles qu'on a noyées, immolées, crucifiées, sacrifiées par le fer ou par le feu, de tout temps sur tous les continents – à Babylone, à Héliopolis, à Carthage, en Nubie, en Gaule et en Germanie, à Salta, à Salem, dans l'Uttar Pradesh, à Téhéran, en Ouganda et au Japon, pour apaiser un dieu redouté ou parce qu'on les soupçonnait d'être des sorcières, ou, tout simplement, pour les punir d'avoir été elles-mêmes

ENTRETIEN, SUITE

... Dans mon lycée, l'initiation à la programmation était systématique. Les entreprises avaient déjà de plus en plus besoin de codeurs-programmeurs et la plupart des élèves n'avaient aucune idée qu'ils pouvaient le devenir. C'était mon cas. Quand la prof a vu que je comprenais vite, que je codais presque sans faute et que je repérais très vite celles que j'avais faites, elle m'a suggéré de m'engager sur cette voie. Mes mères étaient sceptiques, elles me voyaient plutôt dans un métier artistique, mais la perspective de devenir programmeur m'a plu tout de suite : j'avais l'illusion, lorsque je codais, que le monde devenait intelligible et que je pouvais le réparer. C'était rassurant et gratifiant. Après trois années de formation spécialisée, j'ai décroché un boulot sans grande difficulté.

... Coder, c'est écrire, même si la plupart des gens ne voient pas ça comme ça. La plupart des gens, d'ailleurs, ne savent pas que toutes nos machines fonctionnent grâce à des lignes de texte rédigées ou conçues ou révisées par des esprits et des mains humaines. Même si ces textes emploient un langage inintelligible pour le commun des mortels, il reste que c'est du langage qui anime les machines et fait tourner leurs roues, mobilise des images ou – suprême ironie – affiche des lettres sur un écran qui ressemble à une page. Le code, c'est l'ADN de la machine. Ou le mot magique que le rabbin de Prague glissait, pour l'animer, dans la bouche du Golem.

... Pendant les presque quinze ans qui ont suivi, j'ai bossé dans plusieurs boîtes successives. Chaque fois que j'ai changé de boulot, c'est parce qu'on venait me chercher pour former une équipe ou diriger un nouveau projet. Je n'ai pas semé mon ADN, j'ai semé du code.

... Je faisais un boulot que j'aimais et je gagnais ma vie. Quand Sara a eu son cancer de l'ovaire, ses soins coûtaient les yeux de la tête, j'ai pu en payer une bonne partie. Quand Sara est morte, j'ai proposé à Meriem qu'on loue un logement ensemble pour qu'elle ne reste pas seule, mais elle n'a pas voulu. Elle a dit : « T'es pas fait pour vivre avec ta mère. » Je ne voyais pas bien pourquoi elle disait ça : j'avais vécu avec elle et Sara la plus grande partie de ma vie passée.

... Quelques mois plus tard, un jour qu'elle traversait le pont du haut duquel on avait dispersé les cendres de Sara, Meriem a fait une crise cardiaque. Elle est morte en quelques minutes. Beaucoup plus tard, j'ai appris que lorsqu'on perd son ou sa partenaire, l'immunité s'effondre et bon nombre de survivantes meurent dans la première année de leur veuvage. Ça m'a à la fois consolé et désespéré. Je me suis dit : « Alors, l'amour ne fait vivre que quand l'autre est vivante ? »

... J'ai vendu la maison de mon enfance. Je me suis loué un appartement un peu plus grand que le précédent, et j'y ai installé des ponts de singe, des plates-formes et des étagères sur lesquelles Data pouvait sauter, grimper, se percher, se cacher. Il a fait plus d'exercice, et il est devenu encore plus affectueux qu'avant. Il est devenu toute ma famille, et nous avons continué à vivre. Et quand je rentrais, je laissais le boulot derrière moi.

... Je n'ai jamais eu de monstre à images chez moi. J'ai toujours eu des ordinateurs à écran, je ne voulais pas d'holotélé 3D. Je tenais trop à mon espace. De toute manière, les programmes étaient entrecoupés toutes les dix minutes d'annonces publicitaires et de spots idéologiques et je n'avais pas envie de voir des VéRos et des hommes politiques grandeur nature envahir ma minuscule pièce à vivre. Si ç'avait été pour accueillir Gene Kelly ou Ann Miller ou Sammy Davis Jr, en revanche...

... Tant que j'ai vécu avec Data, je n'ai eu besoin de personne d'autre. J'avais quelques bons amis, mais j'évitais de jouer la cinquième roue du carrosse. Et comme je n'avais de désir ni pour les hommes ni pour les femmes, j'avais horreur qu'on cherche à me « matcher ». Alors je ne sortais pas beaucoup. De toute manière, entre les claquettes et le bowling, j'avais toujours de quoi m'occuper. Et puis certains soirs, j'étais juste trop fatigué, je m'allongeais, je me mettais de la musique, Data se couchait sur moi et on s'endormait.

... On a vécu longtemps comme ça, lui et moi, à l'abri de notre bulle.

... Un soir, j'ai senti qu'il n'allait pas bien. Ce n'était pas une *appréhension*, je ne sentais pas qu'il allait être malade, il l'était déjà et je n'avais rien vu venir.

... Le lendemain, le vétérinaire m'a annoncé qu'il souffrait d'insuffisance rénale, comme ça arrive à la plupart des vieux chats. Que bien sûr, on pouvait le traiter, mais qu'à dix-sept ans, il ne fallait pas rêver. J'ai détesté qu'il dise ça. Il me prenait pour qui ? Je savais que Data allait mourir un jour. Et que ça pouvait arriver n'importe quand. J'ai trouvé son commentaire stupide et insensible.

... Il a suggéré de l'euthanasier, mais j'ai répondu que c'était prématuré, je préférais le ramener à la maison. Comme je sentais que Data souffrait, j'ai demandé qu'il me prescrive de quoi le soulager. Le « professionnel » m'a affirmé que Data ne souffrait pas, l'insuffisance rénale l'assommait, il n'avait pas mal. J'ai demandé comment il pouvait affirmer une chose pareille. Il a dit : « Ça fait dix ans que je suis véto, je sais ce que je dis. » Frustré et en colère, j'ai attisé le feu en moi, je me suis mis debout, je me suis penché vers lui et j'ai dit d'une voix que je n'avais jamais entendue : « Et moi, ça fait dix-sept ans que je vis avec lui. Je sais ce qu'il ressent. Il a mal. Donnez-moi de quoi le soulager. »

... Il m'a regardé d'une drôle de manière, il est sorti du bureau et il est revenu quelques minutes après avec un flacon d'un antidouleur muni d'un compte-gouttes. Je suis rentré en tenant Data contre moi sous mon manteau. Il gémissait un peu et ronronnait faiblement, comme quand il était un chaton. Quand je lui ai versé quelques gouttes de l'antidouleur sur la langue, il a secoué la tête parce que ça n'était pas bon, et puis il s'est assoupi. Quand il s'est réveillé, il était presque comme d'habitude et il a mangé un peu. Il n'avait plus mal. Mais il passait ses journées allongé, il ne grimpait plus, il mangeait à peine.

... Au fil des jours, il s'est affaibli de plus en plus. À la fin, il était si prostré qu'il levait la tête seulement quand je m'approchais de lui tout près, pour me lécher faiblement le nez. Je crois qu'il voulait me dire : « Je suis vraiment fatigué, tu sais. » Et quand je le caressais, c'était ce que je sentais en lui. Comme je continuais à lui donner une ou deux gouttes d'antidouleur trois ou quatre fois par jour, il n'avait pas mal.

... Les derniers jours, je ne suis pas allé travailler, je l'ai porté lové dans une grande écharpe suspendue à mon cou.

... Un soir, je l'ai déposé sur le lit et je me suis couché près de lui. Il m'a regardé de ses yeux fatigués, a fait un gros effort et s'est allongé de tout son long sur mon ventre. Comme il le faisait quand on écoutait de la musique. Le lendemain, je me suis réveillé, mais pas lui.

... Je pensais qu'on vivrait toujours ensemble. Et, comme toujours, ça ne s'était pas passé comme je l'avais prévu.

... Pendant les semaines qui ont suivi, je n'ai pas su quoi faire de moi-même. J'allais travailler, et au boulot je ne pensais à rien, mais quand je rentrais chez moi je me sentais... inutile. Sans objet. Sans projet. J'ai cessé de danser et d'aller au bowling. Sans Sara, Meriem et Data, ça n'avait plus de sens. Je n'avais jamais appris à vivre pour moi seul. Et, à vrai dire, je n'en avais jamais eu envie. Depuis des années, je ne voyais pas plus loin que le museau de mon chat.

... Je me suis mis à regarder le monde. À cause du réchauffement atmosphérique et de la surconsommation effrénée, la plus grande partie de la planète était en proie aux famines, aux canicules, aux inondations, aux tornades, aux glissements de terrain, aux incendies gigantesques et à leur nuée de fumée, à la fonte des glaciers et à la montée des eaux, à la destruction du corail sous-marin, à la désertification des océans, aux montagnes de déchets et d'ordures, à la pollution des sols, aux plastiques infiltrés, aux espèces décimées, aux forêts sacrifiées, aux villes tentaculaires. Dans les pays qui étaient encore à peu près épargnés par les catastrophes naturelles, les personnes malades étaient avant tout occupées à se soigner ; celles qui étaient en bonne santé s'efforçaient plutôt de se distraire. Peut-être pour oublier qu'un jour elles seraient malades à leur tour. Quant au taux de suicide, il grimpait de semaine en semaine.

... Je n'étais pas malade, je n'avais pas envie de mourir, et rien ne pouvait me distraire. Data, même mourant, me manquait. Sara, souffrante de son cancer, me manquait. Meriem, effondrée par la perte de Sara, me manquait. Et je les entendais me dire : « Le monde va mal, la vie est dure, et beaucoup de gens ont besoin de soutien. »

... Un matin, au self-service de mon entreprise, je me suis trouvé debout près d'une femme que je ne connaissais pas. Elle avait le visage très pâle et n'était pas dans son assiette. J'ai senti qu'elle allait tourner de l'œil. J'ai eu le temps de lui prendre son café des mains et de l'aider à s'asseoir. Quand elle a repris ses esprits, elle a dit : « Je viens de faire quatre heures de trajet, et je n'ai rien mangé depuis hier. » Je lui ai rapporté son café et quelque chose à grignoter. Elle m'a remercié, confuse. « Je ne veux pas vous empêcher d'aller travailler. » J'ai dit : « Ils n'ont pas besoin de moi à la minute. » Elle avait l'air étonnée et fatiguée, mais elle reprenait des couleurs.

« Je reviens de Tourmens. »

Je ne disais rien. Elle a souri et elle s'est mise à me parler comme à un ami intime.

« Je suis allé me faire avorter. Ici, on ne voulait pas me donner de rendez-vous avant six semaines. Quand j'ai appelé là-bas, on m'a dit "Venez". »

Et elle m'a raconté comment on l'avait reçue à l'École des soignantes.

Le soir même, j'ai rempli le dossier d'inscription en ligne.

PRÉHISTOIRE

L'Annexe, l'appartement communautaire, se trouve dans l'aile ouest du Château, sur deux niveaux. Les studios, quatre par étage, sont disposés autour d'une salle commune. Chaque studio dispose de sa petite salle de bains, d'un lit double, d'une grande penderie-armoire et d'un bureau. Djinn et Renée vivent au rez-de-chaussée.

« L'Annexe n'est jamais pleine, me dit Djinn en me faisant visiter. Il arrive souvent qu'une résidente y séjourne quelques semaines, le temps de trouver un logement. Tu as de quoi te loger, j'imagine ?

— Oui, depuis que je suis arrivé à Tourmens, il y a cinq ans. J'ai un studio moins grand que ces chambres, mais ça me suffit. »

Elle semble étonnée.

« Tu ne reçois jamais ?

— Je me suffis à moi-même. »

Elle penche la tête. Je la vois ouvrir la bouche puis la refermer.

« Vous alliez dire quelque chose ?

— J'allais dire que, pour un solitaire, tu es plutôt liant. »

Au centre de la pièce commune trône une longue table de ferme. À une extrémité, un comptoir isole une petite cuisine. À l'autre, deux canapés en L encadrent l'image holographique gigantesque d'une baleine bleue à la poursuite d'un banc de krill. L'image est si nette que je peux compter les crevettes.

« Wow ! Je n'ai jamais vu d'holotélé de cette taille… Et c'est la première fois que j'en vois une dans un lieu de soin !

— C'est moi qui l'ai achetée, dit Djinn. Comme on a de la place, la porte de la salle commune est toujours ouverte et tout le monde en profite. Tu peux venir quand tu veux. »

J'essaie de me rappeler ce qu'elle a dit avant que je me fasse gober par le cétacé.

« Qu'est-ce qui vous fait dire que je suis "plutôt liant" ?

— Ton attitude avec les soignées, pour commencer.

— Et avec moi, lance une voix. »

Renée est installée dans un des canapés, les jambes étendues sur un pouf, sa canne à portée.

« Tout le monde est liant avec toi, ironise Djinn, c'est le privilège de l'âge.

— Taratata ! C'est *toi* qu'on surnomme l'"Ancienne", ici, ma p'tite Génie.

— Oui, toi, c'est l'"Aïeule" ! »

Elles poursuivent leur petite joute oratoire un moment, elles ont l'air de beaucoup s'amuser. En même temps que je les découvre ensemble, je me demande de nouveau ce qu'il y a entre elles.

« Vous semblez vous connaître depuis longtemps… dis-je sans me compromettre.

— *Ohmygod*, oui ! dit Renée. On s'est rencontrées quand elle était une star montante de la gynéco et visait le prix Nobel de chirurgie.

— Ça existe, ça ?

— Non, mais à l'époque, elle aurait aimé qu'on le crée rien que pour elle… »

L'air de dire « Ne l'écoute pas », Djinn secoue la tête. Elle pointe son index dans ma direction.

« Des spaghettis de courgettes à la bolognaise, ça te tente ?

— Parfait.

— Et toi, l'Aïeule, ça te va ?

— Ah, bon ? Ce soir tu me nourris ? » ironise Renée. Puis, s'adressant à moi : « Tu devrais venir tous les soirs ! »

*

Nous avons soupé toutes les trois à la grande table. Djinn m'a fait parler des quatre années écoulées. Renée a écouté en silence, sans se départir du sourire bienveillant qu'elle semble avoir constamment aux lèvres. Toutes deux ont évoqué Betty, qu'elles ont connue à des époques différentes. Ni l'une ni l'autre ne m'ont interrogé sur mon enfance ou sur ma vie privée. De mon côté, je dois dire que certaines questions me brûlent les lèvres. À commencer par le « statut » de Renée dans ces lieux.

« Tu sais, dit-elle alors que la conversation semble s'épuiser, tu as le droit de poser des questions, toi aussi. Je crois que Djinn et moi sommes assez grandes pour décider d'y répondre ou non… »

Sa remarque me fait éclater de rire, je ne sais pas pourquoi. Ou peut-être que si. Je me rends soudain compte que je me comporte comme un gamin de vingt ans face à deux vieilles dames.

« J'ai une question…

— Oh, je suis convaincue que tu en as plusieurs, mais commençons par celle-là, dit Djinn.

— L'École… Il n'y en a pas d'autre en France. Comment… Qu'est-ce qui l'a rendue possible ? »

Elles se regardent. D'un geste du menton, Renée fait signe à Djinn de commencer.

« Eh bien... Un concours de circonstances. Mais surtout un grand nombre de personnes de bonne volonté... Qui ont eu la chance de se rencontrer et de mettre leurs efforts en commun. Ça a commencé vers 2008 ou 2009. Emma Pryce, la professeure de médecine générale, et André Solal, le prof de sciences humaines, sont devenues doyenne et vice-doyen. Sous leur direction, la faculté de médecine a commencé à obliquer fermement vers un enseignement fondé sur la physiologie féminine, la participation des soignées et la prévention communautaire. Leur petite équipe rejetait la marchandisation de la santé, et voulait former des soignants qui répondent aux besoins de la population. Moins de technologie, moins de médicaments, plus de soutien social, plus d'information, plus de prévention, plus de participation des usagers... Il leur a fallu convaincre tous les départements, l'un après l'autre, d'emprunter la même voie, de réviser leurs objectifs, de réorienter leurs investissements, d'accepter des compromis. La plupart des patrons ne voulaient rien entendre, mais ils ont fini par être dépassés. Ça faisait longtemps que tous les services avaient leurs noyaux de résistance...

— Comme la MLF, murmure Renée.

— La MLF ?

— "Médecine de la femme", dit Djinn. C'était le surnom de l'unité 77 dirigée par Franz Karma, avec qui j'ai terminé ma formation. J'ai eu la chance de me retrouver là-bas plutôt que chef de clinique à Paris ou à Montpellier... Ça m'a permis d'abandonner mon fantasme de prix Nobel de chirurgie...

— Et de contribuer à l'élaboration de la Réforme, ajoute Renée.

— Tu exagères, je me suis contentée de faire quelques suggestions. Et tu y as contribué aussi, ma vieille.

— Et en plus tu me dis des gentillesses ! Qu'est-ce qui t'arrive, ce soir, ma grande ? »

Djinn lève les yeux au ciel. Elle jette sa serviette à Renée, qui esquive en inclinant la tête, et poursuit.

« Mais rien n'aurait été possible sans le mouvement d'engagement citoyen que connaissait Tourmens à la même époque. Les associations de patientes – c'étaient surtout des femmes – se sont peu à peu infiltrées dans la fac et dans tous les services. Avec elles, la bande de Pryce, Solal et Karma et les animatrices des noyaux de résistance ont mis sur pied un plan de Réforme des soins et de la formation soignante. Pendant une quinzaine d'années elles ont travaillé sans faire de bruit, se sont alliées aux directrices successives du CHU, ont fait entrer des représentantes des usagères au conseil d'administration... Bref, tout ce petit monde a lentement infiltré les structures... La Charte qu'on t'a fait lire quand tu t'es inscrit...

— Oui... ?

— Ce sont Emma Pryce et Bruno Sachs, un de ses camarades de faculté, qui en ont rédigé la première version à la fin des années 1970. Les associations de patientes se la sont appropriée et lui ont donné sa forme actuelle vers 2015... En 2022, Christophe Bloom – encore un copain de la bande – est devenu député-maire de Tourmens. Il avait la Charte en tête quand il a rédigé et inséré dans la loi de décentralisation les amendements qui ont permis la Réforme et la création de l'École. Le ministère a donné son agrément et la Commission européenne a accepté de soutenir l'École et de la subventionner, parce que c'est aussi un projet municipal. La suite, tu la connais. Mais ça ne s'est pas fait en un jour, beaucoup de gens ont rué des quatre fers à l'idée de perdre leurs privilèges : ils avaient du mal à admettre qu'une soignante pro aurait beaucoup plus de responsabilités qu'une aide-soignante, une panseuse un plus grand rôle diagnostique et thérapeutique qu'une infirmière, et une officiante beaucoup plus d'obligations qu'un médecin. Dans ce foutu pays qui idolâtre depuis toujours ces titres de noblesse qu'on appelle des diplômes, la Réforme a valorisé l'initiative, l'engagement et l'expérience. L'objectif était d'élaborer un nouveau modèle, et si possible de "contaminer" les autres lieux de soin.

— Oh-*kay*... C'était un complot...

— Yep ! Solal et Bloom appelaient ça le "Protocole des sages-femmes de Tourmens". »

Renée s'esclaffe.

« J'avais oublié ! Qu'est-ce qu'ils m'ont fait rire quand ils ont sorti ça... »

Je secoue la tête sans comprendre.

« Le "Protocole des Sages de Sion", explique Djinn, était une invention de la police secrète russe des années 1900. C'était, prétendument, le plan machiavélique ourdi par les Juifs pour conquérir le monde... Hitler le cite dans *Mein Kampf* à l'appui de sa paranoïa antisémite...

— Oh-*kay*...

— Je ne te raconte pas les grincements de dents quand les mandarins momifiés de France ont découvert que le programme pédagogique de l'École s'intitulait "Manifeste pour une médecine féministe, holistique et communautaire" ! La conférence des doyens de médecine l'a pris comme une déclaration d'hostilités. On leur a fait remarquer que le projet avait toujours été de fonder une école de santé féministe ! C'était la nature même de la Réforme, inscrite noir sur blanc *et* en orthographe inclusive dans tous les documents préparatoires publiés au cours des dix années précédentes, mais les trois quarts des doyens n'avaient jamais pris le temps de les lire… Bien entendu, on a invité toutes les facs qui le souhaitaient à nous emboîter le pas. Sans succès. Et malheureusement, quelques années plus tard, les amendements Bloom ont été abrogés… L'École est restée une exception… »

Renée pousse un grand soupir.

« Et l'exception risque de se faire bouffer… »

Je vois ses épaules s'affaisser comme sous un grand poids.

« La Réforme avait été acceptée par le ministère à titre provisoire, poursuit Djinn. Officiellement, même si elle est en activité depuis décembre 2024, l'École est encore expérimentale. Pour que l'agrément soit reconduit, nous devions au bout de quinze ans nous être conformées aux objectifs de la Réforme en matière de soin et d'enseignement – ça, c'est fait –, mais aussi de recherche. Et, sur ce point, on n'a pas été très bonnes.

— La recherche a toujours été aux mains des industriels, murmure Renée. Et ils ne sont ni féministes ni fans de médecine préventive et communautaire.

— Ce qui nous a toujours manqué, poursuit Djinn sombrement, c'est un projet de recherche pilote qui frappe l'imagination, dont on puisse parler dans les multimédias, qui attire des financements…

— Des financements dont vous ne voulez pas, de toute manière, intervient Renée.

— Si l'origine des fonds n'est pas transparente, non, on n'en veut pas ! Et tu sais très bien ce qu'il en est ! Pas question de servir de blanchisseuses de fric à une multinationale de la pétrochimie, à un cartel de la drogue ou à un conglomérat de la pornographie et de la prostitution !

— Il reste l'agroalimentaire, suggère Renée, acide.

— C'est ça ! dit Djinn. On pourrait demander à Monsanto de financer une étude indépendante sur la toxicité des pesticides, par exemple !

— Attendez, attendez ! dis-je, soudain pris d'angoisse. Vous avez dit que l'École devait... Au bout de quinze ans ? Ça veut dire que...

— Ça veut dire qu'en janvier 2040, si le conseil municipal ne lui présente pas un bilan conforme aux objectifs, le ministère peut lui retirer son agrément, et l'aide financière européenne s'envolera... L'École et le *Chht !* devront redevenir une faculté de médecine et un CHU comme les autres. »

Je sens une sueur froide me couler dans le dos.

« On pourrait quand même continuer si la municipalité nous soutient, mais 20 % de notre budget nous viennent de l'Europe...

— Qu'est-ce... Que se passera-t-il pour les soignantes qui sont encore en formation ?

— Elles la termineront dans les conditions où elles l'ont commencée. Leur diplôme sera validé – sans assurance qu'elles pourront le faire reconnaître en dehors de la région. Au bout de quelques années, tout ce que nous avons accompli aura disparu. »

Je lis sur le visage de Djinn le même désespoir que celui qui m'emplit.

« Ce n'est pas possible... Il doit y avoir moyen...

— Il y en a un, oui, dit Renée. Mais tout le monde n'est pas d'accord... »

Djinn secoue violemment la tête et frappe sur la table.

« Je ne vais pas signer un pacte avec le diable !

— Hannah ne sait pas de quoi tu parles.

— Pardon... Il y a des projets de recherche au

Chht ! Dans chacun des pôles ou presque. La plupart tournent autour de la génétique, et ils sont financés par WoPharma, la multinationale implantée à Tourmens, dont c'est la spécialité. Jusqu'ici, grâce à des contrats bétonnés, les chercheuses ont publié leurs travaux sans contrainte ni restriction, même les résultats négatifs. En Psycho, nous n'en avons jamais eu. Il y a dix-huit mois (Djinn hésite), une... une *succube de Satan...*

— Une émissaire du labo, traduit Renée.

— ... est venue faire à la direction du pôle une proposition *que nous ne pouvions pas refuser*. Si le pôle Psycho met sur pied un projet de recherche portant spécifiquement sur la génétique des souffrances psychocognitives, WoPharma le financera, et "s'arrangera" pour que l'agrément de l'École soit renouvelé indéfiniment.

— Vous... vous allez refuser ?

— Si je pouvais, je le ferais ! J'ai suffisamment râlé chaque fois que WoPharma s'est implantée dans une unité. *On ne peut pas rester indépendantes quand on est financées par un industriel !* La proposition va être soumise au vote du conseil municipal en janvier. Comme l'avenir de toute la structure en dépend, je doute que mon opinion prévale... Il faudrait leur faire une contre-proposition, si possible avec une subvention indépendante... Or, nous n'avons ni l'une ni l'autre.

— Qu'allez-vous faire ?

— Avant de voter, le conseil auditionnera les représentantes du personnel, celles des soignées, les associations citoyennes de la région et tutti quanti. J'irai... plaider la cause de l'autonomie...

— ... Elle veut dire "faire de l'obstruction, les insulter et les menacer"...

— ... aussi vigoureusement que je pourrai. C'est tout ce que je peux faire.

— Et ce sera déjà très bien, dit Renée. En attendant, Scarabée, il est tard ! »

Djinn tourne la tête vers la cuisine. Au-dessus du frigo, j'aperçois pour la première fois une vieille pendule-assiette ornée d'un ballon de foot et des mots : « F.C. Play ». Ses aiguilles indiquent 23 h 45.

« Tu as raison. On ne sait pas de quoi la nuit sera faite, et on bosse demain...

— Hannah, propose Renée, veux-tu dormir ici ? On a toujours un lit prêt dans une des chambres... Et des pyjamas propres. Et des brosses à dents.

— Et Renée est la reine des œufs brouillés », ajoute Djinn.

Je m'entends murmurer : *Pourquoi pas !*

LECTEUR

Une soignante a les mains nues : ce n'est pas une figure surhumaine, elle n'a pas de pouvoirs défiant les limites, elle ne fait pas de miracles. Quand elle parvient à user du savoir commun au bénéfice de chaque soignée, c'est déjà bien.

J'ai longtemps porté des gants pour me protéger de ce que je ressentais au contact des corps. Mais je ne pouvais pas empêcher les soignées de poser les mains sur mon avant-bras nu, d'effleurer mon visage ou de me toucher *du dedans*. Je ne pouvais pas me fermer à elles.

Pour atténuer la gravité de ce qu'elles me confiaient – et rendre l'écoute plus tolérable – j'ai pris l'habitude de demander aux soignées de me raconter une histoire qui leur tenait à cœur, un épisode de leur vie très éloigné de ce qui les faisait souffrir. Un épisode auquel elles avaient du plaisir à penser, qu'il leur ferait plaisir de partager.

Ça n'était pas un soin, c'était quelque chose que je leur proposais en plus, pendant un moment de répit, pour elles et pour moi. (À l'École des soignantes, tout le monde a droit à des moments de répit.) Je les enregistrais pendant une demi-heure et, avec leur autorisation, je retranscrivais à la main ce qu'elles m'avaient confié dans mon cahier électronique. J'avais du plaisir à le faire, le même qu'à les écouter. Plus tard, à un moment de leur choix, je retournais leur lire ma transcription à haute voix. Pour qu'elles sachent que leur histoire, leur parole avaient été respectées ; qu'elles comptaient, qu'elles n'étaient pas perdues, nulles et non avenues, mais préservées et transmises. Pour que leur discours ne se résume pas à la maladie. Pour que leur présence en ces murs ne reste pas confinée au lit ou à la chambre, ou aux salles d'examens, ou aux hologrammes d'entretiens enregistrés, qui avaient parfois l'air de mauvais films pas très bien écrits dans lesquels les comédiennes jouaient un peu faux.

En leur lisant leur histoire à haute voix, je retrouvais ce que j'avais vu Betty faire avec Georges. À ceci près que Georges, en dehors de phrases toutes faites et répétitives – *Oui, oui, c'est bien ! Salut mon pote !* –, n'était plus capable de dire grand-chose. L'histoire qu'elle lui racontait, Betty la tenait de son entourage, pas de lui. Ce que je me suis mis à lire aux soignées, c'est ce qu'elles m'avaient dit, mot pour mot.

Je ne sais pas quand m'est venue l'idée de faire ça ; je n'étais pas sûr que ça leur ferait du bien – je craignais qu'elles n'aient horreur d'entendre leur histoire dite par quelqu'un d'autre. Et je me suis demandé s'il était correct de procéder ainsi. De mettre dans ma bouche d'homme les mots de soignées qui, pour la plupart, étaient des femmes. Est-ce que ça n'était pas une usurpation ? Un abus ? Une appropriation de plus ?

Quand j'en ai parlé à Betty, elle a dit : « Si tu as peur d'être intrusif, il suffit de demander aux soignées ce qu'elles en pensent ! Certaines te diront que ça ne les tente pas. D'autres, au contraire, trouveront que c'est une bonne idée, et seront d'accord. Les soignées n'ont pas peur qu'on leur répète leurs paroles. Elles ont peur qu'on les leur confisque. Si tu n'utilises jamais leur histoire contre elles, personne n'aura rien à te reprocher. »

Au début, je me disais que c'était de la folie, je n'aurais pas le temps de tout retranscrire. Mais heureusement pour moi, toutes les soignées ne voulaient pas raconter. Certaines n'en avaient pas la force. D'autres n'en avaient pas du tout le désir. D'autres encore n'avaient pas envie de *me* raconter. Ce n'était pas surprenant.

Ce qui l'était, en revanche, c'est que parmi les soignées qui m'offraient une histoire à transcrire – car je l'ai toujours reçu ainsi, comme un cadeau qu'elles me faisaient –, beaucoup aimaient la partager avec d'autres. Elles invitaient des proches, ou d'autres soignées, à la lecture.

Quand je suis arrivé au pôle Psycho, je n'ai pas osé recommencer à enregistrer et à transcrire. Dans tous les pôles, on écoute les soignées. Au pôle Psycho, on les écoute en sachant que leur réalité n'est pas celle du monde alentour. On s'applique à entendre les sentiments plutôt que les symptômes ; les perceptions plutôt que les sensations ; les émotions plutôt que les descriptions. Car le récit qui sonne vrai un jour donné peut sembler incroyable deux jours ou deux semaines plus tard.

Au bout de quelques semaines en Psycho, les soignées m'avaient accepté, mes collègues m'avaient adopté, je me sentais plus sûr de moi. Je suis allé demander à Djinn si je pouvais envisager de me remettre à ma collecte. Elle m'a écouté longuement lui expliquer de quoi il retournait et, quand j'ai fini, elle a répondu sans hésiter qu'il n'en était pas question.

CERNES

Un lundi matin, alors que je range mon vélo dans l'abri, à l'entrée du parc, je vois une VéRo noire franchir silencieusement la grille et s'immobiliser dans l'allée. Les portières s'ouvrent sur deux hommes aux cheveux courts et au costume sévère. On dirait des agents du fisc. Pendant que le véhicule va se garer automatiquement près d'une borne de recharge du parking, ils viennent à ma rencontre.

« Nous venons rencontrer le professeur Farmiga, dit le plus grand.

— Le professeur qui ?

— Alma Farmiga, précise le plus petit. Elle... vit ici, n'est-ce pas ?

— Ah ! Oui, Alma vit ici. Pouvez-vous me confier le motif de votre visite ? Il n'est pas habituel qu'on rende visite aux soignées si tôt dans la matinée...

— Nous avons rendez-vous. Elle nous attend. »

Je vois qu'ils n'ont pas l'intention d'en dire plus.

Je les invite à me suivre.

Sur le perron du Château, la « professeure » guette notre arrivée en se frottant les mains avec excitation. Elle a serré sa tignasse de cheveux roux en chignon au-dessus de sa tête, et ses yeux bleus pétillent d'impatience.

216

« Ah, comme je suis heureuse de vous voir, Messieurs, dit-elle. Entrez, entrez ! On va s'installer dans mon labo. »

Et elle disparaît, suivie par les deux visiteurs, dans l'escalier du sous-sol.

*

Ce soir-là, quand j'entre à l'Annexe, Djinn, Santal, Andrée et Jennie discutent autour de la table. Des voix chantent devant les fourneaux de la kitchenette.

« Alma et Renée font de la cuisine moléculaire, dit Andrée.

— La Cantine des Quantiques », murmure Djinn.

Je suis heureux de voir Alma parmi nous.

« Qui étaient les deux types qui sont venus la voir ce matin ?

— On n'en sait pas plus que toi. Elle a une grande nouvelle à nous annoncer, paraît-il. C'est pour ça qu'elle soupe avec nous ce soir. Renée l'a souvent invitée, elles s'aiment beaucoup, mais Alma a toujours du boulot. C'est tout juste si elle ne dort pas dans son labo, parfois. »

« C'est prêt ! » dit Renée.

Nous mettons le couvert.

*

Les soufflés au fromage sont une vraie tuerie. Renée a sorti d'on ne sait où six bouteilles de vin blanc que nous vidons les unes après les autres. Alors que Djinn remplit une énième fois les verres, Alma lève le sien.

« Ce soir, nous buvons à ma santé. Dans quinze jours, je pars au CERN animer un séminaire d'une semaine... »

217

Bravos et félicitations fusent.

« Le CERN, dis-je. C'est le machin qui fait de la recherche nucléaire en Suisse ?

— Exactement. Mes deux visiteurs de ce matin en venaient. Ils ont repéré mes travaux sur le déplacement temporel ondulatoire...

— Repéré ? demande Djinn. Comment ça ?

— La console que j'utilise pour faire mes calculs, en bas, est reliée à l'ordinateur quantique de l'Université du Minnesota.

— Tu te branches sur un *supercomputer* américain depuis ton labo !!?

— Quand je préparais ma thèse de physique à Montréal, en 2018, j'ai... sympathisé avec un chercheur invité. Il était prof à Minneapolis. C'est un très, très beau garçon. Il s'appelle Byron, mais ses copines et ses copains le surnomment... Bibi ! »

Elle rougit, et ça déclenche nos rires.

« Quand je suis arrivée à Tourmens après mon long séjour à Brennes, poursuit-elle, j'ai essayé de reprendre contact avec d'anciens collègues. Bibi m'a répondu tout de suite, il a été adorable. Il se souvenait de moi, il était horrifié d'apprendre ce qui m'était arrivé pendant toutes ces années et il avait très envie de m'aider. Il m'a donné ses codes d'accès et on s'est mis d'accord pour que je me connecte à des heures où ça ne pose pas de problème...

— Sympa... dit Santal.

— Plus que ça. Il m'a proposé de publier mes résultats préliminaires sur le site de leur revue universitaire. Certains de ses correspondants du CERN ont lu le papier et m'ont contactée. Et voilà ! Je vais aller me balader en Suisse !

— Ils t'inviteront peut-être à rester ! dit Djinn.

— Pas avec mes valises ! Mes recherches les intéressent assez pour m'inviter à faire quelques

218

présentations, mais pas au point de proposer un boulot à une toquée… »

Je me gratte la tête pensivement.

« Le CERN, c'est bien une structure civile ?

— Oui, une collaboration européenne. Pourquoi demandes-tu ça ?

— Parce que tes deux visiteurs, je leur ai trouvé un air… militaire.

— J'ai pas remarqué… Je les ai trouvés charmants ! Et ils m'ont proposé de rencontrer l'équipe qui s'occupe du nouveau superaccélérateur de particules ! C'est nettement mieux que la visite d'une chocolaterie ! »

*

Un peu plus tard, alors que nous sommes les dernières à nous incruster auprès de Renée et Djinn, Alma se laisse aller.

« Tu sais, ma belle, dit-elle en s'adressant à Djinn, je vous aime beaucoup, toutes, et je suis désolée que la conversation ne passe pas le test de Bechdel quand je viens prendre du bon temps avec vous, mais franchement, le pôle Psycho manque d'hommes… (Elle se tourne vers moi.) Pardon, Hannah, mais, sans t'offenser, t'es pas à mon goût…

— Je comprends parfaitement, dis-je avec un sourire.

— C'est quoi, un homme à ton goût ? demande Djinn.

— C'est… (Elle pousse un grand soupir et reprend une gorgée de vin blanc.) Non, pas Bibi, qui aimait beaucoup les femmes, mais préférait les hommes… Un homme à mon goût, j'en avais un. (Elle lève son verre.) Un Australien. Je l'ai rencontré quand j'étais à Polytechnique. Il s'appelait… Enfin on l'appelait

219

Gino parce qu'il avait un nom à coucher dehors !
Et il était fou de moi et voulait absolument que je
l'épouse ! Mais je ne voulais pas me marier, j'avais
d'autres projets. On s'est séparés... Quand je suis
allée faire mon deuxième doctorat, à Montréal, je
l'ai retrouvé là-bas. On a emménagé ensemble... Je
restais toute la journée enfermée à écrire. Lui, il bri-
colait ses petites expériences dans un box de garde-
meubles qu'il louait à l'année parce que c'était pas
cher. En fin d'après-midi j'allais le chercher, on allait
s'acheter de quoi manger au marché Jean-Talon, on
se faisait à souper et puis on baisait comme des
malades ! Après, il s'endormait, mais moi, je pétais
la forme, j'avais l'esprit complètement clair, je travaillais une bonne partie de la nuit, jusqu'à cinq, six
heures. Et à midi, quand je me levais, mon repas
était prêt ! Il cuisinait encore mieux que moi !

— Il avait de belles qualités, dit Renée.

— À qui le dis-tu ! soupire-t-elle. Et tout ce bon
temps a duré jusqu'à ce que je soutienne ma thèse,
et puis j'ai reçu la proposition du CEA et, du jour
au lendemain, je suis partie sans laisser d'adresse.
J'ai même demandé à ne pas figurer dans l'organi-
gramme pendant les six premiers mois, pour qu'il ne
puisse pas me retrouver.

— Tu craignais qu'il ne te poursuive ?

— Je savais qu'il le ferait ! Il était tellement boule-
versé qu'il est allé faire une grande scène tragique à
ma sœur. Pour se débarrasser de lui, elle a proposé
de lui donner un truc qui m'appartenait – j'avais tout
laissé chez elle. Elle pensait qu'il voudrait des photos, des bricoles, mais en voyant que j'avais laissé
mon vieux *laptop*, il a proposé de le lui acheter. Sa
bécane avait grillé, il voulait récupérer tous nos
courriels depuis qu'on s'était rencontrés !!! Comme
il était prêt à payer un paquet de fric, ma frangine a

accepté, cette gourde ! Cette crétine ! (Elle tape du poing sur la table.) Cette fausse sœur ! Cette... cette *fossoyeuse* ! »

Elle a le visage rouge, de colère et d'avoir trop bu.

« Tu y tenais beaucoup, à cette machine ?

— Mais non ! C'est à Gino que je tenais ! Elle aurait dû lui dire où j'étais, cette abrutie ! S'il était venu me chercher au CEA, j'aurais changé d'avis, c'est sûr ! Je l'aimais à la folie... Il disait qu'il soutiendrait tous mes projets, et je sais qu'il était sincère, mais j'ai eu peur de m'enfermer... Enfin, tu sais comment c'est...

— Ouais, dit Djinn. Être amoureuse, ça fait faire des conneries. J'en sais quelque chose...

— J'aurais dû rester avec lui... Si ça s'était gâté, je pouvais toujours le larguer plus tard... (Elle fait la grimace.) Pasque bon, les mecs, ça se bonifie rarement avec l'âge... Maintenant c'est sûrement devenu un gros con. La preuve : il répond pas à mes messages. Enfin, c'est sûrement pas lui qui lit ses courriels... »

Elle renverse la dernière bouteille. Rien n'en sort. Je lui tends mon verre à demi plein.

« Pourquoi dis-tu ça ?

— Il a sûrement une assistante, une épouse et dix maîtresses, dit Djinn en haussant les épaules.

— Non, non, non, dit Alma d'une toute petite voix... Il n'est pas marié... »

Renée éclate de rire.

« Et tu sais ça comment ? »

Le visage d'Alma passe du rouge à l'écarlate.

« Oh, j'écoute les potins... (Elle nous regarde.) Ben oui ! C'est une célébrité... Il est très discret sur sa vie privée, mais on sait des choses quand même. C'est le célibataire le plus convoité de l'hémisphère sud... »

Elle laisse planer le silence, nous regarde et secoue tristement la tête.

« Eh oui… Hélas… Il est milliardaire… (Elle désigne le coin cinéma.) Le système de projection de ta holotélé 3D, là, c'est lui qui l'a breveté ! Il bossait déjà dessus quand on s'est rencontrés à Polytechnique. Il cherchait une alternative écologique pour se débarrasser des écrans ! Et il a fini par trouver ! Depuis 2023, pour chaque holophone, chaque écran virtuel, chaque holoprojecteur de salon qu'on met sur le marché, il touche des droits ! Avec l'argent qu'il a gagné depuis quinze ans, il pourrait faire éradiquer la rougeole ou la malaria ! Mais penses-tu ! Tu sais ce qu'il fait, à ses heures perdues ? *Il collectionne de vieux ordinateurs…* Il paraît qu'il en a des hangars entiers. Une obsession, paraît-il.

— On se demande pourquoi… dit Djinn tout bas.

— Et au milieu de sa collection à la noix, y a ma pauvre bécane, qui ne lui sert à rien et que je ne peux même pas lui demander de me confier quelques jours… De toute manière, il vit au Brésil… ou au Sri Lanka, je sais plus. Alors c'est pas demain la veille que je pourrai aller la lui emprunter… »

On se regarde, Renée, Djinn et moi, et on se lève pour aller entourer Alma de nos bras.

« Ah, vous êtes trop gentilles, toutes… J'avais peur que vous ne vous moquiez de moi… »

*

Quand Alma décide d'aller se coucher, je la raccompagne jusqu'à l'entrée du Château. Arrivée devant le perron, elle s'assied sur les marches. Je m'installe à côté d'elle pour regarder le ciel de nuit.

« C'est beau, ton idée de t'envoyer un message au passé. C'est un peu comme parler aux étoiles… »

Elle sourit.

« Oui. On les voit briller alors qu'elles sont peut-être déjà éteintes depuis longtemps… Ou pas !

— Je me pose quand même une question… Envoyer un mot à Alma de 2020, ça ne serait pas… dangereux ? Je veux dire : ça ne risquerait pas de changer le présent ? »

Elle ricane.

« Dans le torrent de l'histoire, la vie d'un individu est un caillou, il fait des rides à la surface mais n'en change pas le cours. *Alors la vie d'une femme, tu penses !* Et puis, je ne cherche pas à envoyer un petit mot à Madame Hitler pour lui suggérer d'étrangler son nourrisson au berceau, hein ? De toute manière, elle n'aurait pas l'appareillage approprié pour le recevoir… Non, très égoïstement, je voudrais m'éviter de faire le mauvais choix… Si Alma-de-2020 décidait de ne pas bosser pour l'État français, ça n'empêcherait pas l'univers de tourner. En revanche, ajoute-t-elle en désignant le bâtiment derrière nous, ça vous ferait des vacances !

— Si tu… empruntais une autre trajectoire, dis-je en me remémorant mes rudiments de paradoxes temporels, ça t'effacerait de nos mémoires ?

— Ça récrirait ma vie et donc, logiquement, mes souvenirs. Mais peut-être pas les vôtres… Ah, j'allais oublier. Tu avais demandé à lire mon programme… Je te l'ai envoyé tout à l'heure, avant le souper. Si tu vois des erreurs, n'hésite pas, débogue ! »

J'attends qu'elle m'en dise plus, mais elle s'appuie sur mon épaule pour se mettre debout et, sans un mot, elle franchit la porte d'entrée du Château.

En remontant l'allée à la lueur de la lune, puis en parcourant à vélo les rues de Tourmens endormie, je me demande quels messages j'enverrais au passé et à qui.

La réponse me vient comme une évidence.

J'écrirais à Betty, pour lui dire que je l'aimais.

TALENTS

Comme tout le monde, j'ai été abreuvé de films dans lesquels les femmes accouchent en hurlant. À l'École, rien n'est plus éloigné de la réalité. Au forum de naissance comme au pôle Psycho, j'ai entendu souvent les femmes rire et chanter. À Tourmens, dès qu'elles se savent enceintes et décident de mener leur grossesse à terme, les femmes sont soutenues et informées, rassurées et encouragées. Quand elles se sentent bien, les examens sont réduits au strict minimum, et ceux qui sont proposés le sont toujours d'après leurs perceptions. En quinze ans, les chercheuses en maïeutique du pôle ont réduit radicalement les complications de la grossesse et les risques de l'accouchement en traitant par exemple les vomissements gravidiques par les vaporettes de cannabinoïdes, les contractions du sixième mois par autohypnose et les hémorragies de la délivrance par un hémostatique extrait de la pomme.

Grossesse et accouchement sont encore des expériences empreintes de gravité, mais la sérénité des femmes est, de l'avis des soignantes les plus anciennes, infiniment plus grande qu'autrefois. « Ce qui fait de la plupart des accouchements un grand moment de joie, me disait Betty, c'est la liberté qu'ont les femmes de mettre leurs enfants au monde comme elles l'entendent, seule ou entourée, dans l'eau ou sur un "nid", en plein jour ou sous un ciel étoilé – mais toujours soutenues et entourées, à l'abri des verrières fumées du pôle... » Laura, la fille de Betty et Joséphine, était née bien avant la Réforme, dans des conditions scandaleuses (l'obstétricien avait failli tuer le bébé et la mère). Si elle décidait de porter un enfant, elle pourrait le faire en toute quiétude et ça les réconfortait.

*

Au pôle Psycho, ce n'est pas triste non plus. J'entends sans arrêt soignées et soignantes rire et plaisanter, raconter des histoires drôles, se moquer d'elles-mêmes, de la maladie et des *folles du dehors*. Et c'est contagieux, semble-t-il : je me mets à rire aux éclats, moi aussi, sans comprendre toujours pourquoi. Et je me suis remis aux claquettes.

J'avais rangé les chaussures à la mort de Data. Quelques semaines après avoir commencé ma formation de soignante pro, je me suis remis à danser sur le carrelage de ma kitchenette ; les liens que j'avais tissés avec Betty y étaient certainement pour quelque chose. Quand elle est morte, de nouveau, les chaussures sont retournées au placard.

Et puis, quelques jours après avoir commencé en Psycho, j'ai ressorti mes chaussures de leur sac, je me suis remis à taper du pied dans ma cuisine, puis à faire des *stomps* dans les couloirs du Château, des *shuffles* dans les escaliers, des *sidesteps* dans la salle de réunion, du *shimsham* à la cafétéria. Quand des regards me surprennent, je m'arrête en rougissant, car je n'aime pas me donner en spectacle, mais c'est plus fort que moi.

*

Une fois par mois, les soignées et soignantes du pôle Psycho organisent une fête, pour l'anniversaire de l'une, l'arrivée ou le départ d'une autre, ou n'importe quel prétexte. La prochaine doit avoir lieu la troisième semaine suivant mon arrivée. Pas de pluie à l'horizon, annonce la météo. J'aide mes collègues à monter l'estrade dans le parc, mais quand Andrée et Santal me demandent ce que je prépare pour le *talent show*, je les regarde sans comprendre.

« Le quoi ?

— Le *talent show*, répète Santal. En début de session, les nouvelles résidentes sont invitées à nous montrer ce qu'elles aiment faire. C'est votre initiation, en quelque sorte. Ça n'a pas besoin d'être très élaboré, mais ça doit être quelque chose qui te fait plaisir... Tu peux lire un texte, ou chanter

— Santal fait de la magie... dit Andrée.

— Super ! Comptez sur moi !

— Je crois que je ne t'ai jamais vu aussi souriant, dit Santal. Je suis contente de voir que ça te fait plaisir.

— Plus que tu ne peux l'imaginer. »

*

La veille de la fête, je décris mon projet à Jennie et Mégara, qui s'occupent de la mise en scène, de la lumière et du son. « On va t'arranger ça », m'assurent-elles. Le matin du Jour J, je repasse une chemise et un pantalon noirs qui prenaient la poussière au fond de mon placard. Le soir, Djinn commence en lisant des extraits de *La Promenade au phare* de Virginia Woolf. Suivent Santal – qui

226

remporte toujours un grand succès, me dit-on, car non seulement elle prépare toujours des tours nouveaux, mais son costume de sorcière est chaque fois différent – et Andrée, avec un numéro de jonglage… Deux des nouvelles résidentes ont monté un groupe de rock avec des soignantes pro et une autre nous délivre à toute vitesse un poème en slam à couper le souffle.

En apprenant quel numéro je prépare, Mégara et Jennie m'ont suggéré de passer juste avant Renée, qui doit clore la soirée par un long extrait de *Oh les beaux jours*, enfouie jusqu'au cou dans une montagne de papier hygiénique.

Quand arrive mon tour, derrière un rideau blanc tendu à l'avant de la scène, je chante et danse en ombre chinoise :

Me and my shadow
Strolling down the avenue
There's no one here but me
Me and my shadow
Not a soul to tell my troubles to
And when it's twelve o'clock
We climb the stairs
But we never knock
For there's nobody there
Just me and my shadow
All alone and feeling blue.

Entre les deux couplets, je m'escrime sur une chorégraphie simplifiée de Sammy Davis Jr. En espérant que, dans la salle, personne n'entend que je la massacre… Et je reprends :

Moi et mon om-bre
On s'balade sur l'avenue
On est seules toutes les deux,
Moi et mon om-om-bre

227

Pas une âme à perte de vue
Pour confier mes soucis
Et là-haut, à minuit
Je n'irai pas frapper
Car on n'répond jamais
À moi et mon om-bre
Seules et tristes à en pleurer...

Après le spectacle, pendant que tout le monde s'agglomère autour des jus de légumes et des gâteaux maison, je vois Santal discuter vivement, à l'écart, avec une femme blonde que je ne connais pas. J'ai l'impression qu'elles se chamaillent. Brusquement, Djinn apparaît près de moi.

« C'était bien, ton numéro de claquettes, dit-elle. Tu en fais depuis longtemps ?

— J'ai commencé gamin. Et j'ai continué à mes moments perdus... Mais ça faisait très longtemps que je n'avais pas dansé devant un public. Enfin, si on peut dire...

— Très malin, le rideau.

— C'est une idée de Jennie et Mégara.

— Mais pourquoi cette chanson-là ?

— À cause du rideau, justement. Il en fallait un pendant mon numéro, pour qu'elles puissent installer Renée dans sa montagne de PQ. Et aussi... en souvenir de quelqu'un qui aimait beaucoup cette chanson-là.

— Betty ? Elle m'a beaucoup parlé de toi, tu sais ?

— Quand ? Qu'est-ce que... (Je me cache le visage.) Non ! Je ne veux pas savoir ce qu'elle vous a dit.

— Ça tombe bien, répond Djinn en riant, c'était confidentiel ! »

Je fronce les sourcils. Voyant que ça ne me fait pas rire, Djinn plonge le nez dans son verre de jus de tomate.

« Tu étais avec elle, le dernier jour, dit-elle après un silence. »

Ce n'est pas une question. Elle a l'air de savoir beaucoup de choses.

« Oui. C'est moi qui ai installé sa perfusion... Mais c'est elle qui a mis la pompe en marche. Elle y tenait. »

Djinn hoche la tête.

« Ça ne m'étonne pas d'elle... Tu as fait ça souvent ? Je veux dire : accompagner des personnes qui décident de mettre fin à leur vie ?

— J'ai été volontaire au Centre. C'est Emmanuel Zacks qui m'a formé.

— Ah, Emmanuel... Quel homme bon... Je ne l'ai pas vu depuis longtemps... »

Je pense à la dernière fois que j'ai serré la main d'Emmanuel. J'avais enlevé mes gants. J'ai senti qu'il était malade.

« Il a cessé de travailler l'an dernier... Je suis allé lui rendre visite dans sa fermette, deux ou trois fois.

— Il porte toujours sa salopette ?

— Toujours ! Il lit, il écrit, il conseille des soignantes qui essaient de fonder des Centres ailleurs en France. La loi est très claire, il devrait y en avoir dans tous les départements, mais il y a encore beaucoup d'hostilité et de peur un peu partout. Cela étant, les riches n'ont jamais aucun mal à mourir à l'heure de leur choix, dans le lieu qu'ils ont choisi. Les pauvres, c'est une autre paire de manches.

— *Liberté, égalité, fraternité.* Mon œil ! dit Djinn en secouant la tête.

— Mais pourquoi me faites-vous parler d'accompagnement ? »

Djinn sourit.

« Tu n'arrives toujours pas à me tutoyer...

— Non... Ça vous ennuie ?

229

— Ça me surprend. Je ne comprends pas bien pourquoi j'ai ce... (Elle fait une moue ironique.) ... privilège, alors que tu tutoies tout le monde ici. Même Renée, qui est plus vieille que moi.

— Peut-être parce que vous... Je ne saurais pas vous dire... Ça fait longtemps que j'entends parler de vous. Par Betty, entre autres.

— Ah ?

— Elle avait beaucoup d'admiration pour vous...

— *Mmmhh...* Je ne sais pas si c'était justifié... »

Son regard se perd pendant un long moment. Puis elle me regarde droit dans les yeux.

« Enfin, pour répondre à ta question, si je te parle de ça, c'est parce que nous n'en faisons pas souvent, ici. Sachant que tu as passé du temps au Centre, je voudrais te charger d'une mission. Nous avons reçu une demande un peu inhabituelle de la part de deux de nos soignées.

— Deux ? »

Elle hoche la tête.

« Oui... C'est un couple. »

ACCOMPAGNEMENT

À la fin de mon premier semestre de panseuse, j'ai entendu dire que le Centre d'accompagnement à la fin de vie cherchait des volontaires, et je suis allé m'y inscrire. Betty m'a demandé si j'étais sûr, et je lui ai répondu que ça ne me faisait pas peur. C'était un mensonge. J'étais terrorisé, mais je m'en faisais une obligation. J'avais vu trop de personnes, pendant les trois années précédentes, mourir à petit feu parce que le Centre manquait de personnel et ne pouvait pas répondre à toutes les demandes. Et je me souvenais trop bien de la mort de Sara.

À la mise en place de la Réforme, le comité directeur de l'École avait supprimé la « clause de conscience » à l'égard de l'IVG. Il n'a pas été possible de faire de même pour l'accompagnement à la fin de vie, en 2025, lorsque celui-ci a été légalisé. La plupart des soignantes du *Chht !* et de l'École étaient, sur le principe, favorables à l'AFV ; mais beaucoup étaient réticentes à l'idée d'aider elles-mêmes des personnes à mourir. Au Centre, à l'époque où je me suis porté volontaire, nous n'étions qu'une poignée : trois hommes et sept femmes. Les deux autres hommes étaient nettement plus âgés que moi, ils avaient été médecins attachés bien avant la Réforme et avaient quitté leur retraite pour venir pratiquer des accompagnements.

Emmanuel Zacks, le premier responsable du Centre, était un homme bon, certainement. Et très doux. Il avait commencé seul, en secret, quinze ans au moins avant que la loi ne l'autorise. Tout le monde au *Chht !* le savait, car il avait d'abord accompagné des soignantes et des soignants. Très naturellement, à la création du Centre, on lui avait proposé de le diriger. Il avait tout de suite organisé une formation ouverte à toutes. Il en animait les séminaires vêtu d'une salopette rayée qui le faisait ressembler (disait-il) à un fermier des Appalaches. Il ne s'épanchait jamais sur ses années de clandestinité. Quand il parlait de son expérience passée, c'était pour partager ce que les personnes accompagnées lui avaient apporté.

Lorsqu'il accueillait de nouvelles volontaires, il commençait par leur demander ce qui les avait incitées à venir au Centre et ce qu'elles venaient y chercher. C'était un peu déstabilisant, parce qu'on y venait avec le désir d'offrir notre aide, notre soutien, notre présence, et non pour y recevoir quoi que ce soit. Il répondait : « Il n'y a pas de honte à s'engager dans une activité aussi exigeante en espérant y trouver des gratifications morales ou affectives. On ne choisit jamais une activité de soin par altruisme désintéressé, et c'est tant mieux : on travaille mieux lorsqu'on n'est pas purement et simplement pompé de son énergie, mais lorsqu'on reçoit aussi en retour. »

Il soulignait aussi que plus une activité était intense du point de vue moral et émotionnel – comme, par exemple, les urgences, les IVG, l'accouchement, les soins palliatifs, la réanimation, l'accompagnement, la chirurgie de champ de bataille ou la médecine générale dans les quartiers défavorisés et les zones dépeuplées –, plus il lui semblait important qu'on se sente valorisée. Même si la nature des gratifications dépend, bien sûr, de la personnalité de chacune et chacun.

Un jour, j'ai osé lui demander ce qui lui avait permis de se sentir gratifié pendant ses années de clandestinité.

Il m'a répondu sans hésiter :

« Les personnes qui faisaient appel à moi avaient toujours une histoire à raconter. Je leur proposais de la recueillir pour eux, et beaucoup ont accepté. Je la recopiais sans mentionner leur identité. J'ai des dizaines de cahiers chez moi... Quand je trouvais ça trop dur, j'en prenais un au hasard et je relisais quelques histoires. Les personnes que j'ai accompagnées m'ont accompagné chaque fois que j'en avais besoin. »

En l'entendant me dire ça, je me suis mis à pleurer. Et puis je lui ai dit ce que je faisais et j'ai sorti mon cahier électronique.

Il a parcouru quelques pages et m'a rendu le cahier en souriant.

« On a trouvé la même solution à quinze ans d'écart... Mais toi, tu leur donnes immédiatement quelque chose en retour. Tu es leur... récitant, en quelque sorte. C'est bien... »

Je n'ai jamais trouvé difficile d'accompagner. Au contraire. Quand je prends la main d'une personne qui a décidé de la date et de l'heure de son départ, je ne sens pas de la peur, mais de l'espoir. L'espoir de ne plus se sentir impuissante et submergée, de ne plus avoir mal, de ne plus souffrir d'être en vie. Et aussi la perspective de finir avec élégance, de sortir en beauté.

On my own terms, avait dit Betty.

233

Emmanuel m'a appris qu'on n'accompagne pas seulement la personne qui met fin à sa vie, on accompagne aussi ses proches, qui ont terriblement besoin d'être entendues pour surmonter leur chagrin, leur fatigue, et leurs sentiments inavouables : le désir de ne plus baigner dans la douleur de l'autre, le soulagement et la honte qui l'accompagne, la peur de la perte, l'angoisse du vide qui suivra.

ELLE ET LUI

Elle et Lui se serrent l'une contre l'autre sur le lit, dans la chambre de fin de vie.

Il a la peau jaune et parcheminée, un corps décharné par un cancer du pancréas. Il n'a pas mal, la pompe lui délivre tous les antalgiques dont il a besoin. Mais il est épuisé de mourir à petit feu.

Elle est blême de chagrin et de fatigue.

« Je veux mourir avec Lui, me dit-Elle.

— Et moi, répond-Il d'une voix encore forte, je ne veux pas l'entendre dire ça. (Il se tourne vers Elle.) J'en ai marre de vivre, et je suis malheureux de te quitter, mais tu es en bonne santé, tu vas vivre long-temps, de belles choses, de belles rencontres…

— Ça ne m'intéresse pas, dit-Elle.

— Oh, ma chérie, depuis que je suis malade, tu ne vis plus, tu ne dors plus de peur que je meure pendant ton sommeil. Je ne vais pas mourir pendant ton sommeil. Mais je ne veux pas traîner cent sept ans, je veux m'endormir paisiblement en te tenant la main au moment que j'aurai choisi. Je ne souffrirai plus et je ne te ferai plus souffrir.

— C'est ta maladie qui me fait souffrir, pas toi ! s'écrie-t-Elle. Tu veux que je meure seule, c'est ça ? »

Il secoue la tête et pose la main sur son visage.

« Tu trouveras quelqu'un… Ou quelqu'un te trouvera.

— C'est ça ! Parle-moi comme si j'avais douze ans ! Mais qui te dit que dans six mois je n'aurai pas une maladie grave, un cancer, une saloperie, moi aussi… ? Le veuvage, ça bousille l'immunité, et c'est pour ça que beaucoup de veuves et de veufs ne survivent pas longtemps à leur partenaire. Je me trompe ? » dit-Elle en me lançant un air de défi.

La question me laisse sans voix. Avant que j'aie pu répondre, Elle ne me regarde déjà plus et se remet à Lui parler.

« Pour ce que t'en sais, en sortant d'ici je peux me retrouver tétraplégique après avoir été renversée par un autobus. Et qui viendra me faire manger ma compote à la cuillère ?

— Ne dis pas de bê…

— Quoi ? Quand *tu* parles, il faut que je t'écoute, mais quand *je* parle, je dis des bêtises ? »

*

Ça fait vingt minutes que leur duo se chamaille sans que j'intervienne.

J'inspire un grand coup, pour attirer leur attention.

L'une et l'autre me regardent. Je leur souris.

« Vous n'êtes pas d'accord…

— Non, dit-Il. Y a jamais moyen d'être d'accord avec cette…

— Cette *quoi* ? Dis-le ! Vas-y !

— Cette femme que je n'ai plus la force de prendre dans mes bras, dit-Il douloureusement.

— Je sais que tu veux me rassurer, me protéger, dit-Elle émue. Elle pose ses lèvres sur le visage

236

décharné de son partenaire. Mais c'est toi qui es malade, mon amour, pas moi...

— Tout ce que je pourrais dire sera... inadéquat, dis-je. Mais si vous le permettez, j'aimerais vous demander... Que voulez-vous ? Je veux dire : pouvez-vous me dire, l'une et l'autre, ce que vous voulez ? »

Elle et Lui se regardent longuement.

« Je ne veux plus souffrir, dit-Il, et je ne veux plus la voir souffrir.

— Et moi, dit-Elle, je veux qu'Il ne souffre plus, et je ne veux pas souffrir de me retrouver seule... *Et je sais ce que je dis*.

— Et... j'imagine que si vous étiez dans la situation inverse, ce serait pareil...

— La question n'est pas là ! proteste-t-Il.

— Je sais... Mais si ça l'était ?

— Je ne veux pas en parler ! »

Je pose la main sur son bras. Sa douleur, sa colère, sa peur vibrent au bout de mes doigts.

« Pourquoi ? »

Il ne répond pas. Dans son corps, j'entends de la confusion, et autre chose...

« Parce que tu voudrais vivre, dit-Elle... Et tu n'as pas à en avoir honte. Si j'étais à ta place, je serais heureuse que tu choisisses de vivre...

— Moi aussi, je veux que tu vives, alors *pourquoi* ?

— Parce que je ne suis pas toi, et parce que je veux décider de ma vie comme tu décides de la tienne. Je ne suis pas une concubine qui s'immole sur le bûcher de son seigneur et maître. Je suis une femme qui mesure sa chance d'avoir eu une bonne vie avec le partenaire qu'elle a choisi. Un homme bon et vivant... Cet homme, je ne veux pas le voir sans vie, je ne veux pas laver son corps froid, je ne veux pas l'habiller pour le mettre dans un cercueil, je ne veux pas emporter le cercueil au crématorium et le voir disparaître dans un four pour en voir ressortir un pot de fleurs contenant tes cendres ! Tu comprends ?... Je ne collerai pas tes foutues cendres sur une étagère ! Et je ne veux pas avoir à aller les répandre où que ce soit... C'est vrai, je ne dors pas la nuit, mais si tu meurs sans moi, je ne dormirai pas non plus ! Je ne veux pas poser ma tête sur l'oreiller en me disant : "Demain sa tête ne sera pas là, son corps ne sera pas là, il ne sera pas doux et chaud l'hiver quand j'aurai froid, il ne sera pas chaud et moite l'été, et chaque nuit, je ne pourrai pas le pousser doucement dans mon demi-sommeil pour qu'il se tourne sur le côté et cesse de ronfler, car il ne sera pas là." Je t'aime. Si je ne dors pas, c'est parce que je ne veux pas me réveiller sans toi aujourd'hui, ou demain, ou jamais. Tu ne veux plus vivre cette vie, et je le comprends. Mais moi, je ne veux pas de la demi-vie, de la vie au rabais, de la vie misérable que serait ma vie sans toi. Moi aussi, je suis fatiguée. Moi aussi, je veux dormir. Mais je veux m'endormir sans peur. *Je veux m'endormir avec toi.* »

ÉTHIQUE

Je ne peux pas aider une femme en bonne santé à mourir en même temps que son partenaire malade. La loi ne me le permet pas. Je le leur dis. Je précise que je ne pourrai pas non plus lui délivrer, à Elle, des médicaments qui l'aideraient à mourir en même temps que Lui. Le barbiturique et l'anesthésique utilisés pour l'accompagnement sont contingentés et délivrés sur une base nominative – c'est une des conditions de la loi. Pour les lui fournir, il faudrait que je rédige une fausse déclaration. Depuis que l'accompagnement est légal, les soignantes concernées se font un devoir de suivre les directives à la lettre. « Avec une loi de liberté, on ne peut pas prendre de libertés », nous disait autrefois Emmanuel sur un ton apaisant.

Aujourd'hui, ces mots me semblent terriblement inadéquats.

Lorsque je sors, très abattu, de la chambre de fin de vie, j'en veux à Djinn de m'avoir envoyé leur parler. Il est neuf heures et demie passées. Rongé par la frustration, je me dirige vers le bureau des soignantes. Djinn m'y attend, avachie sur le canapé vert sombre.

Elle replie l'écran démodé qu'elle avait ouvert sur

ses jambes et me regarde par-dessus ses lunettes. Elle a certainement vu que je suis en pétard, mais le ton nonchalant de sa question me désarçonne.

« Alors, qu'en penses-tu ? »

Je tape du poing sur son bureau.

« Vous m'avez mis dans une situation impossible ! »

Elle soulève ses lunettes de son nez et les pose au sommet de ses cheveux blancs.

« La situation impossible, c'est Elle et Lui qui la vivent, pas toi... »

Ça me calme immédiatement.

« *OKAY* ! Mais alors... C'était quoi, le but de cette "mission de confiance" ?

— Savoir ce que tu en penses...

— Ce que je pense de quoi ?

— De leurs motivations à l'une et à l'autre. En particulier de ses motivations à Elle. Tu as une plus grande expérience de ces situations que moi... »

Je m'assieds pour réfléchir.

« Elle est absolument sincère, je crois. Et... »

J'hésite à en dire plus.

« Et ?

— Et... je sens... je *sais* que si elle ne peut pas partir en même temps que lui, elle fera tout pour mettre fin à sa propre vie, par n'importe quel moyen.

— Tu "sais" ? Comment peux-tu "savoir" une chose pareille ? »

Elle me fixe avec intensité.

Je reste silencieux un long moment. Elle ne me quitte pas du regard.

« Vous n'allez pas me croire... »

Elle penche la tête de côté et, de la voix d'un gangster de comédie, susurre :

« *Listen, kid...* Ch'bosse dans la santé des femmes depuis vingt-cinq ans. Et chuis officiante titulaire au

240

pôle Psycho. Alors, ch'crois *tout* ce qu'on me raconte. Surtout quand c'est incroyable. C'est décrit dans le profil de poste.

— Oh-*kay*... Dans ces conditions... Vous lisez de la science-fiction ? »

Elle secoue la tête comme si j'avais dit une bêtise. Pour me justifier, j'ajoute :

« Je vous demande ça parce que votre syndrome onirique, là, le SOPHI, c'est une nouvelle de SF...

— J'en ai lu beaucoup. Je m'y suis mise à l'unité 77, après que Karma m'a passé *La Servante écarlate*. Auparavant, je ne savais même pas qui était Margaret Atwood ! La description du SOPHI lui doit beaucoup, d'ailleurs... Surtout le dérapage dystopique...

— Ah... Et justement, puisque vous le mentionnez, vous allez nous en reparler quand, du SOPHI ?

— En temps utile. Mais pour en revenir à la SF... Après Margaret, j'ai dévoré Octavia Butler. As-tu lu *Liens de sang* ? C'est un roman de SF qui parle de l'esclavage mieux que dix traités historiques. Et Suzette Elgin ? Dans *Native Tongue* elle imagine une communauté de femmes qui inventent une nouvelle langue pour se libérer de la domination masculine ! Et Ursula Le Guin ! *La Main gauche de la nuit* m'a réconciliée avec moi-même. Quant aux *Dépossédées*... (Elle fait un geste de la main pour désigner la pièce – ou peut-être tout l'hôpital ?) Parfois, j'ai l'impression d'être moi aussi sur une planète aride où on ne survit qu'en partageant tout... Tu sais pourquoi j'aime être ici, en Psycho ?

— Non...

— Parce que c'est calme. C'est le lieu de soin le plus calme dans lequel il m'ait été donné de travailler. On imagine que ce pôle est un monde agité, et c'est l'inverse. Même quand on se débarrasse des

241

neuroleptiques. C'est le pouvoir qui produit la violence, pas la folie. Quand les lieux de soin sont hiérarchisés, les tâches fragmentées et les traitements contrôlés par les médecins, la violence est grande, parce que telle est la nature du pouvoir. Quand mes aînées, quelques années avant la Réforme, ont entrepris de former *toutes* les soignantes aux thérapies cognitives et de soumettre la prescription des traitements psychotropes à une décision collégiale, je te dis pas le bazar... N'empêche que ça a marché. Quinze ans plus tard, on n'entend presque jamais de cris, ici... Si on m'avait dit ça il y a vingt ans j'aurais dit que c'était de la science-fiction... Mais j'y ai cru. Alors, tu peux me parler. »

Je prends une grande inspiration.

« Quand j'étais adolescent, un de mes profs m'a fait lire une nouvelle intitulée "Ligne de vie". Un ingénieur met au point une machine qui mesure la durée de vie de chaque individu, au jour près. Et qui peut prévoir le moment où elle se termine. »

Je regarde mes mains en soupirant.

« J'ai une "machine" de ce genre. Au bout des doigts. »

Je m'attends à ce qu'elle se moque de moi, mais non. Elle soulève un sourcil.

« Tu peux *prédire* combien de temps il reste aux personnes que tu soignes...

— Quand je les touche. (Je lève une de mes mains gantées.) Et même, parfois (je baisse la tête tant le sentiment de honte qui m'étreint est pénible) sans les toucher. Je perçois une sorte de... vibration, plus ou moins intense, plus ou moins régulière. Comme le pouls ou la respiration... Une vibration qui vient du plus profond... Et qui est différente chez une personne qui pète la santé et chez une personne dont les jours sont comptés... Alors je ne peux pas prédire *exactement* la date et l'heure, bien sûr, mais c'est quand même assez précis...

— Je vois. Mais ce genre de prédiction, n'importe qui peut la faire en lisant un dossier ou en passant du temps avec la personne soignée...

— Oui, et ce que je sens me le confirme... Ou me dit autre chose. Parfois, tout semble annoncer une fin proche, et ce que je perçois dit le contraire. Malheureusement pour moi, je peux aussi le percevoir chez les personnes que je ne soigne pas... »

Quand je relève la tête, le visage de Djinn est pensif.

« Et... ça t'arrive de te tromper ? »

Je baisse la tête et je pense à Georges. À Betty.

« Oui. Enfin, je n'ai pas fait de statistiques... »

Brusquement, mes mains me brûlent. Je retire mes gants et je les pose sur le bureau.

« En général, j'évite le plus possible de me laisser déborder... Ce soir, je n'ai pas pu me tenir à distance... »

Je regarde Djinn. Elle n'a l'air ni incrédule ni choquée. Plutôt circonspecte. Des individus aux idées bizarres, elle en côtoie tous les jours. Ce que je lui raconte ne doit pas lui sembler si extravagant.

« Vous pensez que je devrais me faire soigner...

— Pas du tout. Je te crois. Simplement, je ne pense pas que tu aies un superpouvoir ou des aptitudes extrasensorielles... Je pense que tu lis très vite, de manière inconsciente, des signaux subliminaux. Comme Joseph Bell, le patron de Conan Doyle, qui faisait des diagnostics en voyant les patients entrer dans son bureau... Et qui parfois se trompait complètement ! »

Elle pose son écran sur le sol et croise les bras.

« Depuis quand est-ce que tu as ce "don" ?

— Je n'appelle pas ça un don... Pour moi, c'est

une prémonition sinistre. Une malédiction... Ça a commencé à l'adolescence... »

En même temps que les érections spontanées et les éjaculations nocturnes.

« Ah. Comme l'hyperthymésie... »

Je hoche la tête.

« Quand j'ai commencé l'École, j'ai exploré les bases de données pour chercher si mes *appréhensions* figuraient parmi les productions délirantes... J'ai même lu un vieux répertoire des maladies psychiatrie, le DSM VII...

— *Ohmygod !* Heureusement qu'on l'a jeté, celui-là ! Si tu savais combien de conneries il contenait !

— En tout cas, je ne me suis retrouvé dans aucune description... Mais j'ai découvert l'hyperthymésie.

— Toutes les productions bizarres du cerveau ne sont pas des maladies mentales, Dieu merci ! Ou alors, l'imagination en est une... »

Elle hésite, semble rassembler ses esprits.

« Et donc... Que t'ont dit tes doigts, ce soir ? »

Je prends une profonde inspiration.

« Que Lui n'en a plus pour très longtemps, comme nous le savons toutes...

— Oui...

— Et qu'Elle ne lui survivra pas.

— Elle est malade ?

— Non, je n'ai pas senti ça. J'ai senti qu'Elle est... déterminée.

— Et tu as senti ça dans son corps, pas dans le ton qu'elle a employé...

— Les deux, je pense. Il y a toujours quelque chose dans la voix... J'ai souvent tenu la main de personnes qui menaçaient d'en finir et appelaient au secours... Chez Elle, *en* Elle, ce n'est pas un appel, ni une menace. C'est une intention. Un projet.

— Je vois… Je te remercie.

— De quoi ?

— De m'avoir éclairée.

— Ça ne change rien pour eux, dis-je avec amertume… »

Elle secoue la tête.

« Ça ne change rien à nos obligations légales, c'est vrai… Mais, dit-elle en se mettant debout, la loi et l'éthique ne sont pas toujours superposables…

— Qu'est-ce que vous êtes en train de me dire, là ? »

Elle me prend par le bras et me raccompagne à la porte du bureau.

« Je ne te dis rien du tout. »

Elle prend mes mains dans les siennes. Nous restons là, sans rien dire, un moment. Elle, souriante. Moi, abasourdi qu'elle ait fait ça. Et stupéfait de ne ressentir aucune menace, aucun orage noir, à l'horizon.

« Tu sais, Hannah, dit-elle enfin, tu n'as pas à avoir peur de ce que tu sens et entends. Tu peux apporter beaucoup avec ça. »

Je ne réponds pas. Je retire mes mains lentement.

« Va te reposer. Tu en as besoin. »

Elle me pousse doucement dans le couloir et referme la porte derrière moi.

— Je veux... je veux...

— Dé quoi ?

— Je ne sais...celui de...

— Ça ne change rien, ma pauvre. Dis ce que tu veux... une...»

Elle se mit à rire.

«Ça, ce n'est pas bien, Mademoiselle Eglantine, c'est vrai ! mais on ne doit se moquer. Est-ce beau, ça ! et femme ne sera pas si bête que de vous en empêcher...

— Oui ! dit-elle, je vais vous dire un truc...

(...)

Elle ne partit pas. Je m'en fus, accompagné par la porte d'embarras.

Je le lui fis signe du front.

«Elle peut d'un rien se mettre dans la gêne. Nous pourrions la faire rester... Elle pourrait mieux se sauver. Moi, apparaît-il d'elle ? au fait, il me plaît de ne répondre aucune raison, aucun choix...» Alberic dit...

«Tu es là, Edmond ! Tu te retiens ! tu n'as pas à venir peut-être-ce que je serais chanté de l'être ou partir loin, beaucoup avec toi...»

Je me retrouvais : je revenais nous mais sa forme allait.

«Va-t-en répondre. Tu en as besoin.»

Elle me poussa doucement dans le couloir et referma la porte derrière moi.

trouvé une personne hésitant que l'on a à jamais
dénié à celle[s], à chaque tentative à la seule
vous comme les choses qu'ordinaire à la sauvait dans
la suite

JE SUIS CELLES

Je suis celles qui ont été enlevées sur la route et qui ne sont jamais revenues

Je suis celles qui pour survivre à leur vie d'esclave ont couché avec le maître

Je suis celles qui ont ramassé du bois jusqu'à ce qu'elles soient aussi sèches que lui

Je suis celles à qui on dit de se taire, mais que personne ne pourra empêcher de penser

Je suis celle qui apprend à lire en cachette

Je suis celle qui met sou par sou de côté en sachant exactement ce qu'elle va en faire

Je suis celle qui sort défiler dans la rue devant les hommes armés pour qu'on lui rende le corps de son fils

Je suis celle qui interdit à d'autres femmes de parler à sa place

Je suis celle qui refuse de s'asseoir au fond du bus

Je suis celle qui, première de sa famille, franchit les portes de l'école

Je suis celle qui se prépare à partir

Je suis celle qui s'en va sans laisser d'adresse

Je suis celle à qui on a « déconseillé » de faire ce boulot-là et qui le fait quand même

Je suis celle qui présente sa candidature à un

travail, un poste, une fonction, que l'on n'a jamais offertes jusqu'ici à des personnes *de son genre*. Et qui, quand on rejette sa candidature, postule de nouveau

DISPARITIONS

Elle et Lui sont morts la même nuit.

Lui, au cours d'un accompagnement conforme à la loi.

Elle, à la suite d'une crise cardiaque, peut-être favorisée par l'épuisement et déclenchée par le chagrin.

Le couple avait demandé à rester seul. Il semble qu'Elle soit morte au même moment que Lui, ou presque. Elle n'a pas sonné pour appeler à l'aide.

C'est toujours à nous d'écrire le mot fin.

Dans le rapport adressé au comité de surveillance de l'accompagnement à la fin de vie, Djinn cite une douzaine de cas similaires, répertoriés par d'autres centres ou au cours des enquêtes effectuées dans divers pays au cours des quarante années écoulées. En principe, les rapports d'AVF sont confidentiels, mais Djinn a tenu à mettre celui-ci à la disposition de toutes les soignantes du pôle, en ajoutant qu'elle est prête à répondre à toutes les questions. Elle n'a pas donné d'explication à cette procédure inhabituelle.

Le matin suivant, alors que je suis en train de le relire, Santal entre dans le bureau des soignantes une tasse de café à la main et s'installe lourdement sur la chaise voisine.

« Qu'est-ce que tu lis ? (Et, sans me laisser le temps de répondre.) Ah ! Si Atwood a rédigé ça, c'est parce qu'elle se sent coupable. »

D'habitude, elle l'appelle Djinn.

« Coupable de quoi ?

— De ne pas l'avoir mieux écoutée, Elle. »

Je ne lui parle pas de ma rencontre avec le couple.

« Qu'est-ce que ça aurait changé, à ton avis ?

— Atwood aurait dû voir qu'Elle était dépressive. Il fallait lui prescrire un traitement et la surveiller discrètement. Les dépressions profondes favorisent la survenue des infarctus, tout le monde sait ça ! Et elle avait le droit d'en faire un. On ne pense jamais assez souvent aux infarctus chez les femmes. Depuis qu'on a réduit la mortalité par cancer du sein, c'est devenu la première cause de décès chez les femmes de plus de cinquante ans, mais c'est encore sous-diagnostiqué...

— Tu crois qu'on risque de le reprocher à Djinn ?

— En tout cas, elle ne doit pas avoir l'esprit tranquille ! C'est la première fois que je la vois communiquer un rapport d'AVF à toute l'équipe. Je ne comprends pas ce qui lui est passé par la tête ! Je ne serais pas surprise qu'on lui envoie un contrôleur.

— Sauf erreur de ma part, pour qu'il y ait un contrôle, il faut qu'il y ait un signalement...

— La p'tite Génie a ses propres manières de procéder, et elles ne sont pas toujours réglementaires. Elle n'en fait qu'à sa tête ! Elle aurait dû faire entraver Aaliyah, par exemple. Un jour, on aura un accident ! »

Je ne comprends pas pourquoi Santal est dans cet état. Depuis que je suis arrivé, il ne s'est pas écoulé une journée sans qu'elle chante les louanges de Djinn. C'est son troisième semestre de résidence dans ce pôle, je sais qu'elle vise un officianat en Psycho, mais si le comportement de Djinn la mettait mal à l'aise, elle n'était pas obligée de revenir ici...

« Bref, poursuit-elle agacée, cette histoire d'accompagnement n'est pas très nette. Si une panseuse ou une soignante pro ne se sentent pas en sécurité, elles sont en droit de le signaler au comité d'éthique...

— Une panseuse ou une soignante pro, dis-je en la regardant dans les yeux. Et pourquoi pas une résidente ? »

Comme je ne veux pas entendre sa réponse, je débarrasse le plancher.

*

Au moment où je franchis la porte, je vois Andrée accourir de l'autre bout du couloir.

« Alma est partie !

— Comment ça, "partie" ?

— Sa chambre est vide. Et son matériel a disparu. »

À l'étage où elle logeait, personne n'a rien vu. La journée précédente a été calme, Alma l'a passée à l'Atelier comme d'habitude et les soignantes de nuit l'ont vue aller se coucher vers vingt et une heures, ce qui était tôt pour elle, mais pas exceptionnel. L'une de ses voisines dit avoir entendu des chuchotements et des coups contre la cloison, mais Alma a le sommeil agité, alors ça ne l'a pas inquiétée plus que ça. Quant à l'Atelier, la porte n'est jamais fermée, et Andrée a vérifié que seul le matériel d'Alma manquait. Les autres ordinateurs, les machines-outils, les matières premières – certaines ont de la valeur – n'ont pas été touchées.

Djinn est debout devant le lit d'Alma. Les draps et la couverture sont soigneusement pliées sur le matelas. La chaise est rangée sous le petit bureau.

251

« Elle a loué un camion et des bras pour déménager à la cloche de bois, dit Djinn.

— À la quoi ? demande Santal, qui nous a rejointes dans la chambre vide.

— C'est une expression d'un autre âge...

— Ça veut dire "en douce", précise Andrée.

— À la dérobée, ajoute Djinn.

— En catimini, dis-je.

— Ah. Incognito », conclut Santal.

Djinn sourit. Nous sommes toutes surprises, mais pas inquiètes.

Je passe un doigt ganté sur le chrome du lit. Pas un grain de poussière. Et (je me penche pour voir la lumière friser le métal) pas une empreinte.

« Peut-être qu'*on* l'a déménagée, dit Djinn en surprenant mon geste.

— Que voulez-vous dire ?

— Les types de l'autre jour, qui venaient soi-disant du CERN... Tu les as trouvés "militaires" dans leur manière de se comporter... Je ne les ai pas regardés de près, mais à la réflexion...

— Tu crois qu'ils l'ont enlevée ? s'inquiète Santal.

— Enlevée, peut-être pas, mais convaincue de travailler avec eux...

— Et de partir sans rien dire ?

— Si c'est pour un projet top-secret, dis-je, ils n'allaient pas nous mettre dans la confidence...

— *Mmhhh...* fait Djinn. Effectivement, la déménager de nuit avait l'avantage d'éviter les questions. De toute manière, comme elle séjournait ici de sa propre initiative, elle avait le droit de partir du jour au lendemain, sans préavis...

— Enfin, s'en aller comme ça, à la sauvette, c'est tout de même très pénible pour tout le monde, dit Andrée sur un ton de reproche. Deux des soignées de l'étage sont en pleurs et deux autres ont fait une crise de panique... Je ne veux même pas penser à celles qui travaillent à l'Atelier.

— Et nous allons les soutenir, dit Djinn, rassurante. Mais il ne faut pas en vouloir à Alma. Elle a décidé de s'en aller, c'est son droit. »

Mes doigts nus tapotent le chrome du lit.

« Je suis tout de même surpris qu'elle n'ait pas laissé une note, un mot. Elle avait beaucoup d'amies ici... »

Djinn hausse les épaules.

« La connaissant, ça ne me surprend pas plus que ça. Comme disait Simone de Beauvoir, "Il n'y a que les salauds qui pensent qu'ils sont indispensables".

— Beauvoir ? C'était pas plutôt Sartre ? »

Djinn me lance un regard de travers.

« Ah, oui, c'est vrai, dis-je en me reprenant. Ce ne serait pas la première fois qu'un homme s'approprie la pensée d'une femme... »

*

Plus tard, chez moi, encore tracassé par la disparition d'Alma, j'examine le dossier qu'elle m'a envoyé l'autre soir. Il contient l'intégralité de ses calculs, le descriptif de l'appareillage nécessaire à l'envoi des messages, et le fichier du code. Je fais des copies de travail et les enregistre sur mon nuage. Les soirs suivants, je nettoie le code, je corrige ses bogues, je le révise pour qu'il tourne aussi bien que possible... Sans parvenir à croire tout à fait qu'il fonctionne.

J'en profite aussi pour remettre en page l'ensemble des fichiers dans un document unique, ordonné et indexé, facile à consulter et explorer.

Une fois mon petit montage terminé, je l'envoie à Alma. Où qu'elle soit, j'imagine qu'elle peut encore consulter sa boîte courriel.

ÉVOCATIONS

« Tu as commencé tard », murmure Renée.

Nous sommes dans la pièce centrale de l'Annexe. Elle est pelotonnée dans l'un des canapés. Moi, je suis affalé au milieu de l'autre. Au-dessus du frigo, la pendule-assiette affiche neuf heures passées.

« J'ai commencé tard quoi ?

— Ta carrière de soignante.

— Ah ! Eh bien, j'ai commencé… quand j'ai pu. »

C'est un mensonge. Enfin, une demi-vérité. J'ai commencé quand j'en ai eu besoin. Lorsque je me suis senti seul.

Elle reste silencieuse, toujours avec son même sourire. Elle me semble toute petite, plus que d'habitude. Plus fatiguée, aussi. Comme je ne le suis pas autant qu'elle, je fais un effort pour poursuivre.

« À la fin du lycée, j'avais vaguement pensé devenir médecin. Mais tout ce que j'entendais dire sur la formation me déplaisait profondément. Je n'avais pas envie de me lancer dans des concours auxquels j'avais toutes les chances d'échouer. Je ne voulais pas me battre pour avoir le droit de soigner. De toute manière, à ce moment-là, l'École n'existait pas.

— Tu aurais pu choisir une autre profession de santé.

254

— Oui... Mais je voulais pouvoir aborder *toutes* les pratiques de soin. Quand j'étais gamin, avec mon école, j'ai visité une imprimerie. Le directeur nous a montré les presses – il y en avait d'énormes et des minuscules – et tous les postes auxquels travaillaient les ouvriers du livre. Je me souviens en particulier d'un établi sur lequel on composait les beaux livres pleins de photos, en les maquettant à l'équerre, aux ciseaux, à la colle. À la fin de la visite, le prof s'est étonné qu'il connaisse si bien le travail de tous les ouvriers. Il a répondu : "Je suis arrivé ici il y a trente-cinq ans, et j'ai assuré toutes les tâches, l'une après l'autre..." Plus tard, j'ai lu un entretien avec un magistrat britannique. Il ne comprenait pas qu'en France, un homme ou une femme de moins de trente ans puisse devenir juge d'instruction ou aux affaires familiales dès sa sortie de l'école de la magistrature. En Angleterre, on fait du droit, puis on est clerc, puis avocat, puis représentant du ministère public, et on ne devient juge qu'après avoir assumé toutes ces fonctions et vu le système sous toutes ses facettes... Quand j'ai entendu parler de l'École, j'ai su que j'y trouverais ce que je cherchais. J'aurais pu y entrer plus tôt, mais j'avais toujours le nez collé sur mon boulot. »

Et sur mon seul ami.

« C'était quoi, ton boulot ?

— J'étais programmeur. J'ai tapé des lignes de code tous les jours pendant presque quinze ans... J'ai écrit pas mal de programmes marrants, mais j'ai surtout bossé en équipe. (Je baisse la tête.) Ma boîte était sous-traitante pour des banques, des compagnies d'assurances, des mutuelles... On n'a jamais manqué de travail...

— Je vois... »

Elles ont le même tic, Djinn et elle. Elles disent tout le temps « Je vois ».

« Et toi, Renée, comment es-tu arrivée ici ?

— Tu veux dire, au *Chht !* ou chez les folles ?

— Euh...

— J'ai travaillé pendant des années aux archives de la maternité. À deux pas de l'unité 77, où Djinn avait été nommée contre son gré. C'est là qu'on s'est rencontrées. Elle cherchait un dossier introuvable ; moi, j'étais dans une impasse. Je le lui ai trouvé son dossier et elle m'a montré la sortie. Ça nous a rapprochées... »

Je ne comprends pas bien de quoi elle parle, il doit me manquer des éléments de contexte, mais je n'ose pas lui en demander plus.

« Oh-*kay*... Et... quand as-tu pris ta retraite ?

— Quand la direction m'a trouvée trop vieille et mon boulot sans intérêt, on m'a poussée dehors. Monumentale erreur. Les archives d'un hôpital, c'est aussi précieux qu'une bibliothèque. On y apprend beaucoup sur la vie des personnes... Et en particulier sur celles des femmes. La manière dont les médecins les voient, les décrivent, les nomment, les qualifient et les disqualifient. La manière dont ils les traitent et les maltraitent...

— Ça a l'air horrible...

— *C'est* horrible. Parfois, j'avais l'impression de lire les notes de travail de Mengele. Tu sais qui c'est ?

— Oui, hélas ! Un de mes grands-parents adoptifs a eu affaire à lui en personne...

— Ohmondieu. Je suis désolée... Enfin, tout ça pour dire que je ne rigolais pas tous les jours, aux archives, mais je m'instruisais et je rendais service...

— Et... ensuite ? (Je me mords la lèvre d'être aussi indiscret, mais ma curiosité est trop forte.)

— Ensuite ? Eh bien, comme je n'avais personne dans la vie, et que je me sentais un peu seule, Djinn et Joël, son partenaire, m'ont proposé de venir vivre dans leur fermette, du côté de Play. Je cultivais le potager, je lisais, je soignais les chats, je faisais la popote. J'étais leur "belle-mère sans inconvénient", comme disait Joël... Je l'aimais beaucoup, il me manque, c'est scandaleux qu'il soit mort si jeune... (Elle soupire.) Et il y avait toujours du monde à la maison. (Elle lève les yeux comme pour revoir les visages.) On voyait souvent Cécile, qui travaillait aussi à l'unité 77 et qui a toujours eu le béguin pour Djinn... Et bien sûr les Karma – Franz et Aline et leur fille Manon, qui débarquait toujours avec un ou une partenaire différente. Elle a une vie amoureuse très variée... Ah, et aussi leur ami Bruno Sachs quand il lui arrivait encore de venir donner une conférence ou animer un séminaire à Tourmens. Bref, c'était une gentille petite famille. Tu aurais été tout à fait à ta place, au milieu de ce petit monde. »

Je me sens rougir.

« Je... Pourquoi me dis-tu ça ?

— Parce que Djinn t'aime bien. Et moi aussi, je t'aime bien. Tu es une bonne personne.

— Je-je ne sais pas quoi dire.

— Dis merci et garde le compliment.

— M-merci, Renée.

— De quoi parliez-vous ? demande Djinn en entrant dans la pièce.

— De tes frasques amoureuses, répond Renée. J'expliquais à Hannah que je n'aurais jamais dû accepter d'aller vivre à Play avec Joël et toi. Avec le bruit que vous faisiez, impossible de dormir !

— T'exagères de dire ça devant Hannah ! Qu'est-ce qu'il va penser ? »

Je m'entends dire à mi-voix :

« Je pense que Joël et vous, vous vous aimiez...

— Oui, dit Djinn en détournant les yeux. Oui, on s'aimait... (Puis, d'une voix faussement en colère.)

257

Mais pourquoi tu lui racontes ma vie au lieu de préparer la popote ?

— Ha ! Tu vois comment elle me traite ? s'exclame Renée, désabusée. Et c'est tous les jours comme ça depuis… *Ooouh !*

— Depuis bien trop longtemps ! dit Djinn. Des siècles ! »

Ensemble, elles éclatent de rire. Et leur rire m'emporte.

PASSÉ COMPOSÉ

Un matin, en passant devant la porte grande ouverte de la bibliothèque, au premier étage du Château, j'aperçois Renée assise devant l'un des ordinateurs à holoécran. Elle murmure dans un micro-casque. J'entre, pour lui demander si elle rédige un article – ou ses mémoires, peut-être –, mais en m'approchant, je la vois s'interrompre et porter la main à son oreille avant de reprendre sa dictée. Je crois comprendre qu'elle retranscrit ce qu'elle entend. Je passe près d'elle sans un mot. Elle me voit, me sourit et replonge dans son travail.

Avec Santal et une ou deux autres résidentes, je prends l'habitude d'aller souper et passer la soirée à l'Annexe. On fait la cuisine toutes ensemble, on parle de tout sauf de ce qui s'est passé pendant la journée, les « bleues » écoutent les « anciennes » leur parler du passé. Djinn, en particulier, ne se prive pas de raconter toutes les bourdes qu'elle a faites pendant son dernier semestre d'internat, et évoque les innombrables leçons qu'elle a reçues – parfois de mauvaise grâce – de celui qu'elle appelle son *sensei*, Franz Karma. Au fil des souvenirs, je comprends que Karma a été pour Djinn une figure tutélaire marquante, mais qu'il ne l'a jamais écrasée. De fait, il a très vite partagé avec elle ses responsabilités à l'unité 77, qui peu à peu s'est mise à fonctionner comme un prototype de l'École.

« Tout le monde se tutoyait, raconte Djinn, tout le monde s'appelait par son prénom, et on proposait aux soignées de faire de même. Ça les libérait pour parler des choses les plus difficiles. Avant de travailler avec Franz et Aline, par exemple, il ne m'était jamais venu à l'esprit de demander à une femme si elle avait déjà subi des violences sexuelles. Je trouvais ça intrusif et brutal. J'avais tort. Je n'avais jamais été brutalisée ou violée, je n'avais aucune idée de la libération que ça représente pour une femme d'entendre une soignante *nommer* ce qu'elle a subi, et lui dire qu'elle sera crue. Toutes les femmes ne parviennent pas à en parler, mais pour beaucoup, ça permet de surmonter la honte et le dégoût qu'elles ont d'elles-mêmes. Quand les soignantes évoquent l'innommable et se montrent prêtes à l'entendre, c'est profondément libérateur pour les soignées. »

Renée, elle aussi, peut se révéler intarissable. Elle nous parle d'un temps beaucoup plus ancien, de son enfance dans les années 1960 et 1970, de sa rébellion contre une famille bourgeoise, de sa décision d'aller travailler dans une imprimerie industrielle, du travail posté qui commençait à quatre heures du matin, des mains coincées par des énormes bobines, des poussières de papier carbone qui emplissaient les poumons et collaient à la peau, des fêtes autour d'un gâteau d'anniversaire ou d'un faire-part de naissance ou de mariage, des bulletins de salaire auxquels il manque les congés payés, des « dégraissages » pour motifs économiques, des luttes syndicales, des piquets de grève, des fermetures autoritaires, des évacuations brutales entre deux rangées de CRS.

« Ça a été une des périodes les plus intéressantes

de ma vie, mais aussi une des pires. Je travaillais au milieu d'un paquet d'hommes plus machistes les uns que les autres, c'était très pénible. Je ne leur cracherai jamais dessus, ils étaient exploités comme c'est pas permis, ils faisaient face ensemble, et ils m'ont toujours dit que j'étais des leurs, même aux pires moments. Mais je ne me suis jamais sentie à ma place parmi eux. Le jour où j'ai pu passer un concours de l'administration et devenir archiviste hospitalière, j'ai sauté sur l'occasion. Ils ont vécu ça comme une trahison et certains ne me l'ont pas pardonné. S'ils avaient su qui j'étais vraiment, ils se seraient sentis doublement trahis... J'ai beaucoup appris avec eux... Mais j'ai mieux respiré quand je suis sortie de ce milieu-là. »

*

Je n'arrive pas bien à faire le lien entre cette Renée-là et celle d'aujourd'hui, mais ses récits m'ouvrent les yeux. Je connais peu de choses sur l'histoire des cinquante dernières années, et elle a beaucoup à en dire. À mesure que je l'écoute, mon admiration grandit. Quand je suis arrivé, je lui aurais donné soixante-dix ans, à tout casser. Mais elle nous dit avoir eu treize ans en 1968. Aujourd'hui, elle en a donc quatre-vingt-quatre !

Je pourrais les écouter parler toute la nuit, l'une et l'autre, mais elles nous mettent toujours dehors à onze heures. Au beau milieu d'une conversation animée, je vois Renée regarder la pendule-assiette et faire signe à Djinn ou l'interrompre.

Djinn proteste d'une voix de petite fille : « Non, maman ! Pas déjà ! »

Renée réplique : « On ne sait pas de quoi la nuit sera faite... »

Je ne comprends pas bien leur relation. Je comprends que Renée soit restée vivre avec Djinn après la mort de Joël. Je comprends moins bien pourquoi elle l'a suivie au pôle Psycho. Un lieu de soin pour personnes souffrant de troubles psychocognitifs n'est pas un lieu de villégiature – ni même de vie – pour une vieille personne qui me semble en très bonne santé.

En tout cas, elles partagent la même chambre : j'y ai vu deux lits rangés l'un près de l'autre, comme dans les vieux films.

*

J'en suis à la moitié de ma résidence, et je soupe tous les soirs à l'Annexe. Parfois, je suis le seul invité. Ces soirs-là, la conversation n'a pas la même tonalité. On parle de films et de téléséries en 2D d'autrefois. On se fait mutuellement la lecture – de nouvelles, de pamphlets, d'extraits de romans, de poèmes. Un soir, je leur lis celui que Betty m'a confié.

```
... Pour jouer leur vie et leur mort
   Aux jeux de pouvoir et d'argent
   Auxquels la plupart sont perdants
   Les hommes se sont mis d'accord
Pour garder les femmes dans le noir
    Confisquer leurs territoires
     Redessiner leur histoire

 Quand je vois la statue d'un homme
 J'oublie les mortes de sa gloire
 Quand je lis le livre d'un homme
J'oublie celles qui ne savent pas lire
Quand j'admire le tableau d'un homme
    J'oublie qui fut son modèle
```

Quand j'entends la chanson d'un homme
À quelles voix dois-je rester sourde ?...

Elles tentent délicatement de me faire parler de moi. Je suis encore sur la défensive, mais *Pourquoi pas !* Et je me laisse aller. Un peu.

*

Le plus souvent, tout de même, la salle à manger est un hall de gare. Santal, en particulier, vient régulièrement s'épancher et nous dire que sa partenaire, Karine, est mécontente de la voir passer six mois de plus en Psycho et y rester jusqu'à pas d'heure, alors que l'an dernier, quand elle était en résidence au pôle Enfants, elle était toujours rentrée à dix-neuf heures. Quand Renée lui demande si elle ne devrait pas aller la retrouver, plutôt que de traîner avec nous, Santal ne semble pas l'entendre.

Les autres convives, elles aussi, parlent souvent de leur partenaire. Quand c'est un homme, elles me jettent un regard en biais pour voir comment je réagis à tel ou tel commentaire sur son comportement ou ses attitudes. Je ne m'engage jamais dans la conversation : n'ayant jamais été le partenaire de quiconque, je ne me sens pas compétent. Mais ce qu'elles racontent m'intéresse. Elles parlent de l'extraterrestre avec qui elles vivent et, même si je ne me reconnais pas dans ce que j'entends, je suis de la même espèce que lui.

*

Quand je rentre chez moi, je m'interroge. Je n'ai jamais eu de désir physique, mais ça ne veut pas dire que je n'ai jamais eu le désir de me lier. J'étais

lié à Sara, Meriem et Data, et j'aimais ça. J'ai aimé
voir mes mères s'aimer, j'ai aimé la proximité entre
Betty et Joséphine. J'aime et j'admire la relation d'affection, mystérieuse à mes yeux, qui lie Renée et
Djinn. Mais je ne suis jamais parvenu à établir un
lien durable avec un ou une partenaire potentielle.
Ou je n'ai pas cherché à le faire. Oui, c'est ça : je n'ai
pas vraiment cherché. Ma seule... interaction intime
– avec une femme, et je ne suis pas sûr qu'on ait été
aussi intimes que ça – a fait fiasco peu après avoir
commencé et je n'ai pas eu envie de m'y risquer une
nouvelle fois. Aurais-je été plus apte à vivre avec un
homme ? C'est possible, mais je n'en sais rien. Il est
arrivé, quand j'étais à Brennes, que des collègues de
travail gais m'invitent à prendre un verre, mais je
n'ai jamais été tenté d'aller plus loin qu'une relation
polie.

Qui es-tu, Hannah ?

Pour se lier aux autres, ne faut-il pas savoir qui
on est ?

Ou est-ce le lien aux autres qui nous donne nos
contours ?

*

Un soir où je suis de nouveau seul avec elles, je
demande à Djinn si elle a l'intention de nous reparler
du SOPHI et de la mystérieuse Prima.

« Tu vois ? Je savais qu'il reviendrait à la charge !
commente Renée.

— Je suis désolé, dis-je, je ne savais pas que c'était
un sujet tabou...

— Oh, mais ça ne l'est pas, *mon grand*. (C'est la
première fois qu'elle m'appelle ainsi.) Mais la p'tite
Génie aime faire durer le suspense...

— Ferme ta grande bouche édentée, Carabosse !

264

— J'ai toutes mes dents et je t'enquiquine, Scarabée. »

Djinn a l'air très contrariée.

« Je n'aurais pas dû vous faire lire ce texte, dit-elle après un long silence.

— Pourquoi ? C'est une histoire fascinante. Elle le serait même si… »

Me voyant hésiter, Djinn se lève d'un bond.

« Même si Prima n'existait pas ? C'est ça ? (Elle se tourne vers Renée.) Dis-le-lui, que Prima existe et que la vieille Atwood n'est pas juste une foutue mythomane. »

Renée pose sa main sur le bras de Djinn, qui le retire, puis l'air désolée, lui tend la main à nouveau.

« Djinn n'est pas mythomane, dit Renée. Prima est bien réelle, et ses récits couvrent plusieurs centaines de pages. Je le sais de première main, car… »

Elle regarde Djinn, qui hausse les épaules et murmure : « Vas-y.

— Car c'est moi qui les retranscris…

— Ah », dis-je en la revoyant penchée sur un holoécran de la bibliothèque.

Mon cœur se met à battre plus vite.

J'attends la suite.

Et elles changent de sujet.

*

Un autre soir, pendant que Renée raccompagne Santal et Andrée à leurs VéRos respectives et tandis que je ramasse mon sac, Djinn me tend une revue. *Psychologie clinique et sociale*. Elle désigne un article dans le sommaire.

« Stéréotypes sexistes et préjugés de genre comme cause de syndrome dépressif grave chez les femmes de 18 à 35 ans ».

« J'aimerais que tu lises ça pour me dire ce que tu en penses.

— Oh-*kay*... »

Je glisse la revue dans mon sac. Au moment où je vais franchir le seuil, elle me retient par la manche.

« Je voulais te dire : l'autre jour, quand tu m'as expliqué ce que tu faisais avec les soignées... Leur demander de te raconter une histoire, la transcrire et la leur lire... Je t'ai dit que je ne voulais pas que tu le fasses ici. Je ne pense pas que ce ne soit pas éthique, ou que ça leur ferait du mal, bien au contraire. C'est important pour nous toutes de raconter nos histoires, et de les transmettre. Mais je crains que, si tu le fais ici, ça ne tombe entre de mauvaises mains, et que ce ne soit utilisé *contre* nos soignées. Tu comprends ? »

Je hoche la tête.

« Oui. Elles sont souvent sous contrôle judiciaire...

— Voilà. Les familles et les tutelles ne sont pas toujours bienveillantes. Elles pourraient exiger que tes transcriptions soient considérées comme un élément du dossier et communiquées au juge... D'un autre côté, il ne serait pas éthique de ne proposer tes transcriptions-lectures qu'à celles qui sont ici de leur plein gré... Ce ne serait pas équitable.

— Je comprends. »

Elle sourit avec soulagement.

« Tu comprends toujours tout.

— Euh... non, dis-je avec un petit sourire. Par exemple, je ne comprends pas pourquoi vous ne m'avez pas dit ça l'autre jour. »

Je suis surpris d'avoir dit ça. Il n'y a pas si longtemps, j'aurais eu peur de la froisser. Ou de sembler agressif.

Elle reste bouche bée. Puis fait l'effort de me répondre.

« Parce que j'étais... bouleversée. »

266

Elle pose la main sur mon bras et se détourne. Je comprends qu'elle n'en dira pas plus.

*

Ce n'est pas la première fois qu'elle me donne de la lecture, et chaque fois, je lis tout, tout de suite. Arrivé chez moi, je sors la revue de mon sac, je le jette dans un coin et je m'affale sur le canapé. L'article date de 2009. Pourquoi veut-elle me faire lire un papier écrit il y a vingt-cinq ans ? Lorsque je feuillette les pages, quelque chose tombe sur ma chemise. C'est une microcarte. Un format qu'on peut lire sur à peu près toutes les machines. Elle a sans doute glissé là par erreur. L'une de ses faces est légèrement collante. Je la pose sur la table basse et rouvre la revue. Les deux premières pages de l'article sont collées l'une à l'autre par la même substance que... Hésitant, je cueille la microcarte du bout de mes doigts nus. J'ai enlevé mes gants pour faire la vaisselle avec Andrée et je ne les ai pas remis. Jusqu'ici je ne m'en étais pas rendu compte...

Cette microcarte m'intrigue.

Je n'aime pas mettre mon nez dans les documents qui ne me regardent pas.

Mais elle n'est pas arrivée là par hasard, Djinn l'a collée entre les pages.

Si elle est cryptée, je n'y aurai pas accès, de toute manière.

J'ouvre mon ordinateur et je pose la carte sur la zone de lecture.

Un court texte surgit sur l'écran.

Hannah,
Voici la transcription des mélopées de Prima.
For your eyes only.
Djinn

Il y a deux dossiers sur la carte. Le premier contient près de trois cents textes classés par dates – celles de leur enregistrement, j'imagine. Dans le second dossier, les mêmes textes sont répartis dans des sous-dossiers.

Mélopées de Lehna (Kabylie ?)
Mélopées de Slima (Constantine)
Mélopées de Flavia (Alger)
Mélopées d'Awinita (?)
Mélopées de Normande (?)
Mélopées d'Erika (Allemagne)
Mélopées de Marie (France)
Mélopées non attribuées

La gorge serrée, j'ouvre le dossier de Lehna.

JE SUIS CELLES

Je suis celle qui porte la charge sur sa tête
Je suis celle qui marche dans la poussière
Je suis celle qui mâche les feuilles de la plante
sacrée pour supporter la douleur et le froid
Je suis celle qui domestique le chien et apprivoise
le chat
Je suis celle qui sait soigner les abeilles et recueillir
le miel
Je suis celle qui fend les lianes et les tisse
Je suis celle qui travaille la glaise
Je suis celle qui coud les peaux
Je suis celle qui éduque
Je suis celle qui prend l'épée
Je suis celle qui harangue et appelle à la révolte
Je suis celle qui fait passer les messages
Je suis celle qui rend coup pour coup
Je suis celle d'Éthiopie, d'Illyrie, de Chine ou de
Norvège, qu'on enterre avec ses armes
Je suis celle qu'on vient voir parce qu'elle est de
bon conseil
Je suis celle qui écoute et qui arbitre
Je suis celle qui protège l'eau
Je suis celle qui réconcilie

CONTRÔLE

Les soirs suivants, je ne soupe pas avec Renée et Djinn. Nous finissons toutes tard, car les entrées se sont multipliées : de nouveau, un service de psychiatrie de la région a été fermé – à Orléans, cette fois-ci –, et un bon nombre de soignées ont demandé à être transférées à Tourmens. Le troisième jour, alors que nous sommes encore très occupées, la direction du *Chht !* nous annonce que nous allons faire l'objet d'un contrôle.

Le contrôleur doit avoir vingt-cinq ans. On l'a chargé de vérifier les soignées sous mandat judiciaire, mais c'est sa première mission, il sort à peine de son école de santé. Il ne connaissait pas l'existence du Château et il est si impressionné qu'il ose à peine lever le nez de sa vieille tablette tactile. Pendant trois heures, Djinn passe son temps à répondre patiemment à ses questions et tente de lui expliquer pourquoi les soignées ne sont pas attachées, assommées ou enfermées en conformité avec les ordonnances. Mais le brave garçon peine à faire entrer les réponses dans son tableur et Djinn perd patience. À bout de nerfs, elle m'appelle, m'explique la situation en deux mots et me demande comme un service de prendre le relais.

J'ai croisé beaucoup de jeunes cadres comme lui par le passé, à mon boulot précédent, mais aussi pendant mes années de panseuse – quand l'Agence régionale de santé avait l'idée saugrenue de venir vérifier nos stocks de fournitures. Il ne leur paraissait pas normal qu'on utilise moins de matériel de perfusion que dans les hôpitaux de même catégorie. On avait beau leur expliquer que le *Chht !* trouve chaque année des méthodes pour consommer moins en soignant encore mieux, ils ne nous croyaient pas.

Certains de ces types sont arrogants et cassants avec tout le monde, pour bien montrer qu'ils auront toujours le dessus. D'autres sont juste défensifs, ils ont peur de mal faire et de se faire engueuler s'ils rendent un rapport incomplet. Par chance, celui-ci fait partie de la deuxième catégorie. Il a l'air perdu. Quand Djinn me passe le relais, je lis dans son regard qu'il est à la fois soulagé et content de me voir. Un homme parmi toutes ces femmes, ça le rassure, manifestement. Je n'ai pas grand mal à me lier avec lui, et à lui faire entendre que *tout est sous contrôle*. Il nous quitte tard dans la soirée, rasséréné d'avoir pu cocher chacune des multiples cases de ses nombreux questionnaires.

*

« Merci d'être venu, Hannah. Ça me fait chier de t'avoir infligé cette corvée, me dit Djinn en le regardant monter dans sa VéRo de fonction, mais je n'en pouvais plus. J'ai tendance à oublier qu'en dehors du *Chht !* le patriarcat règne encore en maître. »

Ses épaules s'affaissent.

Je pose la main sur son bras. Surprise, elle me regarde.

« De rien, dis-je en retirant ma main, je suis

272

heureux d'avoir pu le faire. Savez-vous qui nous a signalés ?

— Il ne l'a pas dit – il n'est pas censé le faire, d'ailleurs –, mais j'imagine que c'est la famille d'une soignée, probablement. (Elle pousse un petit rire sarcastique.) Certaines n'apprécient pas qu'on ne les maltraite pas. »

Elle me regarde, et semble attendre que je dise quelque chose.

« J'ai lu les mélopées, dis-je.

— Toutes ?

— Toutes. »

Elle hoche la tête et sourit.

« On en parlera quand tu auras un moment ?

— *As you wish*. »

*

Les jours suivants, nous sommes encore toutes trop occupées pour souper ensemble.

Dans la journée, chaque fois que je croise Renée, dans la salle à manger ou à la bibliothèque ou encore dans le parc, elle me salue d'un sourire. Sait-elle que Djinn m'a fait lire les mélopées ? Sait-elle que je me doute de l'identité de « Prima » ? Est-ce que ça n'est pas un secret de polichinelle, d'ailleurs ?

Avant que Djinn ne me confie les textes, j'avais essayé de parler du SOPHI à d'autres résidentes. Aucune ne semblait le prendre au sérieux – ni, pour la plupart, croire à l'existence de Prima. Pour certaines, ce syndrome est juste une idée fixe de Djinn, une fantaisie qui lui est venue sur le tard. « Elle a beaucoup donné, elle a le droit d'avoir des lubies. »

Pour d'autres, c'est un peu plus inquiétant. Elles se demandent si l'Ancienne ne perd pas un peu la tête. « D'ailleurs, venir finir sa carrière chez les folles

quand on est l'héroïne des militantes de la contraception, de l'accouchement, de la transidentité et de l'intersexualité, c'est pas un peu… ? »

Alors quand Djinn aborde le sujet, toutes sourient
poliment. Quand elle n'en parle pas, elles évitent de
le mentionner.

LE CORPS DES FEMMES

Je suis tenté de passer le plus clair de mon temps au Château, mais je me fais un point d'honneur de prendre mes journées de repos réglementaires. Ne pas se reposer est un manque de respect envers les soignantes qui ont une famille et autre chose à faire que des heures supplémentaires. Et c'est contraire à la Charte.

Quand Betty était vivante, mes jours de repos, je trouvais toujours un prétexte pour l'appeler, lui proposer d'aller se balader ou passer la voir. Elle a fini par me demander de ne pas être aussi envahissant : Joséphine n'aimait pas beaucoup ça et avait envie d'avoir la paix les jours où Betty n'allait pas au *Chht !*

À présent, bien que Renée m'ait dit de « passer quand je veux », je résiste au désir de m'incruster dans sa vie et celle de Djinn. Mais, de peur de m'ennuyer à mourir quand je ne suis pas au pôle, je me suis trouvé des occupations. Un jour, Djinn a laissé échapper que *Le Corps des femmes* embauche : l'équipe qui maintient le site en ligne manque de bras. Elle-même a cessé de s'en occuper quand elle est devenue officiante en Psycho, mais elle se sent coupable de les avoir laissées tomber. J'ai cru entendre un appel du pied ; j'ai sauté sur l'occasion.

Les bureaux du *Corps* se trouvent à l'hôpital Tourmens-Nord, au sous-sol de l'ancienne unité 77. L'équipe y occupe deux grandes pièces qui servaient autrefois de chambres d'hospitalisation « officieuses » lorsque Karma, Djinn et leurs collègues proposaient à des femmes de se mettre à l'abri.

Le jour où je m'y rends pour la première fois, je suis accueilli à bras ouverts par Eva et Salomé, deux militantes-rédactrices un peu plus âgées que moi. Elles me confient que l'infrastructure du site n'a pas été entretenue depuis longtemps, et ne cesse de se mettre en carafe. Leur budget ne permet pas de faire appel à un informaticien pour le réparer. Quand je leur dis que j'ai un peu l'habitude des codes web, elles me donnent immédiatement les mots de passe. Je passe un week-end entier à explorer les entrailles du monstre en long, en large et en travers, à répertorier les erreurs et à les corriger. Le lundi, *Le Corps...* tourne comme un carrousel de foire. Eva et Salomé sont enthousiastes, et je n'ai pas vu le temps passer.

Les semaines suivantes, presque tous les soirs, je termine tard au pôle ; en rentrant chez moi, je m'arrête à l'unité 77. Je devrais être épuisé, mais je n'ai pas sommeil et j'ai les clés du local. Cette fois-ci, c'est le contenu du *Corps...* que j'explore. Les premiers textes ont été mis en ligne au début du siècle, et l'ensemble compte à présent plus de trente mille pages et six cents rubriques ! Ce *Corps...* est une bibliothèque à lui seul.

Son aspect le plus fascinant, c'est le nombre de témoignages qu'il renferme. L'équipe a reçu, colligé et mis en ligne des dizaines de milliers de textes, de sons ou de fichiers vidéo portant sur tous les aspects possibles et imaginables de la vie physiologique des femmes et d'innombrables expériences de maladie.

Au début, toutes ces contributions étaient transcrites, indexées et regroupées par mots-clés. Mais les animatrices ont fini par être dépassées.

Le week-end suivant, j'installe dans les coulisses plusieurs logiciels libres récupérés sur le Free Web communautaire afin d'indexer les textes existants, de les ranger dans les rubriques adéquates et d'automatiser le processus pour les nouveaux témoignages.

Car le flot de contributions est incessant. Chaque jour, dans la section Agora, la zone interactive du site, des femmes racontent et partagent. Grâce à elles, *Le Corps des femmes* n'est pas juste un lieu où l'on dépose des « tranches de vie » ; c'est une mine d'informations croisées qui ne demandent qu'à être examinées, analysées, condensées, partagées. Un savoir collectif d'une importance inestimable, encore largement inexploré.

Eva et Salomé me font part d'un souci qu'elles n'ont jamais eu le temps de résoudre : le dictionnaire du système d'indexation est obsolète. Or, pour explorer tous les témoignages, il faut utiliser le vocabulaire approprié, c'est-à-dire rechercher dans les paroles des femmes les mots que soignées et soignantes emploient aujourd'hui, et non se limiter à la terminologie médicale en usage autrefois. En quinze ans, le langage a évolué. À partir des notes et de la liste de termes que mes camarades ont dressée au fil des mois, je mets le dictionnaire à jour. J'en profite pour y inclure, avec leurs définitions approximatives, des termes – le plus souvent sarcastiques – couramment entendus dans l'enceinte du pôle Psycho : hystoire et hystorique, mhystère, féminiment et inféminiment, follalliée, freuduleux, schizofriend, transhistoire, transdissipée, horizonne, matrition et matritionniste, féminoïde, féminidé, imagynère, électronne…

Ce dernier mot, je n'ai entendu qu'une seule personne l'employer, c'est Alma.

Pris d'un soudain désir de savoir ce qui lui est arrivé, je lance une recherche *via* un moteur complètement illégal, capable de lire des « échos » imperceptibles dans des bases de données hyperprotégées... et je trouve une professeure Alma Farmiga dans les rapports financiers d'un département scientifique de l'OTAN !

Djinn avait raison : ce sont des militaires qui l'ont « déménagée ». Ils ont dû lui faire une proposition qu'elle ne pouvait pas refuser. Elle a dû y trouver son compte : je n'ai pas accès à son profil, ni bien sûr à la nature de son poste, mais l'équipe dont elle est apparemment devenue l'une des têtes chercheuses semble disposer de fonds considérables, supérieurs à ceux que l'OTAN alloue à la recherche sur l'armement tactique !

Avant que je puisse en apprendre plus, le système de sécurité du moteur me fait signe : ma curiosité n'est pas passée inaperçue. « On » cherche à m'identifier.

Je déconnecte le moteur et j'efface toutes les traces de ma recherche.

À la fois rassuré (Alma est vivante et travaille) et vaguement inquiet (je ne suis pas sûr qu'elle soit plus heureuse de bosser pour l'OTAN que pour le CEA), je m'en vais partager la nouvelle avec mes camarades.

CHUTE

Le soir où il m'est enfin possible de retourner souper avec Renée et Djinn, Santal se joint à nous. Elle doit aller très mal, car, alors qu'elle ne boit jamais d'alcool, elle se verse un verre de vin, puis un autre, puis un autre encore. Nous la regardons, sidérées, se décomposer de minute en minute. À la fin de la soirée, il n'est pas question de la laisser repartir. Sa VéRo connaît le chemin, mais Santal n'est pas en état d'en sortir et de regagner son cinquième étage. Djinn lui propose de rester dormir dans une des chambres de l'Annexe, mais elle tient à rentrer chez elle.

« On est d'jà en froid, Karine et moi, dit-elle d'une voix pâteuse. Alors si ch'passe la nuit au pôle, ch'te dis pas ! » conclut-elle en riant.

Son appartement se trouve à cinq minutes du mien. Avant que Djinn ait eu le temps de le faire, je propose de l'accompagner. Je n'ai qu'à plier mon vélo dans son coffre. Djinn pose trois fois la question à Santal, qui acquiesce à trois reprises, *Oui oui c'est bien. T'as ton permis ?* Quand nous ouvrons les portières de la VéRo, Santal me désigne le siège avant, s'allonge sur la banquette siège arrière et lance, telle une grande dame à son cocher :

« James, à la maison ! »

Quand le véhicule se gare devant son immeuble, Santal tient à peine debout ; je suis obligé de la soutenir jusqu'à sa porte. Je signale notre présence, mais personne ne vient ouvrir. Je pêche sa carte magnétique dans son sac, je déverrouille, j'entre, je trouve la chambre à coucher, je l'aide à s'allonger sur son lit, je lui retire son manteau et ses chaussures, elle ronfle déjà. Je me sens mal à l'aise de me trouver ainsi chez elle.

Au moment où je vais repartir, je vois que, dans la salle de bains, la lumière est restée allumée. J'entre pour l'éteindre. Il n'y a qu'une brosse dans le verre à dents et, au-dessus du double lavabo, l'une des armoires est béante. Je me retourne. Dans la chambre, les placards sont grands ouverts, la penderie à moitié nue, les cintres abandonnés. Plusieurs tiroirs sont vides. Une ceinture traîne sur la moquette.

Mon malaise grandit. Troublé, je sors de la chambre. Dans la pièce à vivre, il y a des trous sur les étagères, parmi les livres et les objets. J'imagine Santal se levant demain matin pour découvrir que Karine l'a quittée. Le logement est au cinquième étage. Le salon a une belle baie vitrée ouvrant sur un balcon. J'ai vu des gens faire des bêtises pour moins que ça.

Je me maudis d'avoir proposé de la raccompagner, il aurait suffi d'« égarer » ses clés pour la garder au Château, mais personne n'y a pensé. Et j'ai saisi un peu trop vite l'occasion de jouer les bons Samaritains en la raccompagnant chez elle. *Mais de quoi j'me mêle !*

Mon premier mouvement, violent, instinctif, est de m'enfuir et de la laisser là. C'est sa vie, après tout. C'est de sa faute. Elle n'aurait pas dû boire. Elle n'aurait pas dû se mettre dans cet état. Ça ne me concerne pas.

Et puis je me dis que ma réaction est injuste et égoïste. Bien sûr que ça me concerne. Elle est ma collègue, ma partenaire professionnelle. Nous travaillons ensemble. Nous soignons ensemble. Nous ne sommes pas très proches, j'ai le sentiment qu'elle me tient un peu à distance, et de toute manière, je ne suis pas très liant. Mais j'apprécie beaucoup sa sensibilité, sa délicatesse avec les soignées, la générosité avec laquelle elle partage ce qu'elle sait, et entend ce que j'ai à dire. Comme moi, elle admire beaucoup Djinn, et nous passons parfois de longs moments à commenter ce qu'elle nous enseigne. Alors non, je ne peux pas la laisser en plan, pas plus que si elle se trouvait en difficulté au Château.

J'ai le sentiment pénible que, si je la laisse là, elle est en danger.

Et je m'en veux de penser ainsi.

Je m'assieds sur le canapé du salon pour réfléchir.

La peur ne crée pas le danger ; mais savoir qu'on a peur ne l'évite pas.

Dans la chambre, Santal ronfle de plus en plus fort. Mes paumes sont moites sous le coton des gants. Si j'allais m'asseoir près d'elle...

Mais non. Je ne peux pas faire ça. Je ne suis pas sa mère, ni sa sœur, ni sa soignante ; et surtout, elle ne m'a pas autorisé à la veiller.

Alors, que faire ? La ramener à l'Annexe ? Et puis ? La déposer sur un lit en la laissant s'expliquer au petit matin avec Djinn et Renée ? Je ne peux pas la reconduire sans les prévenir. Mais j'ai déjà mis les pieds dans sa vie privée. Est-ce que j'ai le droit d'y faire entrer deux personnes de plus... et de les laisser se débrouiller ?

Décidément, je n'ai pas de bonne solution. L'une d'elles est peut-être moins mauvaise que les autres.

C'est celle dont je ne veux pas, et c'est la plus difficile. Alors, en soupirant, c'est celle que je choisis.

*

Le lendemain, lorsque j'émerge de mon demi-sommeil, le soleil inonde la pièce à vivre.

Je suis assis dans le canapé de Santal, dans la même position que la veille. J'entends remuer dans la chambre, mais je ne bouge pas. Je reste là, les mains jointes, paralysé comme un enfant pris en flagrant délit. J'entends les exclamations de Santal, le bruit des portes de placard qui s'ouvrent, des tiroirs qui se referment, son pas frénétique quand elle sort de la chambre, son cri quand elle entre dans le salon et me découvre là. Son bandana a dû glisser sur le lit, car sa tête est nue ; une longue tresse pend sur son épaule et son visage est couvert de larmes.

« Qu'est-ce que tu fais là ? hurle-t-elle. Qu'est-ce que tu fais chez moi ? Va-t'en ! Va-t'en tout de suite !!! »

Sans un mot, je m'exécute.

GRIEF

Ce jour-là, Santal ne revient pas au Pôle. Je ne parle de l'incident à personne.

Le lendemain, j'ai le sentiment que le ciel me tombe sur la tête. Santal a adressé une plainte formelle à mon encontre au comité d'éthique de l'École. En même temps que la notification de la plainte – ces choses-là ne traînent pas – je reçois des propositions de date pour la médiation.

Après avoir accueilli les entrées de la matinée, je traverse l'unité jusqu'au bureau des officiantes. Comme d'habitude, la porte est grande ouverte. Assises face à face, Renée et Djinn parlent vivement. Lorsque je m'arrête sur le seuil, je vois que Djinn est très contrariée, tandis que Renée affiche son sourire de toujours. Pour je ne sais quelle raison, je la trouve encore plus calme que d'habitude, si pareille chose est possible.

« Djinn, je peux vous parler ? »

Elles tournent la tête dans ma direction.

« Entre, mon grand, dit Renée en se levant. Je m'en allais.

— Je n'ai pas dit mon dernier mot ! lui lance Djinn.

— Mais moi, j'ai dit le mien, Scarabée... »

Djinn semble fulminer.

« Si je tombe mal, dis-je, je peux revenir… »

Renée me caresse maternellement la joue au passage et s'esquive.

« C'est jamais le bon moment avec cette tête de mule ! lance Djinn. Entre, je t'attendais. Le comité d'éthique m'a notifiée. (Elle scrute mon visage défait.) Eh oui, je suis l'officiante de l'unité et vous êtes toutes les deux sous ma responsabilité, alors on me tient au courant. Mais, comme tu t'en doutes, je ne peux pas prendre parti…

— Je sais… Mais je ne sais pas quoi faire. Je ne comprends pas ce qu'elle me reproche.

— C'est à ça que servent les médiations : à se dire ce qu'on a sur la patate avant que ça tourne au vinaigre.

— C'est insensé ! dis-je en tapant sur la table. *Insen-sé* ! Elle est en pétard parce que sa partenaire l'a laissée tomber comme un sac de ciment. Je lui sers de bouc émissaire, mais ça couvait depuis longtemps !

— Ah bon ? dit Djinn en levant un sourcil.

— Je suis sûr que Karine n'a pas rompu à cause de ses "longues heures de travail", mais de quelque chose de plus… fondamental.

— Comme quoi ?

— Une histoire de famille, pardi, dis-je en m'énervant de plus en plus. C'est *toujours* des histoires de famille ! Santal n'arrêtait pas de dire que Karine ne trouvait jamais le moment de la présenter.

— Et tu en déduis… quoi ?

— Qu'elle ne *voulait pas* la leur présenter…

— Vraiment ?

— Ben oui ! Annoncer qu'on vit avec une femme, c'est à peu près rentré dans les mœurs, mais faire avaler que ta dulcinée est née à Conakry, ça reste problématique !

284

— Tu penses que Karine ne voulait pas que sa famille apprenne que sa partenaire était une femme noire ?

— Noire *et* musulmane ! Et ce ne serait pas la première fois ! Les préjugés ethniques ont la peau dure. Les conflits de loyauté, c'est redoutable. Quand la famille est dans le coup, ça l'est encore plus. Alors, à mon humble avis, cette plainte n'a rien à voir avec moi. Santal veut juste pouvoir se plaindre de quelqu'un. Mais c'est sur moi que ça tombe ! Alors que j'ai voulu lui rendre service !

— *Mmhhh.* Et en médiation, tu vas dire tout ça... comme ça ? Tu vas expliquer à Santal que tu as tout compris de sa relation avec son amie, comme si tu pouvais lire dans sa tête ? Comme si tu *savais* ce que vit une femme noire, musulmane et lesbienne ? Comme si tu connaissais tout de sa vie ? Vraiment ? *Vraiment ?* »

Je me calme d'un seul coup.

« N... non. Vous avez raison. Je ne sais rien. C'est très con. Je suis... en colère. Moi aussi. Et révolté.

— Révolté ?

— Être accusé d'un méfait que je n'ai même pas eu conscience d'avoir commis, c'est révoltant ! Je voulais lui rendre service, merde ! Je n'ai pas voulu la laisser seule dans son appartement dévasté, et elle me fait des reproches !

— Je comprends ta frustration. Et je sens que tu crois ce que tu dis. Mais... si tu me le permets, j'ai deux questions pour toi. Un : est-ce que tu avais vraiment envie de lui "rendre service" ? Deux – et c'est la plus importante : dans cette histoire, *qui souffre ?* »

CONFRONTATION

La médiatrice nous reçoit deux jours plus tard, en fin d'après-midi. Après avoir défini son rôle (elle n'est pas là pour prendre parti, mais pour nous permettre à toutes les deux d'exprimer nos points de vue) puis décrit l'objet de la médiation (résoudre notre différend d'une manière qui nous satisfasse toutes deux), elle nous assure que tout ce qui sera dit en médiation restera confidentiel, et nous invite à être franches et directes.

Sans perdre notre calme.

Enfin, elle propose à Santal de prendre la parole.

« Ah, je t'en veux, Hannah, je t'en veux tellement ! Tu n'aurais pas dû être là. Tu n'aurais pas dû me raccompagner. Je sais, j'ai accepté que tu le fasses, Renée me l'a dit, mais je n'étais pas en état d'accepter ou de refuser quoi que ce soit. Et d'abord, tu n'aurais pas dû le proposer. Ça ne te regardait pas ! Ma vie ne te regarde pas ! Tu ne sais pas qui je suis ! Je ne t'ai pas invité chez moi. On travaille ensemble, mais on n'est pas amies. On est juste collègues et ça me suffit. Si j'avais voulu qu'on soit plus que ça, j'étais assez grande pour le dire. Alors, je sais que j'étais pas en état de conduire, mais *Merde !* Tu aurais dû… Tu *n'aurais pas* dû… C'est ma vie, pas la tienne ! *Merde !*

... Tu ne peux pas savoir ce que ça m'a fait de me réveiller là, comme ça ! J'ai su tout de suite que Karine était partie. Ça m'est déjà arrivé de rentrer après être allée dans un bar avec des copines, elle me mettait au lit, et le matin, elle était là quand j'émergeais, je savais que je comptais pour elle et qu'elle m'aimait... Mais là... Pourquoi t'es-tu mêlé de ça ? Pourquoi as-tu insisté pour me raccompagner ? De quel droit ? Je déteste l'idée que tu saches à mon sujet des choses que je n'aurais peut-être dites à personne ! Je ne veux pas que tu m'aies vue dans cet état ! Je n'ai pas envie que tu racontes ce que tu sais, *ni même que tu y penses* ! Je n'ai pas envie que tu saches que Karine est partie ! Je n'ai pas envie de lire ça dans tes yeux chaque fois qu'on retravaillera ensemble ! Je voudrais pouvoir effacer tout ça de ta mémoire et de la mienne ! Et le pire ! Le pire... Je ne devrais pas le dire, mais si Djinn m'avait raccompagnée, ou quelqu'un d'autre, ça ne serait pas pareil. Je n'aurais pas ce sentiment d'avoir été...

... *De quel droit m'as-tu fait ça ? De quel droit m'as-tu mise dans cette situation ?* »

Elle se tait. Je ne dis rien. Après avoir attendu un moment, la médiatrice se tourne vers moi. J'hésite longuement.

« Santal... Je sais que mes intentions n'ont pas d'importance... Et ne sont pas une excuse... Je suis profondément désolé et je regrette non seulement de m'être mêlé de ta vie, mais aussi d'être entré chez toi, et d'y être resté. Mais – encore une fois ce n'est pas une excuse – ce que je peux te dire c'est que l'état de ton logement m'a... inquiété. Et tu n'étais pas en état d'en parler... Et j'ai eu peur qu'à ton réveil, ça te soit difficile à supporter. Je n'ai pas voulu te laisser seule...

287

— *Mais pourquoi fallait-il que tu me raccompagnes ?* Djinn pouvait le faire ! Ou alors, vous pouviez me garder là-bas jusqu'à ce que je dessaoule ! »

Je reste sans voix. Santal ne dit rien. Elle semble attendre ma réponse. J'avale ma salive.

« Je croyais… (J'avale ma salive à nouveau.) … On travaille ensemble. Nous sommes égales, en principe, mais tu as plus d'expérience que moi, tu es résidente depuis plus longtemps. Je te regarde et j'apprends, et j'ai beaucoup de respect et d'admiration pour toi. Je t'ai entendue parler de ta relation avec Karine et… Je ne voulais pas que tu aies des ennuis, et je ne voulais pas non plus me défiler, dire ça ne me concerne pas… Et je ne voulais pas obliger Djinn à te raccompagner… Je voulais… arranger tout le monde, parce que je veux… être vraiment l'un… l'une d'entre vous. Votre ami. À toutes.

— Tu croyais vraiment que si tu me ramenais chez moi saoule, ça ferait de toi mon amie ? *Tu ne m'as jamais demandé si je voulais qu'on soit amies !* Et je vais te dire : si j'avais voulu qu'on soit amies, je te l'aurais dit !

— Je suis… désolé. Je ne sais pas quoi te dire d'autre, sinon que je t'entends, je comprends ce que tu me dis, et même si ça ne répare rien, je te présente mes excuses. Si tu veux que je change d'unité, je demanderai mon transfert… »

Surprise, Santal réfléchit longuement.

« Non. C'est… Je te remercie de le proposer, mais non ! Non, non, non ! Je suis en colère, et je vais le rester un moment, et… Pour être franche, tu étais là au mauvais moment… Je t'en veux, mais je m'en veux aussi. Je n'aurais pas dû boire, je n'aurais pas dû m'épancher devant tout le monde et devant toi… C'est à Karine que j'aurais dû parler, et je ne l'ai pas fait. Et c'est vrai qu'on n'est pas amies, mais je sais

288

que tu me respectes. Sinon, je n'aurais pas parlé de Karine en ta présence... La vérité, c'est que... »

Elle s'arrête et me regarde. Je ne dis rien.

— La vérité, dit-elle avec amertume, c'est que je suis très jalouse de ta relation avec Djinn et Renée. Elles sont si proches l'une de l'autre. C'est impressionnant. Moi aussi, je voulais... me rapprocher d'elles. C'est pour elles que je suis revenue faire un semestre au pôle Psycho, et que je restais là-bas le soir. Et Karine le savait. Il m'a fallu longtemps pour avoir le sentiment qu'elles m'acceptaient, que j'étais toujours la bienvenue chez elles. Mais toi, toi !!! Toi, tu débarques de nulle part, et dès le premier jour, elles t'adorent ! Et elles t'écoutent et te parlent comme je ne les ai jamais vues le faire. Ça me met hors de moi ! À présent, Karine est partie, *et qu'est-ce qui me reste ?* Alors oui, je suis en colère ! Et je t'en veux. Et je m'en veux de réagir comme une gamine, d'avoir voulu être copine avec les filles les plus cool du monde et de m'être rendue ridicule ! »

Elle se tait. Puis, après un long silence, pose ses mains à plat sur la table.

« Et ça me soulage de t'en vouloir parce que comme ça, je m'en veux moins... (Elle laisse échapper un rire d'autodérision. Je lui réponds par un sourire timide.) Et ça va durer un moment ! Je vais t'en vouloir... M'en vouloir... *Nous* en vouloir longtemps. Alors non, ne demande pas ton transfert. Si tu pars, ça ne résout rien ! Le travail qu'on fait est plus important que nos gamineries... Je vais rester en colère. Ça ne m'empêchera pas de travailler avec toi. Est-ce que toi, ça t'empêchera de travailler avec moi ?

— Non. Je te remercie.

— Ne me remercie pas ! Je ne t'ai pas pardonné. Et même si je te pardonne un jour, ne me remercie pas. Je ne te pardonnerai pas pour te faire du bien. Je le ferai seulement si ça m'en fait, à moi ! »

JE SUIS CELLES

Je suis la crétine qui ralentit tout le monde

Je suis l'idiote qui ne comprend rien à rien

Je suis l'attardée qui n'est même pas bonne à éplucher des patates

Je suis celle qui ramasse les patates

Je suis celle qui noue les bottes de paille

Je suis celle qui trait les vaches tous les jours de sa vie

Je suis celle qui n'a jamais pu se rendre jusqu'à la ville

Je suis celle qui passe l'aspirateur, la serpillière, le chiffon, la balayette, et vide les poubelles chez les autres, et à qui on reproche d'être une souillon lorsqu'elle est trop fatiguée pour faire la vaisselle chez elle

Je suis celles qui servent dans les restaurants, les bars, les cafés, les bouis-bouis infâmes, et à qui on impose de montrer le plus de chair possible

Je suis celles qui dansent nues pour ne pas avoir à se prostituer

Je suis celles qu'on ne veut pas voir danser et qui savent ce qu'il leur reste à faire

Je suis celles qui prennent en sténo et tapent à la machine les lettres qu'on leur dicte sans leur jeter un regard

Je suis les centaines de millions de cuisinières qui n'auront jamais une étoile dans le Michelin

Je suis les dizaines de millions de couturières qui n'auront jamais un défilé à Milan

Je suis les millions d'écrivantes qui n'auront jamais les honneurs d'une publication

Je suis celles qui plument et qui sèment et qui coupent et qui taillent et qui clouent et qui scient et qui peignent et qui cousent et qui cuisinent et qui écrivent tout de même !

Je suis celle qui, dans son potager, s'obstine à croiser, bouturer, mélanger et faire pousser, *alors que ça ne se fait pas*. Car j'en ai rien à foutre de ce qui « se fait » ou pas !

SOUVENIRS

À mon retour de médiation, je trouve Renée installée sur son banc devant le Château. Son regard est fixé au loin.

« Comment ça s'est passé ? demande-t-elle en m'entendant soupirer.

— Moins mal que je ne le craignais, dis-je. On s'est dit... nos quatre vérités. Enfin, surtout elle. Les miennes étaient moins importantes... Encore que...

— Oui, il est souvent douloureux d'ouvrir les yeux, mais... *La vérité est toujours révolutionnaire...*

— Che Guevara ? Non, je suis bête... Frida Kahlo ?

— Tu apprends vite, dit-elle en tapotant le banc du plat de la main.

— Pas vraiment...

— Assieds-toi donc », insiste-t-elle.

J'obéis. Je m'attends à ce qu'elle me parle, mais elle ne dit rien. Elle voulait juste que je me calme.

« J'ai une question indiscrète, dis-je pour rompre le silence.

— Eh bien pose-la donc ! J'ai horreur qu'on tourne autour du pot !

— Oh-*kay*... Pourquoi est-ce que vous vous disputiez, Djinn et toi, l'autre jour ?

— Ah, c'est une vieille histoire. Je lui rappelais

293

ce que je lui ai déjà dit plusieurs fois. Si, un de ces prochains jours, je ne suis plus tout à fait moi-même – si mon cerveau se ramollit brusquement, par exemple –, je prendrai la poudre d'escampette, comme on disait dans les contes de fées. Djinn est ma personne de confiance, elle sait ce que je veux et j'ai signé tous les papiers nécessaires... Mais elle n'aime pas que je le lui rappelle.

— Et qu'est-ce qui te fait penser que ton cerveau pourrait bientôt se... ramollir ?

(Elle se tait quelques secondes.)

— Mes antécédents médicaux... J'ai de l'hypertension depuis longtemps et je n'ai jamais voulu la soigner... Ça m'a déjà abîmé les yeux...

— Ah...

— Djinn ne m'a jamais tannée avec ça – je ne l'aurais pas laissée faire, d'ailleurs ! Mais ces derniers temps, je me sens fatiguée...

— Fatiguée... comment ?

— Moins vaillante. Moins enthousiaste. Moins concernée... (Elle soupire.) La perspective d'avoir à se battre pour la survie de l'École m'est très, très difficile. Je me suis battue toute ma vie. Depuis quelques années, j'avais l'illusion que ça n'était plus nécessaire, et manifestement je me fourrais le doigt dans l'œil. On vit dans une oasis, mais le monde alentour est moche. Il l'est de plus en plus. C'est désespérant. J'en ai un peu marre. Djinn le sait, et elle a la trouille qu'il m'arrive quelque chose. Note bien que ça ne serait pas scandaleux. Malgré toutes les péripéties de ma vie, j'ai atteint l'âge que j'ai sans trop de mal. Alors, faut pas se plaindre... »

Et elle ne le fait pas, l'âge qu'elle a...

« Je comprends que Djinn soit inquiète...

— Tu es gentil, Hannah. (Elle pose la main sur

294

mon bras.) Je suis heureux que vous vous entendiez bien, Djinn et toi. »

Ce n'est pas une question. Mais je réponds machinalement.

« Euh... oui ! Elle m'apprend beaucoup...

— J'en suis sûre, mais elle a une grande confiance en toi. Une très grande confiance.

— Ah ?

— Elle t'a confié les mélopées, non ?

— C'est vrai... Ça ne t'ennuie pas ?

— Bien sûr que non ! Au contraire. Je suis ravie... Tu les as lues ? Qu'en as-tu pensé ? »

Je croise les bras.

« C'est... très troublant. Ce sont des fragments, des instantanés, des moments clés dans la vie de ces femmes. Des vies difficiles et riches... La première fois que j'ai lu son vrai-faux article sur le "SOPHI", j'ai eu du mal à y croire. Et puis je l'ai relu, et ça m'a travaillé, je n'arrivais pas à penser que Djinn Atwood inventerait de toutes pièces un truc pareil. Dans quel but ? Elle n'a rien à prouver... Alors je suis resté... ouvert. Et c'est pour ça que j'ai remis le sujet sur le tapis l'autre soir. Et quand j'ai lu les fichiers... Je suis convaincu qu'elle dit vrai. Tu vois, les récits de Lehna... Ils me font penser aux souvenirs d'enfance de ma grand-mère Tassadit, la mère de Meriem. Elle a grandi au pied du massif de la Djurdjura, dans l'Atlas, avant que son père n'emmène toute la famille à Constantine...

— Ah...

— Et en lisant les autres textes, j'ai senti tous les liens entre les narratrices. Lehna raconte la naissance de Slima, sa première fille... Erika dit que sa grand-mère, qu'elle n'a pas connue, s'appelait Awinita... On "entend" clairement les deux lignées... Mais comment est-ce possible ? Comment Prima

295

peut-elle se souvenir de ce qu'ont vécu ses arrière-arrière-grands-mères ?!! »

Les yeux fixés sur la crête des arbres, à l'autre bout du parc, Renée hoche la tête.

« Tu connais le sujet probablement mieux que moi, mais, si je ne m'abuse, nous portons toutes et tous des messages de nos ancêtres. Dans nos gènes. Notre ADN mitochondrial, toute la population de la planète l'a hérité d'une seule femme vivant il y a deux cent mille ans en Afrique de l'Est. Et, il y a une vingtaine d'années, les chercheuses en épigénétique ont découvert que la famine laisse des traces dans les chromosomes des personnes qui en souffrent. Cette empreinte, avec l'angoisse qui l'accompagne, peut être transmise à leurs enfants... Et parfois même aux petits-enfants. Alors, si le génome peut transmettre le souvenir de la faim, il peut transmettre d'autres expériences, non ?

— Je vois », dis-je en souriant de m'entendre dire « Je vois ».

Et un souvenir me revient.

« Ma grand-mère racontait que sa propre grand-mère, lorsqu'elle s'est sentie mourir, s'est allongée sur son tapis de prière et, le visage vers le ciel, a psalmodié toute sa vie passée et ce qu'elle savait de la vie de sa mère, et de ses grands-mères, et des femmes avant elles... Et quand elle s'est arrêtée de chanter ces vies, elle est morte... Les mélopées de Prima, c'est la même chose... Ce qui est bouleversant, c'est que toutes leurs émotions sont là – la joie, la peur, le plaisir, le deuil, l'espoir... La colère...

— *Mmhhh*, fait Renée, nonchalante.

— Tu n'es pas d'accord ?

— Si, bien sûr. Mais je ne suis plus toute jeune, j'en ai vu d'autres, alors je prends ça avec philosophie...

— Je ne comprends pas… Je sais que tu ne te souviens pas de tes mélopées, mais je suis surpris que tu ne sois pas plus émue que ça quand tu les entends ou quand on t'en parle ! »

Très délicatement, elle pose sa main sur mon visage.

« Tu te méprends, mon grand. Je transcris les mélopées, mais je ne suis pas Prima. »

PRIMA

... Je me souviens très bien de ma première « bouffée ». Le mot m'est venu tout de suite parce que je croyais que c'était un des premiers signes de ménopause, mais aussi parce que dans le temps on parlait de « bouffées délirantes » quand une personne schizophrène était débordée par ses hallucinations. Et pour moi, c'était ça : des images très nettes dans un tourbillon de sensations et d'émotions...

... J'avais cinquante ans pile. Je pétais la forme. Mon Jules et moi, on partait en week-end. Pas loin, en Normandie, et il m'avait convaincue d'emporter de quoi me baigner. Dès que je mets un pied dans l'eau de mer, je deviens bleue, mais à cette époque-là, déjà, l'Océan s'était nettement réchauffé... Brusquement, en fourrant mon maillot de bain dans mon sac, j'ai un grand vertige, d'abord je crois que c'est une de ces sensations qu'on a parfois lorsqu'on est restée accroupie longtemps au pied d'une étagère de livres et qu'on se remet debout d'un seul coup, la tête tourne, l'image se brouille, les idées s'effilochent, le monde semble étrange, on ne sait plus où on est qui on est, mais là c'est clair, intense, poignant, je me revois petite, un seau en plastique à la main, la tête et les bras de mon père émergeant du

298

sable que je verse sur lui, et puis une vague arrive, plus forte que les précédentes, monte jusqu'à nous et le recouvre complètement et je tombe sur mes fesses, et je ris, parce que je ne le vois plus, et je pense « T'es inconsciente ou quoi ? Il suffoque il a du sable et de l'eau plein le nez, tu viens peut-être d'enterrer ton père et de le noyer ensuite ! », mais dans l'image suivante il sort du sable comme un crabe et tend ses longs bras vers moi en crachant une eau grise et poudreuse et je ris, je ris, je ris de joie de le revoir oui, j'ai le cœur plein à rire de cette joie d'enfant de voir mon père se lever et me prendre dans ses bras, comme s'il était là et je me mets à tourner, tourner, tourner et d'un seul coup la bouffée prend fin, je suis debout dans ma chambre, penchée sur ma valise, et je ne comprends pas ce qui vient de m'arriver.

... J'ai eu peur et pas peur. Peur, parce que « Qui accroît sa science accroît sa souffrance » et, quand tu sais que le cerveau est une machine vivante qui se met parfois à déconner parce qu'un vaisseau se bouche ou parce qu'une toute petite tumeur à la mords-moi-le-neurone est en train de te bouffer lentement mais sûrement l'ache et le cervelet, tu te mets très vite à penser au pire. Mais pas peur, parce que ce souvenir et la manière dont il m'avait emplie, c'était trop bon, trop beau, et ça m'avait laissé *High as a Kite, Free as a Bird* – pompette et heureuse.

... Cela dit, maintenant que j'y pense, ma toute première bouffée, je l'ai peut-être eue bien longtemps avant ça, j'avais à peine trente ans, un jour que j'accompagnais Cécile au cimetière, elle avait insisté pour que j'aille sur la tombe de ma mère, et puis... Mais c'est vrai, tu ne connais pas Cécile... Je n'avais jamais compris avant aujourd'hui, c'est t'en parler qui me le rappelle, d'ailleurs cette « bouffée »-là n'avait rien d'agréable... Et ce serait trop long à raconter. Un vrai roman. Ce sera pour une autre fois.

... La deuxième fois, c'était encore meilleur, j'ai jamais pris d'acide ou de champignons alors que j'en ai prescrit *larga manu* aux personnes en phase terminale pour apaiser leur angoisse, parfois ça leur donne la force de ne pas prendre la sortie tout de suite, elles ne souffrent pas, elles n'ont plus peur, elles voient de nouveau tout en couleur et décident de replonger à pleins poumons dans la vie qu'il leur reste... Eh bien ! cette deuxième bouffée – et toutes les autres par la suite – m'a fait le même effet. Je n'étais pas seulement euphorique, j'étais heureuse, c'était avec mon papa, mon *Daddy* une fois encore, j'étais toute petite, bébé peut-être, il me tenait dans ses bras, il me parlait en disant *I love you Sweetie* et gazouillait comme s'il était un oiseau, on volait tous les deux lui et moi.

... Après en avoir eu trois ou quatre, je les ai attendues. Au début elles me venaient de manière complètement aléatoire et chaque fois je me disais : peut-être que ça n'arrivera plus, mais peu à peu elles ont été plus rapprochées, j'en avais une ou deux par semaine, sans prévenir au milieu d'une journée de boulot ou aux moments les plus inattendus une conversation un film une partie de galipettes – *Ohmygod !* celle-là je te la raconte pas, désolée ! – et puis, un soir, j'étais crevée et j'avais qu'une hâte : me mettre au lit et dormir et je me suis mise sous la douche et soudain l'eau ne ruisselle plus, je me sens suspendue et tenue de partout, enveloppée par le liquide amniotique, je suis bien il fait bon il fait doux il fait tranquille et je pourrais être parfaitement heureuse, mais j'entends la voix dure de ma grand-mère Marie-Louise engueuler ma mère parce qu'elle est *encore* enceinte et la voilà qui lui demande pourquoi elle lui fait ça – et ça, c'est moi nom de Dieu c'est pas une chose ou une calamité, c'est une petite qui deviendra grande si on la laisse vivre…

… Et juste après cette bouffée, je suis groggy en sortant de la douche et en sentant l'air froid, voilà que ça me reprend, j'en ai une autre : je sors de l'eau, du bain que mon Daddy me donne juste après que je viens de naître, il me prend dans ses bras, ses yeux sont effrayés, il regarde autour de lui comme si on allait me prendre, il ne me lâche pas et il me serre très fort, il a peur qu'on me fasse du mal, il accepte à peine de me poser sur une table un instant, le temps qu'un autre visage d'homme, un type doux et gentil me regarde lui aussi, j'entends *Daddy* dire son nom, il s'appelle Olivier, il me sourit et me dit « Comme tu as de beaux yeux » et juste après c'est un autre visage qui se penche vers moi, un homme encore, je ne connais pas son nom quand je suis bébé, je le saurai plus tard quand je ne le serai plus, et cet homme-ci est soucieux, son front est plissé partout, la barbe lui mange le visage, mais quand je fais un bruit avec ma bouche un sourire apparaît, une larme perle à son œil, il rumine et grommelle et se tourne vers *Daddy* et dit « Elle va très bien cette enfant ne laissez personne y toucher » et j'ai le sentiment que *Daddy* a envie de l'embrasser et moi aussi puisqu'il nous fait du bien, mais forcément mes bras sont trop courts pour que je m'accroche à sa barbe comme à une mère chimpanzée et le voilà sorti de ma vie sans savoir qu'il me l'a sauvée…

… J'ai eu des bouffées comme ça pendant deux ans au moins, des moments où j'étais éperdue de bonheur et je riais, je riais, d'autres où je pleurais à chaudes larmes, intercalés avec les montées de chaleur de la *fucking goddamn* préménopause qui me fatiguaient m'épuisaient me tannaient comme c'était

301

pas permis – et comme ça ne commençait pas du tout de la même manière je faisais tout de suite la différence... Je regrette de n'avoir pas noté tout ce qu'il y avait dans les kaléidoscopes que chaque bouffée portait, j'aimerais les avoir écrites toutes, j'en ai eu envie plusieurs fois, mais je n'ai pas réussi à m'y mettre, je trouvais ça dérisoire, qui allait me croire de toute manière ? Même Joël avait du mal parfois, psychologue clinicien, mais sceptique, très sceptique, surtout ce qui concerne les tours de cochon que nous joue cette vacherie de mémoire...

... Au bout de deux ans, son scepticisme s'est changé en inquiétude : j'ai commencé à rêver tout haut.

... C'est Joël qui a entendu la première mélopée.

... Il dort profondément et ma voix le réveille. Il croit que je lui parle parce que je parle fort, il tourne la tête et je suis allongée là, sans bouger, le nez au plafond, les yeux écarquillés et je raconte un truc qui n'a ni queue ni tête, je dis que je marche derrière ma mère dans la poussière et qu'on marche longtemps et je suis fatiguée et j'ai soif et j'ai faim et parfois je m'arrête, je m'assieds par terre et je ne veux plus bouger alors ma mère s'arrête elle aussi et vient vers moi et me prend dans ses bras, je vois qu'elle a un sac sur le ventre et dans le sac il y a un bébé qui braille parce que son sein tout flasque n'a plus de lait, elle n'a que la peau sur les os et il fait chaud, mais elle marche elle marche elle marche parce que par là, quelque part, il y a de l'eau lui a-t-on dit, et si de l'eau des arbres, et si des arbres des fruits, et si des fruits des branches et de quoi s'abriter du soleil et de la pluie, elle marche, elle marche dans la poussière ses pieds sont nus et elle a mal et j'ai mal moi aussi et j'ai soif et j'ai faim...

... Il ne m'a pas réveillée, il a écouté jusqu'au bout,

et quand mes yeux se sont fermés il n'a pas osé me toucher, il est resté là à me regarder jusqu'au petit matin. Je ne me souvenais de rien. Je peux te raconter ma première mélopée parce que Joël l'a entendue et me l'a redite, et parce que je me la suis répétée maintes et maintes fois pour ne pas l'oublier...

... Il était très inquiet. Il n'avait jamais rien vu ni entendu ni lu de pareil. Moi, je n'avais pas peur. Je pétais la forme, à tous points de vue, et je n'avais aucun symptôme qui pouvait faire penser à un truc grave. Quand il a voulu que je fasse un scan HD, j'ai dit *Pas question qu'on me prenne la tête, même en photo !* C'est comme ça qu'on trouve des trucs à des gens qui n'ont rien et qu'ensuite, parce qu'on s'est fait peur, on se met à trifouiller là où il ne faut pas ! Ma logique était simple : je ne souffre pas, les envolées verbales nocturnes, c'est comme le somnambulisme, ça n'a jamais tué personne, et oui, c'est pas courant de voir ça à mon âge, mais j'ai rien d'autre pas même mal à la tête. Alors non, pas d'imagerie, pas de consultation neuro. La Réforme venait juste de passer, mais la plupart des neuros étaient encore *old school*, de toute manière ils auraient mis ça sur le compte du retour d'âge « La ménopause c'est une période difficile ma p'tite dame » ! Et non, pas de consultation psy, faudrait être folle. Et je ne l'étais pas. Pas encore. Enfin, pas plus qu'avant. Je lui ai même posé la question : « Joël, tu me trouves plus folle qu'avant ? » et il a répondu : « Non, mais je me fais du souci quand même. » Alors j'ai dit ce que je disais toujours quand il se faisait du souci pour moi : « Quand la libido va, tout va ! » et je lui ai sauté dessus et juste après les galipettes, du souci, il s'en faisait toujours moins, tu sais comment c'est les hommes...

... C'est lui qui a eu l'idée d'enregistrer. Moi, j'étais

sûre que c'était passager. Je pensais que c'était un coup de lune, une follerie d'une nuit, deux au maximum. Mais dès le soir suivant, il a réglé mon smartphone sur commande à la voix et la fois d'après, dès que je me suis mise à rêver à haute voix, tout a été capté. C'était une des mélopées de Slima.

... Et puis elles sont devenues plus fréquentes. Six mois plus tard, j'en pondais une par semaine et Joël les transcrivait, il disait « Des enregistrements audio, c'est bien, mais écouter c'est compliqué. Quand c'est transcrit, c'est plus simple, tu as une page entière de texte sous les yeux, tu vois tout, les répétitions, les hésitations, les rimes les couplets les refrains les reprises, bref. Quand la parole se dit tu l'entends. Mais quand la parole est écrite, tu l'entends *et tu la vois*. C'est jouer la musique en regardant la partition. Quand t'as les deux, c'est comme avec les yeux, t'as plus de profondeur de chant. »

... On parlait d'en faire un article, dans une revue de neuropsycho plutôt qu'un journal de docteurs, et peut-être un livre, et peut-être... Et puis le ciel nous est tombé sur la tête.

... Il conduisait tranquillement, il revenait du boulot, il n'avait pas bu, il était bien réveillé, on venait de se parler, il m'avait appelée pour me dire qu'il serait là plus tôt que d'habitude et ça tombait bien moi aussi j'avais fini plut tôt et *un connard lui a coupé la route*.

... Le connard s'en est sorti sans une égratignure. La police n'a pas voulu me dire son nom et elle a bien fait, je n'avais jamais voulu tuer personne, mais j'aurais fait une exception pour lui, je l'aurais découpé vivant, en commençant par les mains et les pieds, une phalange après l'autre, puis le nez, les oreilles, et les lèvres et... Enfin, tu vois... Quand on perd quelqu'un à qui on tient très fort on n'a plus toute sa tête.

... Pendant plusieurs jours je n'ai pas voulu dormir chez nous et me réveiller seule dans notre lit... Je dormais dans la chambre de veille du pôle Physio et j'allais travailler jusqu'à ce que je ne tienne plus debout et Renée râlait, et tout le monde me disait « On ne veut pas de toi ici dans cet état, tu es comme un zombie, les soignées le voient, c'est pas bon pour elles, c'est pas bon pour toi, c'est bon pour personne », mais je n'avais nulle part où aller. Et puis un jour, Renée en a eu marre, elle est venue me prendre par la main et m'a ramenée chez nous et m'a dit *À présent tu te couches et tu dors et tu ne discutes pas*. Comme j'étais épuisée et on ne discute pas avec Renée tu as vu, on n'a jamais le dernier mot, c'est comme ça, j'ai dit *As you wish* ou peut-être que je n'ai rien dit et je me suis couchée, je me suis endormie et quand je me suis réveillée dans la nuit, Renée était là contre moi, *Je suis là, Scarabée, je suis là*, je me suis rendormie.

... Un jour, pas longtemps après, elle m'a dit qu'elle m'avait entendue parler dans mon sommeil. Elle vivait avec nous, mais on ne lui en avait jamais parlé, on ne voulait pas l'inquiéter. Elle a dit *Mais maintenant c'est moi ta personne de confiance alors vide ton sac*, et je lui ai expliqué et fait écouter les mélopées et elle a dit : « Je les transcrirai. » J'ai demandé pourquoi. Elle n'a pas répondu. Elle ne répond jamais à mes questions stupides, elle me laisse trouver la réponse toute seule, comme une grande. Ça a toujours été comme ça, depuis qu'on se connaît.

... Elle a tout retranscrit. Sauf les deux dernières, que j'ai rêvées depuis que je t'ai passé la microcarte. Je sais pas ce qu'elle a ces jours-ci, elle n'a plus envie de rien, elle a le droit bien sûr elle a quatre-vingt-cinq ans, je vais pas la harceler, mais ça me soucie quand même.

… Le texte sur le SOPHI, j'avais pas pensé à l'écrire avant de prendre le poste d'officiante en Psycho… Avec Joël on avait déjà rédigé un plan d'article et pris un paquet de notes, je pouvais continuer, mais je me suis dit : « Ma chérie tu yoyotes ! T'imagines le tableau ? T'imagines ce que vont dire les savants paternalistes de notre beau pays ? Une nana plus très fraîche, qui a jeté aux orties une carrière prometteuse pour s'occuper des emmerdeuses de tout poil, et qui bosse à présent dans un hôpital plein d'hystériques indécrottables, *déclare solennellement qu'elle se souvient de la vie de ses aïeules ?* »

… Et puis je suis arrivée ici, au milieu de toutes ces femmes qu'on boulait bousculait qu'on traitait de maboules, je me suis dit : « Eh ben ! Je m'en vais t'en décrire une qu'est pas répertoriée et pas piquée des vers, pour une fois qu'une bizarrerie mentale est décrite par la femme qui la vit dans son corps, et pas par l'escadron des Charcot des Freud des Lacan qui savent mieux que nous ce qu'on a dans la tête, c'est l'occasion ou jamais ! Voilà peut-être les dernières résidentes avec qui je pourrai partager quelque chose si jamais notre beau modèle de soignance tourmentée implose et s'engloutit dans le trou noir de la médecine française, je vais leur faire lire ça et elles me donneront leur avis… »

… Mais chaque fois que je leur ai fait lire le SOPHI, ça les a laissées froides, elles ont pris ça pour une plaisanterie, elles étaient trop occupées à apprendre des choses sérieuses. Alors mon petit descriptif de maladie du futur ça allait cinq minutes, pour rigoler, mais au bout d'un moment je voyais bien que leurs regards disaient *Ton SOPHI ça suffit* et j'ai pas insisté.

… Jusqu'à ce que tu arrives. Tu as été le premier à demander qui était Prima. Tu voulais la voir de tes yeux. Je t'aurais embrassé…

… Avant que tu arrives, je continuais à vocaliser la nuit, et tous les matins je vérifiais l'enregistrement et souvent il y avait du nouveau, mais j'en avais marre, je voulais laisser tomber je ne voyais pas bien à quoi ça pouvait servir ce truc cette bizarrerie c'est même pas une maladie à proprement parler, rien qu'un truc qui se passe dans la tête d'une bonne femme, une de plus, ça n'intéresse personne puisque de toute manière, si jamais d'autres nanas ont eu la même chose elles ne s'en plaignent pas, ça se saurait, et de toute manière ça n'a attiré l'attention de personne, alors ça doit pas être si spécial que ça, ça ne doit pas avoir grande importance…

Et là j'ai entendu Renée crier *Vraiment ? Tu crois ça ? Tu crois que si c'est déjà arrivé à d'autres femmes, on les a prises au sérieux ? Tu crois qu'on les a écoutées ? Tu crois qu'on les a seulement laissées parler ? Tu as passé ta vie à écouter les femmes et te battre pour elles, mais quand c'est toi qui as quelque chose à raconter, tu décides, comme ça, que c'est sans importance ?* Ça me met hors de moi ! *Comment peux-tu, à toi seule, décider que c'est sans importance ? Comment peux-tu décider que ce n'est pas l'une des choses les plus importantes qui soient ? Toutes les nuits ou presque, une femme de ta lignée s'exprime par ta voix pour raconter un fragment de sa vie ! Chaque fragment isolé a l'air de pas grand-chose, mais quand je les transcris et quand je les mets bout à bout, il y en a des flopées ! Et quand on les additionne, ce ne sont plus des fragments, ni des bouts, ni des tranches, mais des branches et des troncs et des mains et des bras et des corps entiers qui prennent forme. Et qui nous parlent à toutes ! Tu n'as pas le droit de dire que ça n'a pas d'importance ! La vie des femmes a de l'importance ! L'histoire des femmes a une foutue importance ! Elle en a toujours eu ! Et il faut que tout le monde l'entende !*

JE SUIS CELLES

Je suis celle à qui on dit : « Si tu voulais pas souffrir, t'avais qu'à pas coucher, salope ! »

Je suis celles qui entendent le médecin demander s'il faut sauver l'enfant ou la mère

Je suis celles qui servent de cobayes aux instruments gynécologiques

Je suis celles à qui on appuie sur le ventre

Je suis celles que les étudiants examinent à la queue leu leu *parce qu'il faut bien leur apprendre !*

Je suis celles dont on ouvre et recoud le ventre à vif

Je suis celle à qui on met les doigts ou la main ou l'instrument dans le vagin *parce que c'est comme ça, ma p'tite dame, y a pas à discuter*

Je suis celles dont on incise la vulve pour la sécurité du bébé, avant de la recoudre serré pour le plaisir du père

Je suis la femme blanche à qui on refuse la ligature de trompes qui l'affranchira de la maternité obligatoire

Je suis la femme noire, la femme autochtone, la femme handicapée, la femme pauvre, la femme transgenre qu'on stérilise contre son gré pour qu'elle ne se reproduise pas

Je suis celles dont on dit que *celles-là, elles hurlent sans arrêt !*

Je suis celles à qui on dit de se taire

SPECTACLE

« Pourquoi est-ce que tu me racontes tout ça ?

— Parce que tu m'as fait confiance, en me parlant de tes "appréhensions". La confiance, ça va dans les deux sens. Et puis, franchement, ça me fait du bien de pouvoir en parler à quelqu'un d'autre qu'à l'Ancêtre, répond Djinn en posant sa main sur le bras de Renée.

— Et ça soulage l'Ancêtre de plus être la seule dans le secret, dit Renée sur un ton sarcastique. À présent, quand j'en aurai marre de l'entendre radoter, je pourrai te passer la main. »

Il fait nuit. Nous sommes toutes trois assises à la grande table de bois. Renée près de Djinn, moi de l'autre côté.

Elles se donnent la main et ne disent plus rien.

« Qui veut un tilleul ? » dis-je en me levant pour aller faire chauffer de l'eau.

Elles lèvent toutes deux leur main libre.

Pendant que je jette les feuilles dans la tisanière et que je prépare les tasses, j'entends Renée demander :

« Quoi ?

— Je dis que tu as raison...

— J'ai toujours raison. Depuis le temps, tu devrais le savoir.

— *You're such an old wicked witch…*

— C'est pas moi qui suis en contact avec les générations passées, Scarabée. S'il y a une sorcière, ici, c'est toi.

— Ou c'est toi qui m'as jeté un sort. Avant que tu viennes vivre avec nous, j'étais parfaitement normale !

— Dis pas de bêtise, t'as jamais été normale. T'avais même besoin… »

Renée se tait.

« Dis-le…

— Non, c'est bête, et ça va te faire du mal.

— Je suis une grande fille.

— T'avais même besoin d'un thérapeute à demeure pour t'empêcher de perdre la boule… »

Des larmes coulent sur les joues de Djinn.

« C'est vrai… Ça va beaucoup moins bien dans ma tête depuis qu'il s'est tiré, ce salaud. Tu sais comment c'est les hommes. Tous pareils. Une fois que tu leur as donné les meilleures années de ta vie, ils se barrent. Lui comme les autres. »

À présent elle sanglote. Renée se penche vers elle et pose son bras autour de ses épaules et caresse ses cheveux.

Quand je pose la tisane devant elles, Djinn se mouche bruyamment.

« Ça doit te saouler que je me donne en spectacle… »

J'inspire un grand coup, je ne sais pas quoi dire et brusquement je m'entends répondre.

« Je ne trouve pas du tout que vous vous… *Mais… Quelle bonne idée !*

— Quoi ?

— De vous donner… enfin, d'en faire un spectacle. »

Elles se regardent sans comprendre.

« Les mélopées ! On peut faire beaucoup de choses avec leurs transcriptions.

— Continue... dit Renée.

— Vous avez plus de trois cents textes qui racontent l'histoire d'une lignée de femmes. Peu importe qu'on sache ou non que ces textes sont des souvenirs d'aïeules engrammés dans vos télomères ou je ne sais quoi. De toute manière, personne ne sait où c'est, les télomères. Mais les textes, eux, ils existent. Et je suis d'accord avec Renée, il faut les faire lire. Ou les faire entendre, puisqu'ils existent déjà sous forme sonore. En tout cas, il faut les faire connaître. »

Djinn secoue la tête d'un geste désespéré.

« Et on fait ça comment ?

— En les postant sur *Le Corps des femmes*, pour commencer. Est-ce que vous savez qu'on a près de quarante mille visites *par jour* et que les trois quarts de ces visites concernent des documents de l'Agora ? J'ai fait une recherche quantitative : depuis qu'on a mis l'index à jour, les témoignages les plus anciens sont cent fois plus consultés. Les visiteuses écoutent les histoires que racontaient les femmes il y a vingt ans autant que celles d'aujourd'hui ! Je suis sûr qu'elles seraient heureuses de lire et d'entendre ce que les femmes vivaient il y a deux siècles ! »

Djinn ouvre de grands yeux.

« Montre-moi ça... »

Je sors une tablette, je la branche sur une console virtuelle. Le clavier s'affiche sur la table. J'appelle le site et je lance la recherche. Lorsque j'ai affiché les statistiques du site, Djinn se met à taper à son tour.

« Je ne sais pas pourquoi vous voulez baisser les bras, dis-je, de plus en plus énervé. C'est... c'est indécent ! Les femmes qui cherchent des informations, des contacts, du soutien, du partage, elles n'ont pas les moyens de baisser les bras ! »

Je m'en veux d'avoir dit ça. J'essaie de me rattraper en lançant :

« Votre papier sur le SOPHI, si j'étais vous, je le reprendrais et je le transformerais en nouvelle de SF. »

Djinn tourne la tête vers moi comme si elle sortait d'un rêve.

« En quoi ?

— En nouvelle de SF ! Pensez à tous les textes écrits par des femmes et qui ont compté pour les femmes : pensez à Le Guin et Butler et Elgin. Une nouvelle de SF signée Jean Atwood qui raconte l'histoire-d'une-femme-dont-les-gènes-racontent-l'histoire-des-femmes, ça serait une bonne manière d'introduire les mélopées... »

Djinn hoche la tête de manière mécanique. Elle n'a pas l'air de m'entendre. Elle se remet à tapoter la table.

Je me mets presque à crier.

« Ces mélopées, je suis sûr que plus d'une comédienne mourrait d'envie de les dire sur scène ! Comme... comme *Les Monologues du vagin* ! »

Djinn éclate d'un rire tonitruant. Elle rit si fort et si longtemps qu'elle en a de nouveau les larmes aux yeux ; elle se lève pour retrouver son souffle, mais son rire ne se tarit pas.

« Tu connais aussi *Les Monologues* ? demande Renée, incrédule.

— J'avais des mères lesbiennes. Elles m'ont montré autre chose que *The Princess Bride*...

— Ah, j'adore ton idée, Hannah, s'exclame Djinn en reprenant sa respiration, je l'adore ! Et tu as raison, il y a plus urgent que mes petits souvenirs de famille...

— T'es chiante ! murmure Renée.

— Je sais, je sais, mais laisse-moi finir. Notre problème numéro un, en ce moment, c'est l'avenir de l'École. Le temps passe, on est en mai, le conseil municipal tient ses auditions et son vote en décembre. Est-ce qu'on va rester assises à se tourner les pouces ou réfléchir à une manière d'éviter le pire ? Tu as raison, Hannah, on peut faire beaucoup. »

Elle se rassied et désigne les statistiques qu'elle vient d'afficher sur l'écran virtuel.

« J'ai lancé une recherche portant seulement sur les témoignages d'internautes. Quelques hommes cisgenres en ont posté, ils ne sont qu'une poignée, mais, par acquit de conscience, je ne les ai pas comptés. À ce jour, le site contient soixante-treize mille neuf cent cinquante-cinq témoignages, toutes formes confondues. Vous me suivez ? Bon, à présent j'isole ce corpus et je fais dedans une recherche portant sur un mot, un seul. »

Au bout d'une fraction de seconde, le compteur affiche le résultat : neuf cent soixante-douze mille dix-neuf occurrences.

« Qu'est-ce que ça veut dire ? demande Renée.

— Le mot apparaît plus de dix fois par entrée, dis-je. C'est énorme.

— Yep ! dit Djinn. Tu vois où je veux en venir ?

— Je crois... Vous disiez que ce qui manquait au pôle Psycho, c'était un projet de recherche qui frappe l'imagination...

— Exactement. Et depuis que je suis ici, je me creuse les méninges pour en monter un qui soit éthique, compatible avec les problèmes juridiques de nos soignées, respectueux de leur vie privée et de celle de leurs familles, et je n'en trouve pas. Alors que nous l'avons sous le nez depuis le début ! Et il correspond exactement aux objectifs de recherche du *Chht !*

— Ma grande, dit Renée, tu es trop excitée, tu vas trop vite pour moi. Et puis, mes yeux sont fatigués, je ne vois pas bien ce que tu as affiché. Toi, Hannah, explique-moi. »

Je regarde Djinn.

« Tu veux utiliser les contributions des internautes du site pour un projet de recherche qualitative sur la définition de la souffrance. *C'est bien ça ?*

— C'est exactement ça », dit Djinn en riant.

Je fronce les sourcils.

« Qu'est-ce que j'ai dit de drôle ?

— Tu viens de la tutoyer, dit Renée.

— Ah, dis-je. Je suis désolé. Je n'ai pas fait attention…

— Tu t'excuseras plus tard, mon grand ! *Djinn !* Continue !!!

— Depuis la création du *Chht !* et de l'École, l'un des piliers de l'enseignement du soin est la définition par les soignées elles-mêmes de ce qui les fait souffrir… Pendant les deux premières années, une équipe de sociologues est allée interroger la population pour identifier les affections et problèmes de santé les plus importants à ses yeux. Dans le cas des souffrances psychocognitives, ça s'est révélé trop compliqué, et cette partie de la recherche n'a jamais été menée à bien.

— Jusqu'ici, je te suis… dit Renée.

— Mais les soignées ne sont pas les seules à pouvoir définir ce qui fait souffrir. Il n'est pas nécessaire d'avoir mal pour parler de la douleur et partager ce qu'on en sait : on peut parler de la douleur qu'on a ressentie autrefois, ou de celle qui fait souffrir nos proches… Et pour les troubles psychocognitifs, c'est pareil…

— Je comprends bien, dit Renée, mais toutes les femmes qui ont posté un témoignage sur le site ne sont pas d'anciennes soignées du pôle Psycho !

— Non, mais toutes ont une expérience à raconter,

316

dis-je en hochant la tête. Et beaucoup ont fait l'expérience de troubles psychocognitifs, même si elles
n'ont jamais été reçues ici...

— Et à partir de tout ce corpus, ajoute Djinn, ce
serait bien le Diable si on ne parvient pas à formuler une définition collective. La première, peut-être.
C'est ça, notre projet de recherche !

— Une... définition ? La définition de quoi ?

— Du mot qui apparaît neuf cent mille fois dans
les témoignages. Du mot que *toutes* les contributrices
emploient pour raconter leur histoire, et plutôt dix
fois qu'une ! *Du mot par lequel on les qualifie ou les
disqualifie dès qu'elles ouvrent la bouche ! Regarde !
Regarde !* »

Djinn désigne l'image qui s'affiche au milieu de la
pièce. Renée ne la regarde pas. Elle a déjà compris.
Elle sourit de toutes ses dents.

« T'es *folle* ! »

JE SUIS FOLLE

Je suis folle quand je ne tiens pas en place
Je suis folle quand je ne reste pas à ma place
Je suis folle quand je suis trop maigre
Je suis folle quand j'ai peur d'être trop grosse
Je suis folle quand je ne veux pas sortir avec *celui-ci*
Je suis folle quand je sors avec *celui-là*
Je suis folle quand je sors seule
Je suis folle quand j'écoute ma voix intérieure
Je suis folle quand je n'écoute pas ce qu'*il* me dit
Je suis folle quand je dis Oui oui oui
Je suis folle quand je *lui* dis non
Je suis folle quand je m'habille pour moi
Je suis folle quand je m'habille *comme ça*
Je suis folle quand je crie ma douleur et ma peine
Je suis folle quand je crie mon plaisir et ma joie
Je suis folle quand je me caresse
Je suis folle quand je ne veux pas qu'*il* me touche
Je suis folle quand je veux un enfant dont *il* ne veut pas
Je suis folle quand je ne veux pas d'enfant avec *lui*
Je suis folle quand je ne veux pas d'enfant, point final
Je suis folle quand je ne veux pas de la vie qu'*il* « se tue » à m'offrir

Je suis folle de partir
Je suis folle quand je pleure et ris toute seule dans
mon coin
Je suis folle quand je pleure et ris avec mes amies
Je suis folle de chercher à comprendre
Je suis folle de chercher à apprendre
Je suis folle de vouloir vivre ma vie

RECHERCHE

En quelques jours, nous avons vu Djinn passer du plus grand abattement à la plus grande excitation. Elle a, littéralement, rajeuni de dix ans. Ou vingt, peut-être. La perspective de mettre sur pied un projet de recherche qui permette de solidifier tout l'édifice de l'École la galvanise.

Ni Renée ni moi n'avons cherché à calmer son enthousiasme. Il me fait penser à celui d'Alma : la démarche compte au moins autant que le résultat, qui n'est pas du tout acquis.

Après avoir passé une journée entière à explorer avec moi la banque des témoignages du site, Djinn a échangé un long appel avec Manon Karma, la fille d'Aline et Franz, avec qui elle a travaillé à l'unité 77. Deux soirs plus tard, elle se joint à nous à l'heure du souper.

*

« Djinn est ma grande sœur, dit Manon. Elle m'a posé mon premier DIU au cuivre quand j'avais vingt ans. Sais-tu que Djinn et ma mère ont mis au point un kit d'autoretrait ?

— ... Non, je ne savais pas ça...

— C'est une chouette histoire, dit Djinn. Sur le site, on recevait sans arrêt des messages de femmes qui demandaient si elles pouvaient retirer leur DIU toutes seules. On leur répondait que oui, bien sûr, elles pouvaient tirer sur le fil, et voilà. Mais parfois le fil était beaucoup trop court. Alors, Aline et moi, on s'est demandé si on pouvait mettre au point une méthode simple pour retirer le DIU, on a bricolé une sonde à aspiration manuelle avec une seringue et une mini-ventouse, et hop ! À l'époque, des équipes de l'OMS étaient sur le point de distribuer leur kit d'auto-insertion dans les pays émergents. On leur a suggéré d'y ajouter notre ventouse, dont le brevet est libre. Elle peut être employée indifféremment par la femme elle-même, par une soignante ou une personne de son entourage, et modifiée selon les besoins. Voilà... C'est pas grand-chose, mais ça rend de sacrés services... Cela dit, ma grande, je ne t'ai pas fait venir ce soir pour que tu chantes nos louanges, à ta mère et à moi. Je t'ai fait venir pour te demander ton avis sur le projet que ce... ce... »

Elle semble chercher ses mots.

« Si tu dis "bel homme" ou "charmant garçon", dis-je avec le plus grand sérieux, je te signale au comité d'éthique.

— ... que ce membre apprécié de notre équipe m'a suggéré. Et tu es la mieux placée pour nous conseiller. (Elle se tourne vers moi.) Manon est sociologue et psychohistorienne.

— Psychohistorienne ? Comme Hari Seldon dans la trilogie *Fondation* ? »

Manon éclate de rire.

« Pas exactement. Mes outils ne sont pas les mathématiques, mais la psychologie cognitive et la théorie des jeux. Et je ne prédis pas le futur, je me contente de chercher à comprendre les mécanismes

322

des événements passés pour guider les décisions aujourd'hui… »

Djinn lui décrit le corpus que nous voulons passer au crible, et l'idée qui lui est venue. Manon l'écoute attentivement.

« Je peux rédiger un protocole d'analyse assez vite, dit-elle enfin, je ferai ça à mes heures perdues, au lieu de regarder des holoséries… Mais il faudra aussi mener une vingtaine d'entretiens formatés, en guise de contrôle, et bien sûr écrire le programme. Ça, je ne sais pas le faire et je ne peux pas le demander à mon équipe…

— Pour ce qui est du code, nous avons la personne qu'il nous faut, dit Djinn en me désignant. Pour les entretiens… »

Elle tapote pensivement sur la table.

« Tu pourrais le proposer à Santal ? » dis-je.

Djinn me regarde avec surprise.

« C'est la résidente la plus expérimentée du pôle, dis-je en m'adressant à Manon. Elle sait écouter les soignées avec une bienveillance constante, tout en restant très méthodique. Je suis sûr qu'elle saura très bien mener les entretiens formatés. Et pour sa candidature en tant qu'officiante en Psycho, ce sera une plume de plus à son chapeau… Mais même sans ça, je pense qu'elle serait heureuse de participer au projet.

— Je suis d'accord, répond Djinn. Santal sera parfaite. »

*

Trois soirs plus tard, après un repas composé par Renée, nous nous asseyons toutes les quatre pour dresser le calendrier du projet. Comme je m'en doutais un peu, Santal a accepté immédiatement la proposition de Djinn. Manon et elle se sont très vite trouvé des atomes crochus. Avant la fin du repas, elles se parlaient comme de vieilles copines.

Le projet a trouvé son titre officiel : « Projet de définition populaire du "dérangement mental" féminin ». C'est un titre précis, mais sinistre. L'une de nous suggère qu'on adopte un nom de code. Les propositions volent. « Dingues », « Fêlées », « Folasses », « Cintrées », « Givrées », « Jetées », « Frappées ».

On met la décision aux voix. « Cinglées » l'emporte à l'unanimité.

Et puis on passe aux choses sérieuses.

« Nous allons dresser ensemble la liste des mots-clés, rappelle Manon, mais chacune de nous travaillera de son côté sans interférer avec la tâche des autres. Santal a pour mission de recueillir les témoignages-contrôles, Hannah celle de coder le programme d'analyse de la base de données, mon rôle consistera à interpréter les résultats et à en tirer des conclusions, et Djinn rédigera le rapport final. Pour les vingt entretiens-contrôles, nous devrons lancer un appel à volontaires ; il nous faut au moins cinq hommes cis. Afin d'isoler les éléments de syntaxe culturelle liés au genre.

— Ces cinq hommes, il faut que ce soient des soignées ? demande Djinn.

— Pour bien faire : deux soignées, deux personnes sans souci de santé récent, une soignante.

— En quoi consistent les entretiens-contrôles ? dis-je.

— On demande aux personnes interrogées de nous faire un récit de vie aussi détaillé que possible. Ce qui importe est la manière dont elles racontent, pas le contenu proprement dit. Les problèmes des hommes cis ne nous intéressent pas ici.

— Alors, sous réserve que ça ne soit pas contraire à l'éthique et à la méthodologie, et que personne n'ait d'objection, j'aimerais me porter volontaire. »

ENTRETIEN, FIN

Santal suspend l'enregistrement et s'assure qu'il est sauvegardé dans la base de données, assorti d'un numéro de dossier.

« Pourquoi t'es-tu porté volontaire ? demande-t-elle après un silence.

— Parce que j'avais envie de participer à cette recherche en tant que soignante et en tant qu'homme, pas seulement comme programmeur-codeur...

— Et... ça ne t'ennuyait pas que je recueille ton témoignage ?

— Je connais ton professionnalisme.

— Ce que tu as dit sur tes... "appréhensions"... les autres sont au courant ?

— Djinn et Renée. Manon l'apprendra si elle écoute le fichier. Mais il n'est pas sûr qu'elle le fasse. Sauf, dis-je en riant, si elle se demande pourquoi j'utilise si souvent le mot "appréhension"...

— Tu savais que tu allais en parler, puisqu'on te demandait un récit de vie aussi précis que possible.

— Oui.

— Et donc, que j'allais être au courant, moi aussi.

— Oui.

— Ça ne t'a pas...

— Gêné ? Non.

— Mais… je connais à présent des détails de ta vie que peu de personnes connaissent.

— Oui… Et c'est juste. Non ? »

Pensive, Santal se reverse du thé. Il a refroidi à présent, mais elle en boit deux gorgées.

« Qu'est-ce que Djinn dit de ton… "superpouvoir" ?

— Elle m'a dit qu'à son avis ce n'en était pas un, dis-je en souriant. Elle pense que c'est une forme d'interprétation inconsciente de tous les signes émis par la personne que j'approche. Le toucher n'y est pour rien, mais c'est comme ça que j'en ai pris conscience et l'ai "enregistré" dans mon cerveau. Peut-être parce que mes appréhensions ont commencé avec mon chat, que je tenais tout le temps contre moi, que je sentais respirer, ronronner ou gémir, et je savais quand son poil était propre ou quand il ne l'était pas – et donc quand il allait bien ou non – parce que je le touchais tout le temps, et je lisais la fatigue dans ses yeux ou la position de ses oreilles… J'ai probablement appris à faire la même chose avec les humains. Plus je m'approche, plus je vois certains détails, le pli de la bouche, la teinte du visage, la couleur de la peau, le tonus des muscles… Le toucher complète le tableau. Bref, Djinn pense que même si je le vis comme une sorte de sixième sens, c'est plus probablement la synthèse de ce que perçoivent les cinq autres, peut-être amplifiée par mon hypothalamus ou je ne sais quel noyau cérébral… Depuis qu'elle me l'a dit, je suis moins angoissé… Oui, je perçois des signes de maladie, mais c'est juste parce que je suis hypersensible, voilà tout. Certaines personnes sont hypersensibles à la chaleur ou aux odeurs. Moi, je suis hypersensible à l'état physiologique…

— Mais la "voix" intérieure que tu entends… Et ton sentiment de "savoir" combien de temps il reste…

327

— Je suis de plus en plus convaincu que c'est une illusion, le fruit de mon imagination : j'avais *envie* d'entendre une voix, j'avais envie de pouvoir faire ce genre de prédiction. Et j'y ai cru parce que ça me protégeait.

— De quoi ?

— De l'angoisse, du sentiment d'impuissance...

— Je ne comprends pas.

— Sentir la souffrance de l'autre, ne rien y comprendre, ne rien pouvoir y faire, c'est effrayant. S'imaginer qu'on peut prédire son avenir, d'une certaine manière, ça rassure, ça empouvoire : on sait quelque chose que personne d'autre ne sait.

— Depuis quand penses-tu que c'est une illusion ?

— Dès que Djinn m'a donné son avis, j'ai commencé à douter du caractère "surnaturel" de mes appréhensions. Et surtout, je les ai relativisées. Hypersensible ou non, je fais partie d'une équipe. Même quand je partage mes perceptions, elles ne sont jamais le seul élément de décision. C'est toujours une équipe qui soigne, et c'est toujours la soignée qui accepte ou refuse les soins. C'est encore plus net au pôle Psycho : mes contacts physiques avec les soignées sont réduits au minimum, et tous les membres de l'équipe interagissent *via* la parole, et... »

Je lève les mains.

« Ça fait presque un mois que j'oublie mes gants le matin en partant de chez moi.

— Je vois », dit Santal.

Ça y est, elle s'y met, elle aussi.

« Alors, dit-elle, quand tu m'as ramenée chez moi, tu n'es pas resté là parce que tu avais... *senti* quelque chose ?

— Non. Je suis resté parce que j'avais peur, c'est tout. Ce n'était pas pour te protéger. C'était pour me protéger, moi. »

JE SUIS CELLES

Je suis celle qui incarne le péché originel
Je suis celle par qui le scandale arrive
Je suis celle qui provoque la brouille entre les frères ou les meilleurs amis
Je suis la mère coupable que son enfant soit homosexuel, schizophrène ou autiste
Je suis la fille indigne, la sœur jalouse, la grand-mère possessive, la belle-mère étouffante, la marâtre malfaisante, la bru inadéquate
Je suis l'épouse épuisante et la maîtresse vénale (à moins que ce ne soit l'inverse)
Je suis celle qui, selon l'humeur des psychanalystes, est névrosée tantôt « parce qu'elle a été séduite par le père », tantôt « parce qu'elle a voulu séduire le père » – et qui n'a pas d'autre choix que de se voir victime ou prédatrice
Je suis celle qu'on qualifie de perverse et manipulatrice (et réciproquement)
Je suis la castratrice qui empêche les hommes de bander et la salope qui les fait bander malgré eux
Je suis celle qui leur pompe l'air et leur casse les couilles, mais ne leur suce pas assez la queue
Bref, je suis une emmerdeuse
Et je les emmerde !

URGENCES

À la fin du mois de juin, comme le tirage au sort le prévoyait, je suis allé me présenter au pôle Urgences. Là-bas, j'ai eu la confirmation que mes six premiers mois de résidence m'avaient changé. Comme toutes les soignantes – et sans doute plus encore parce que j'étais un homme, j'étais arrivé en Psycho avec des préjugés silencieux, insensibles, insoupçonnés. J'avais beau être tolérant et ouvert, je ne pouvais pas m'empêcher d'être défensif devant une femme hurlant à tue-tête, effrayé par le corps squelettique d'une adolescente luttant contre son anorexie, suffoqué par l'angoisse d'une personne schizophrène. Peu à peu, guidé par Djinn et Santal et Andrée et les autres, j'ai appris à ne plus l'être. Et à ne pas faire d'interprétation fourre-tout. Ça m'a permis, avec mes collègues, de soigner des embolies pulmonaires chez des personnes schizophrènes, de découvrir des grossesses chez des jeunes femmes qui vomissaient et avaient perdu l'appétit et de soulager les douleurs épouvantables d'hommes qui ne parvenaient pas à dire le moindre mot – mais qui hurlaient comme des « déments ».

Chez les folles, j'ai compris que la folie, c'est tout relatif. Comme Djinn allait tenter de le démontrer, c'est surtout une question de vocabulaire. On dit des femmes qu'elles sont folles de douleur lorsqu'elles ont du chagrin, qu'elles sont folles de désespoir quand on ne les entend pas, qu'elles sont folles de rage quand on ne les croit pas et, quand on ne comprend pas ce qu'il leur arrive, qu'elles sont folles, tout court. Mais le cerveau n'est pas distinct du reste du corps. Tout ce qui fait souffrir l'un fait souffrir l'autre – ou le déconnecte. Un danger nous pousse à fuir, nous paralyse, nous fait perdre connaissance ou pisser dans notre froc. Corps et cerveau réagissent en même temps. Et quand on vit dans un monde qui rend les corps malades, comment s'étonner que les cerveaux le soient aussi ? Pendant des années, j'avais prêté peu d'attention au monde extérieur. Et je découvrais que le monde était chaque jour plus violent et plus effrayant et avait de quoi toutes nous rendre folles. Et nous désespérer.

Ce monde, il faut que je vous en parle, c'est important pour que vous compreniez la suite. Ça vous aidera peut-être à prendre une décision.

Le réchauffement climatique semble avoir un peu ralenti, depuis que les États-Unis et un certain nombre de leurs alliés économiques ont mis la pédale douce à leur consommation effrénée. Il leur a tout de même fallu être dirigés successivement par trois femmes pour cela, et ça n'a pas été sans mal. La Chine, l'Inde et le Pakistan, en revanche, n'ont pas suivi la même voie – et comment s'en étonner ? Elles n'allaient pas sacrifier leur activité économique et leur population au bénéfice des pays qui les avaient de tout temps dominées et méprisées. À l'heure où je vous parle, les calottes polaires semblent stabilisées, le niveau des océans également, mais les inondations et les ouragans ont rétréci le territoire habitable, en Europe comme ailleurs. La région de

Tourmens, plutôt centrale, et favorisée par un micro-climat le long de sa rivière, accueille depuis long-temps de nombreux réfugiés. Pour des raisons que personne n'explique, la plupart ne font que passer, de l'Ouest vers l'Est ou du Sud vers le Nord. Mais, bien entendu, beaucoup passent par le *Chht !*

À mon arrivée aux Urgences, l'officiante m'a révélé que la cause de complication et de morta-lité la plus fréquente chez l'enfant depuis deux ans, c'est le rhume. Pas la grippe, le rhume banal. Le virus n'a pas muté, comme tente périodiquement de le faire croire la presse en ligne pour encourager l'achat de médicaments inutiles, c'est la population qui a changé. Elle est plus fragile que jamais. On ne compte plus le nombre de personnes de tous les âges qui souffrent de malnutrition, de maladies pulmonaires chroniques, d'affections de la peau par excès d'ensoleillement. Et la fréquence des suicides ne cesse de croître.

Les femmes ne sont pas épargnées : elles souffrent et meurent des mêmes causes que les hommes et les enfants, mais elles survivent plus longtemps et elles voient mourir les autres. Quand toute leur famille a disparu, elles ne veulent pas survivre. D'après les statistiques les plus récentes, elles se tuent désormais aussi souvent que les hommes.

Au siècle dernier – il s'est clos il y a seulement qua-rante ans, *Dammit !* – les femmes les plus pauvres de tous les pays avaient des enfants très tôt. Les classes dominantes disaient que c'était par ignorance. Les sociologues et les psychanalystes expliquaient que « faire des enfants était leur seule richesse symbo-lique ». Les psychologues évolutionnistes, eux, ont suggéré qu'il en va des femmes comme des femelles animales : elles se reproduisent quand les condi-tions sont favorables à leur survie et celle de leur progéniture. Quand l'horizon est au beau fixe et leur espérance de vie élevée, elles ont des enfants tard dans leur vie reproductive, et en petit nombre ; quand l'horizon est sombre, elles en ont tôt et beaucoup, pour que quelques-uns aient une petite chance de *leur* survivre.

Mais dans le monde où je vis, à la mi-2039, les femmes n'ont même plus cette latitude : leur fertilité a baissé, comme celle des hommes. Et quand une grossesse survient, le risque d'anomalies du développement est dix fois plus élevé qu'il y a quarante ans, quel que soit l'âge des femmes. Quand elles avortent, désormais, c'est souvent parce qu'elles pensent que l'enfant ne survivra pas.

Quant aux personnes les plus âgées, elles n'en finissent pas de mourir, de se laisser mourir, d'appeler la mort pour elles ou pour une proche.

Les hommes comme les femmes.

Dans ce monde désespérant, Tourmens est une oasis. La façon de penser du *Chht !* et de l'École a imprégné toute la population de la communauté urbaine et de la région. Si l'on vit moins mal à Tourmens qu'ailleurs en France, c'est parce que, dans une certaine mesure, tout le monde y a le souci des autres. Tout le monde soigne celles et ceux qui sont alentour, et toutes sont soignées en retour. Les Tourmentaises et les Tourmentais sont moins seules que les habitantes des autres régions.

De cette oasis, le *Chht !* et l'École sont le cœur, les poumons, le système de défense, la station d'épuration. Et ses Urgences la première ligne face à la violence du monde extérieur.

J'ai vécu mon arrivée aux Urgences comme un brusque et violent ouragan après une longue traversée sans histoire. Je m'étais assoupi sur l'herbe, dans le parc du Château, et voilà que je me réveillais au milieu d'un océan déchaîné. Grâce à mes collègues, je n'ai pas été débordé trop longtemps. Mais quelques jours après avoir pris mon poste, je me suis demandé une nouvelle fois ce que je faisais là. Il y a tant de soignées qui viennent aux Urgences pour mourir, ou parce qu'il ne leur est pas possible de mourir ailleurs. Ni de vivre. Alors, à quoi bon ?

*

L'unité à laquelle j'ai été affecté reçoit les personnes dans le coma, toutes causes confondues. Ici, une petite mise à jour historique et politique : en 2025, des neuropsychologues scandinaves et britanniques et une équipe française du *Chht !* ont mis au point le Score de vitalité cognitive – qu'on appelle désormais « *le* Score », tout simplement. À partir de tests cliniques simples et d'un enregistrement de l'activité cérébrale au moyen de quelques capteurs posés sur le crâne, le Score permet de déterminer si le cortex de la personne comateuse est en tout ou en partie fonctionnel – autrement dit : si on peut espérer la voir sortir du coma et reprendre une vie de relation. En dessous de 3 sur 10, les perspectives sont sombres ; à partir de 6 sur 10, on est en droit d'être optimiste. Entre les deux, comme disent les officiantes de réanimation, c'est la *Twilight Zone :* ça peut être le crépuscule aussi bien que l'aube, mais rien ne permet de le prévoir. Dans 85 % des cas, le Score bouge dans un sens ou dans l'autre au cours des trois semaines qui suivent le début du coma. Dans 15 % des cas, il reste dans la *Zone* longtemps. Parfois définitivement.

(C'est aux Urgences que j'ai mis une dernière fois une croix sur la précision de mes « appréhensions ». Pendant quelques semaines, j'ai cherché à savoir si je pouvais pressentir l'avenir à moyen terme des soignées dont le Score était dans la *Zone*. J'ai découvert, à mon grand soulagement, que je me trompais très souvent dans mes prédictions.)

Homologué de justesse par le ministère de la Santé et vite adopté par les experts judiciaires, le Score a permis de résoudre bon nombre de dilemmes et de drames humains : les neuf dixièmes des personnes maintenues sous respirateur, parfois depuis des décennies, ont pu être débarrassées de leurs machines et accompagnées vers une fin de vie paisible. Leur score était presque toujours inférieur à 3.

En 2027, toute la population de la région sanitaire a reçu une information détaillée et une invitation à remplir un formulaire NPR (Ne Pas Réanimer) et à y adjoindre des directives anticipées et le nom d'une personne de confiance chargée de prendre les décisions à leur place. Le formulaire pouvait être rempli en ligne, mais on pouvait aussi se le faire expliquer et être aidée à le remplir dans les bureaux de poste ou ceux de la CPAM, les antennes de la mairie, les écoles... Le document d'information contenait une description très précise du Score et de son interprétation. Au cours des années qui ont suivi, le nombre de personnes qui ont rempli un formulaire NPR a augmenté de manière spectaculaire. À l'heure où j'écris, quatre-vingt-quinze pour cent des formulaires optent explicitement pour un accompagnement en cas de Score égal ou inférieur à 3. Soixante pour cent font le même choix pour un Score inférieur à 6 après six semaines de coma. Toutes les signataires donnent le nom d'une personne de confiance. Les souhaits exprimés sur le formulaire NPR sont considérés par le tribunal d'instance de Tourmens comme juridiquement aussi valides qu'une demande d'accompagnement formulée par une personne consciente. Quand la personne ne remplit pas de NPR, la loi veut que les décisions reviennent à la personne ayant le lien juridique le plus proche – conjointe, ascendante ou descendante.

Aujourd'hui, quand nous recevons une personne dans le coma, elle a presque toujours rempli un NPR. Un Score mesuré deux fois à vingt-quatre heures d'intervalle permet, s'il est supérieur à 6, de conforter l'espoir des proches ; s'il est inférieur à 3, de leur permettre de ne pas laisser la soignée sous machine pour rien. Dans un cas comme dans l'autre, la décision respecte les directives anticipées remplies par la personne concernée.

Toutes les personnes dont le Score est égal ou supérieur à 6 sont soignées activement, car dans l'immense majorité des cas, elles reprennent conscience en quelques heures ou quelques jours. À leur réveil, tout naturellement, les décisions concernant leur santé leur reviennent dès qu'elles en expriment le souhait.

Lorsque la soignée n'a ni rempli un NPR ni laissé de directives anticipées et n'a pas de proches en mesure de décider pour elle, l'équipe soignante peut demander au juge l'autorisation d'interrompre les soins si le Score est inférieur à 6 plus de vingt et un jours, ou inférieur à 3 plus de sept jours. Conserver indéfiniment quelqu'un dans le coma est une torture morale pour tout le monde.

Cette situation est cependant de plus en plus rare. De sorte que, la plupart du temps, notre rôle semble simple.

Et pourtant, deux histoires m'ont démontré qu'il n'en était rien.

J'ai le sentiment qu'elles se sont déroulées le même jour, mais je n'en suis pas sûr et ça n'a pas d'importance. À elles deux, ces histoires m'ont changé.

LES CHAÎNES

Un soir, au moment où je prends ma veille, je reçois le deuxième Score d'une femme qui, deux jours plus tôt, est entrée avec des fractures multiples et une commotion cérébrale. C'est l'équipe de jour qui l'a reçue, intubée et stabilisée.

Pour la seconde fois en vingt-quatre heures, le Score est à 3. Son dossier mentionne qu'elle souffrait avant son accident d'une maladie chronique d'évolution lente, mais n'a jamais rempli de NPR.

Quand j'entre dans le box de réanimation, elle n'est pas seule : un homme est assis dans le coin le plus éloigné du lit. C'est son conjoint. C'est à lui qu'il revient de prendre les décisions au vu de son Score. Il en a le droit. Il est assis là depuis qu'elle est sortie de la salle de déchocage, et d'après ce que m'ont dit mes collègues, il n'a pas bougé. Je le salue. Après quelques instants, il tourne la tête vers moi et, comme s'il n'attendait que ça, se met à parler.

« On a vécu ensemble vingt ans, on s'est beaucoup aimés, on a eu des hauts et des bas, on s'est réconciliés et on s'est mis une deuxième fois à vivre le parfait amour... Et puis peu à peu elle me dit qu'elle ne supporte plus ma présence, qu'elle en a marre de trouver mes poils de barbe dans son lavabo, qu'elle

338

ne veut plus que je la touche, que je la regarde, que je dise le moindre mot, elle me traite comme on traite un chien galeux, je ne sais pas ce qu'elle me reproche, je ne sais pas quoi faire pour sortir de cet enfer absolu – et, au bout de cinq ans de ce traitement, du jour au lendemain elle dit : "Je me sentirai mieux si tu t'en vas. Je vais pouvoir revivre." Je n'ai rien compris. J'ai mis des années à m'en remettre… Et elle ne voulait pas que je m'en remette. Je ne sais pas combien de fois je lui ai demandé de divorcer, chaque fois que je commençais une procédure, elle s'arrangeait pour la faire échouer. Quand ça vient de moi, c'est forcément malveillant, c'est forcément une trahison, je cherche forcément à la détruire… »

Il secoue la tête.

« Ça fait dix ans que ça dure… Depuis qu'on vit séparés, j'ai renoué des relations à trois reprises. Et l'une après l'autre, ces trois femmes m'ont quitté parce qu'elles en avaient marre d'attendre que je sois divorcé, elles en avaient marre de l'entendre m'appeler chez moi pour tout et pour rien, et elles en avaient marre, surtout, de voir dans quel état ça me mettait de recevoir un message blessant pour n'importe quel prétexte, un courrier qui était arrivé par erreur chez elle, une photo qu'elle avait vue en ligne, une amie qui lui avait parlé de moi. Elle m'envoyait ses flèches par surprise, comme une mère invalide et possessive qui reproche à son fils de l'avoir mise dans un mouroir, alors que c'est elle qui m'avait jeté… Je ne peux pas vous dire combien de fois j'ai prié pour qu'elle tombe dans son escalier. Et combien de scénarios j'ai imaginés pour la tuer !… Je sais que c'est inadmissible de dire des choses pareilles, je suis désolé de vous l'infliger. Mais je n'en peux plus de garder ça pour moi. J'ai besoin d'en parler, et c'est sur vous que ça tombe !… Je ne devrais pas être là. On n'a plus rien en commun sinon cette haine qu'elle m'envoyait sans prévenir et mon sentiment d'être une plaie vivante qui se rouvre à chacune de ses paroles... Je ne comprenais pas pourquoi elle ne voulait pas divorcer. Elle est tombée malade après qu'elle m'a dit de partir. Si j'étais à sa place, je ne voudrais pas qu'une conjointe que je déteste ait son mot à dire sur mon état de santé... Ses filles lui répétaient sans arrêt de mettre de l'ordre dans ses affaires... Si elle mourait brutalement, comme on est toujours mariés, je pourrais leur rendre la vie très difficile. Alors, à trois reprises, elle a pris une avocate qui m'a convoqué pour une conciliation et un divorce par consentement mutuel. Chaque fois, j'y suis allé. Les deux premières fois, au bout d'un quart d'heure ça s'est envenimé, elle m'insultait dès que j'ouvrais la bouche, l'avocate a été obligée de mettre fin à l'entretien. Elle s'est justifiée en disant que c'était pas sa faute, c'était sa maladie qui lui faisait perdre la tête. Mais elle est bien soignée, elle travaille à temps plein, elle a des horaires aménagés, elle prend des vacances où et quand elle veut. Sa maladie ne lui fait pas perdre la tête quand il s'agit de sa vie, seulement quand il s'agit de gâcher la mienne... La troisième fois qu'une avocate m'a convoqué, c'était avant-hier matin. Cette fois-ci, elle avait l'air très pressée que ça se fasse. Elle n'a fait aucune difficulté ; quand la discussion s'est terminée, je n'en croyais pas mes oreilles. Et puis, au moment où on sortait dans la rue, je lui tenais la porte, elle a fait deux pas, s'est retournée et a dit : "Ne rêve pas, je ne vais pas signer." J'ai senti une sueur froide me couler dans le dos. Elle s'est mise à rire : "Ah, comme c'est bon ! Comme c'est bon ! Tu aurais aimé ça, n'est-ce pas ? Pendant que l'avocate parlait, je te voyais respirer, te redresser, revivre, mais dans l'ascenseur j'ai compris que ce n'est pas possible. *Il n'y a aucune raison que je te rende ta liberté.* Et maintenant que je te l'ai dit, c'est tellement bon de voir ta gueule déconfite. Tu es tellement faible, tellement moche, tellement pitoyable à regarder ! Ah ! Rien que de voir ça, je me sens revivre !!!" Et elle a tourné les talons... Je suis resté pétrifié et, pendant qu'elle s'éloignait, j'ai senti monter en moi une colère que je n'avais jamais ressentie... Je l'ai suivie, d'abord lentement, puis plus vite, elle n'était pas très loin, trente mètres à peine, je ne la quittais pas des yeux, je ne voulais pas la perdre, et je me suis vu la rejoindre, l'attraper par le cou, la jeter par terre et lui fracasser la tête sur le béton. Et alors que je suis dix pas derrière elle, je la vois traverser la rue... Juste devant un autobus... »

Il rit doucement.

« Oups !!!... Dans le temps, on les entendait arriver, mais depuis qu'ils roulent tous au solaire... »

Il rit plus fort, et son rire ressemble à celui d'un sadique dans un mauvais film.

« On nous a communiqué son dossier, dis-je en essayant de garder une contenance. Il ne contient pas de NPR...

— Elle a toujours refusé d'en remplir un. Elle avait peur que ça la fasse mourir ! »

Mon malaise s'accentue, j'aimerais pouvoir quitter la pièce tant l'atmosphère y est étouffante.

« Je venais vous dire que... son Score est à 3, une deuxième fois. Savez-vous ce que ça signifie ? Voulez-vous que je vous le réexplique ?

— Non, ça va, dit-il en se levant, je suis au courant. Croyez-moi, j'ai étudié la question maintes et maintes fois, parce que j'avais peur de me retrouver, moi, dans cette situation. Enfin, je veux dire : à sa place... J'ai cauchemardé sans arrêt qu'il m'arrivait un accident, que j'étais emmuré dans mon corps et qu'elle me baignait de sa haine sans que je puisse bouger... C'est drôle, non ? Pendant dix ans, elle m'a empêché de vivre ma vie, et aujourd'hui, je dois décider ce qui va advenir de la sienne... »

Il fait deux pas en direction du lit et croise les bras. J'essaie de trouver une excuse pour quitter les lieux, tout en sachant que je devrai y revenir.

« Il n'y a rien d'urgent, vous savez...

— Oh, si, c'est urgent ! Je dois prendre une décision avant que ses filles soient là.

— Pourquoi devriez-vous décider avant leur arrivée ?

— Je ne veux pas avoir à décider en leur présence.

— Vous pensez que ce sera plus difficile...

— Je ne veux pas les voir ! Ce sont ses filles, mais je les ai élevées comme si j'étais leur père. Quand elle m'a... répudié, elles m'ont toutes les deux tourné le dos. Je ne m'en suis toujours pas remis. Chaque fois que je pense à elles, je pleure... Et je sais que, quoi que je fasse, à leurs yeux j'aurai tort – de prendre une décision avant qu'elles arrivent, de la prendre devant elles, de la prendre à leur place... Ce sera toujours la mauvaise décision... Et je sais que la douleur fait dire et penser n'importe quoi. Ça ne me surprendrait pas qu'elles disent : "C'est toi qui l'as poussée !" Heureusement, elle a traversé devant dix personnes... D'après les policières, plusieurs témoins ont même déclaré qu'elle avait un grand sourire aux lèvres. »

Il rit de nouveau, mais s'étrangle et se met à tousser, puis à pleurer.

« Alors oui, il faut que je prenne une décision maintenant. J'en ai le droit, n'est-ce pas ?

— Oui. Légalement parlant, vous en avez le droit... »

Moralement parlant, j'en étais moins sûr.

« Bon. Alors... (Il me regarde.) Pouvez-vous m'aider ? »

J'avale ma salive et je m'entends répondre.

« De quoi avez-vous besoin ?

— Il y a longtemps, j'ai lu que tous les comas ne sont pas identiques. Certaines personnes dans le coma sont parfois capables de communiquer. On les met dans un tunnel à résonnance, on leur parle, on leur demande d'imaginer qu'elles boivent un verre d'eau ou qu'elles ouvrent une porte, on regarde quelle zone de leur cerveau s'active, on leur dit que le verre d'eau ce sera "Oui", la porte ce sera "Non", et on leur pose des questions... "Vous vous appelez Josyane ?" "Vous avez mal ?" "Voulez-vous mourir ?" Et elles répondent. "Porte", "Porte", "Verre d'eau"... C'est vrai ?

— Presque. Il y a eu des recherches dans ce sens, par le passé. Mais on ne leur a jamais demandé si elles voulaient mourir...

— Non, bien sûr... On avait trop peur de leur réponse ! Mais alors, à quoi ça a servi, ces expériences ?

— À différencier les comas, justement. Et, par la suite, à élaborer le Score pour se passer d'examens lourds et coûteux.

— Il est fiable, ce Score ? »

Je soupire.

« En l'état actuel des connaissances, oui. Malheureusement, il n'y a plus de recherches dans ce domaine. Ça coûte trop cher...

— Son score est à 3 depuis vingt-quatre heures. Et il va le rester, c'est ça ?

— Très probablement, oui.

— Est-ce que ça veut dire qu'elle ne souffre pas ?

— Non. On ne peut pas dire ça. Personne ne peut dire ça.

— Ah… »

Il désigne le respirateur.

« Qu'est-ce qui se passera si je vous dis d'arrêter les frais ? Vous la débrancherez de son tuyau ?

— Non, car elle pourrait continuer à respirer seule pendant plusieurs jours, avant que ses poumons s'encombrent et qu'elle fasse une infection pulmonaire… On ne laisse pas les personnes agoniser indéfiniment.

— Ah. Que ferez-vous, alors ?

— On lui donnera les mêmes substances que pour un accompagnement. Ce sera doux et rapide. »

Il hoche la tête.

« On la tue, donc… »

Je ne dis rien.

« Elle entend ?

— Ses nerfs auditifs ne sont pas lésés, alors en théorie, oui. Mais est-ce qu'elle comprend ? »

J'ai répondu instinctivement, mais je ne suis pas sûr d'avoir bien fait. J'hésite un instant et choisis de ne rien dire de plus.

« Je peux m'approcher d'elle pour lui parler ?

— Bien sûr… Voulez-vous que je vous laisse ?

— Restez. »

Il s'approche lentement du lit, pose une main sur un des barreaux latéraux, hésite, puis, de l'autre main, effleure les doigts de la soignée.

« Je ne sais pas combien de fois j'ai rêvé de te ligoter sur une chaise et de te bâillonner pour pouvoir te dire ce que j'avais à te dire… Pour que tu n'accueilles pas chacune de mes phrases avec une expression ironique ou méprisante… Pour que tu ne sortes pas de la pièce en disant que chacune de mes paroles t'agresse. Pour qu'enfin tu m'écoutes, et m'entendes. Et voilà. Tu es là, coincée dans ce lit. Je peux te parler. Et je ne sais plus quoi te dire. (Il inspire profondément.) Je ne sais pas comment on en est arrivés là. Je t'ai tellement aimée... On s'est tellement aimés... Je ne sais pas quand ça a cessé d'être une histoire d'amour, quand ça s'est transformé en... en histoire de pouvoir... Tu disais que je voulais te contrôler et tu ne te rendais pas compte que *tu* voulais tout contrôler... Moi encore plus que tout le monde... Je voulais seulement vivre. Avec toi, quand tu voulais de moi. Et puis sans toi, quand tu n'as plus voulu de moi... Tu as toujours été une personne exigeante, et c'est ce que j'aimais, cette exigence qui me poussait sans arrêt... Nos relations... Ça a toujours été compliqué... Mais c'était comme ça, je t'aimais, je l'acceptais. Je pensais : "Elle est tellement exigeante. C'est épuisant. Mais je l'aime. Si je ne suis pas à la hauteur de ce qu'elle me demande, je ne suis pas digne d'elle." Et plus je faisais des efforts pour être à la hauteur, plus tu me disais que j'étais pitoyable, méprisable, de faire tous ces efforts. *Que ça devait aller de soi.* Mais non ! Avec toi, la vie, l'amour, ça n'est jamais allé de soi. Chaque seconde était une partie de bras de fer – même pendant les parties de jambes en l'air. Tant qu'on s'est aimés, je l'ai accepté. Non. Accepté n'est pas le mot. J'ai été ton *complice*. Et quand tu ne m'as plus aimé... Il n'y a plus eu que ton mépris, ta haine... et ce pouvoir que tu avais sur ma vie ! »

Il se tait, sa bouche se crispe. Il lève son poing serré comme pour frapper quelque chose, suspend son geste au-dessus du lit, et puis sa main s'ouvre, il s'en couvre le visage, je vois ses épaules trembler. Enfin, de ses doigts couverts de larmes, il va effleurer la main de la soignée.

« Aujourd'hui, c'est moi qui ai le contrôle de ta vie. C'est terrible, parce que je n'en veux pas, je n'en ai jamais voulu... L'amour, ce n'est pas le contrôle ou le pouvoir... Mais voilà... Depuis qu'on t'a ramenée ici, je me demande quoi faire... Quelle serait la bonne décision pour toi, pour tes filles ? Et je me demande aussi : "Qu'est-ce qu'elle dirait ? Que je suis faible ? Que je suis pitoyable ? Que je ne suis pas capable de prendre une décision ?" Tout à l'heure, avant que les résultats des tests ne reviennent, je me disais que je devrais te planter là, sans rien décider, et laisser tes filles se démerder avec le respirateur, l'hôpital, le juge... Oui, je pourrais m'en aller... *Qu'est-ce que ça peut me foutre, au fond, que tu restes dans le coma indéfiniment ? Qu'est-ce que ça peut me foutre que tu crèves à petit feu ?* »

De nouveau, son visage se défait. Enfin, il s'essuie les yeux du revers de sa manche, soupire, se tourne vers le fond du box, rapproche le fauteuil, s'assoit près du lit, prend la main de la femme qu'il se souvient avoir aimée, se tourne vers moi et dit :

« Il est temps. »

LE SAUVETAGE

Un matin, très tôt, à la fin d'une de mes veilles, des brancardières nous ont amené une famille que les travailleuses sociales de nuit avaient trouvée sur un quai, près du Grand Pont sur la Tourmente.

Elles étaient mal en point. La mère respirait difficilement depuis quinze jours à cause d'un asthme non soigné. Le père avait une plaie surinfectée du pied, sa jambe était violette et avait triplé de volume. Les jumelles de douze ans ne se lâchaient pas et grelottaient de froid. La dernière, qui en avait neuf, semblait avoir trois ans de moins à cause de son retard de croissance.

Le père était le seul à articuler quelques mots de français. Mon arabe est un peu rouillé, et il parle le sien mêlé au dialecte kabyle de son village ; mais avec deux des panseuses, Lilian et Nelly, nous avons réussi à reconstituer leur histoire. Nous ne comprenions pas bien ce que la famille avait fui – une catastrophe sanitaire ou climatique, un conflit ethnique, ou peut-être une expropriation autoritaire – mais toutes les cinq étaient terrorisées, répondaient à nos questions au compte-gouttes, ne cessaient de demander ce qu'on allait leur faire. Quand on leur a apporté de quoi se nourrir, elles n'en croyaient pas leurs yeux, et les adultes ont d'abord interdit aux petites d'y toucher. Il a fallu que Lilian et moi goûtions devant elle à ce qu'on venait de leur servir pour les convaincre qu'on n'allait pas les empoisonner.

Je vous passe les péripéties entre leur départ, quatre ou cinq mois auparavant, et leur arrivée en lisière de Tourmens, deux jours plus tôt : camions humides, cales suintantes, trains étouffants, passeurs violents et peur omniprésente. On ne leur a pas fait dire combien de fois elles avaient été battues ou violées. Comment elles avaient atterri toutes les cinq sur le quai où les équipes de soutien aux sans-abri les avaient découvertes, nous n'avons pas réussi à le savoir ce jour-là.

Pendant les premières heures, nous les avons rassurées, pansées, nourries, habillées de pyjamas propres, et laissées se reposer dans des lits installés en quinconce dans le même box. À plusieurs reprises, le père a passé la tête derrière le rideau pour vérifier, je pense, qu'il n'y avait pas d'hommes en armes. Puis il a fait quelques pas dans le couloir. Quand il a vu que tout le monde le saluait avec le sourire, et le laissait circuler sans l'arrêter, il a marché vers l'entrée. Quand la porte s'est ouverte à son approche, il s'est arrêté net. La porte est restée ouverte. Il a éclaté en sanglots.

En milieu d'après-midi, nous avons entendu la petite fille crier.

Je suis allé les voir avec Nelly, qui a passé vingt ans au pôle Enfants avant de venir aux Urgences. Pendant qu'elle parlait à la fillette, je restais en observation. Toute la famille avait pu constater que je n'étais pas dangereux, et que je comprenais un peu leur langue, mais mon teint, ma taille et ma barbe les inquiétaient, je le comprends. Elles leur rappelaient certains de leurs bourreaux.

La petite fille répétait « Jida ! Jida ! Jida ! » Les quatre autres l'entouraient pour la calmer, comme si elle sortait d'un cauchemar.

Jida. Je connais ce mot. Je l'ai souvent dit, enfant. Il signifie « grand-mère », en kabyle.

« Elle n'arrête pas de demander qu'on aille chercher "grand-mère", m'a dit Nelly. Les parents ne cessent de lui expliquer qu'elle est morte avant qu'ils quittent leur village. Mais elle insiste. Elle est agitée et ne semble pas comprendre. Eux non plus. »

J'ai regardé le père, son inquiétude semblait avoir redoublé. Il aurait voulu que sa fille se calme. Je lui ai fait un signe de la main pour l'inviter à venir vers moi. Il s'est écarté de sa famille et s'est approché.

Dans mon mauvais arabe, j'ai dit :

« Tu as peur parce que tu sais quelque chose. Mais personne ne vous fera de mal si tu me le dis. »

J'ai posé la main très doucement sur son bras. Il a réfléchi et m'a regardé avec espoir :

« Tu me le jures ?

— Sur la tête de mes mères. »

Il a souri, mais il m'a cru.

Et il m'a raconté.

La veille, la famille s'était retrouvée au bord d'une route ; des passeurs les avaient abandonnées après leur avoir pris le peu qu'il leur restait. Il faisait un froid polaire, comme ça arrive désormais par brusques bouffées, certaines nuits d'été.

Elles se mettent à marcher tant bien que mal et arrivent en vue d'une masse sombre surmontée de lampadaires : le premier Grand Pont à l'entrée de Tourmens. Sous le pont, il y a un tas d'immondices et de sacs-poubelles d'où monte une vapeur fétide. Il doit faire plus chaud en bas, alors elles décident de se poser là et de se reposer, mais juste au moment où tout le monde s'installe, une silhouette se détache du pont et percute la surface à quelques mètres. Les filles crient aux adultes : c'est une femme, il faut la sauver ! Et de fil en aiguille, toutes font la chaîne, et bien sûr elles sont fatiguées et ne me demandez pas comment elles y parviennent parce que cette histoire est incroyable, mais quand le père me la raconte il me prend par le col comme si c'était moi qui me noyais, et il me tire et j'ai l'impression de le voir ruisseler devant moi, respirer comme un phoque et voilà la mère et les filles qui viennent vers moi elles aussi pour me dire comment elles m'ont tirée vers le bord et comment elles parviennent toutes les cinq à ramener mon corps inanimé sur la berge, et se retrouvent en grappe autour de moi disant On l'a sortie de l'eau, mais elle ne respirait plus on croyait qu'elle était morte alors on l'a laissée sur les sacs-poubelles et on est montées sur le pont parce qu'on avait peur qu'on nous accuse de l'avoir tuée et quand les femmes nous ont trouvées on n'a pas osé leur dire, Mais voilà que la petite me secoue, me tire par la manche en disant Jida n'est pas morte, elle bougeait elle respirait, il faut aller s'occuper d'elle aussi !!!

On est allées jusqu'au Grand Pont en minibus médicalisé. Le père avait proposé de venir, mais nous n'avions pas la place, alors je lui ai fait expliquer exactement où il avait laissé le corps de la femme. Eh oui, « Jida » était là et elle était vivante, à demi enfouie dans les sacs chauds de décomposition qui l'avaient empêchée de geler sur place.

Elle était en état de choc ; son corps n'avait pas dû apprécier la différence de température en pénétrant dans l'eau. Il n'avait pas dû aimer non plus percuter les débris charriés par le courant, elle avait une fracture temporale et un saignement intracrânien. À l'arrivée au pôle, son Score était à 4. L'opératrice de garde lui a fait un trou de trépan pour évacuer son hématome. Six heures après l'intervention, son Score était à 5, on a croisé les doigts sans trop y croire.

Elle ne portait aucun document sur elle ; nous avons toutes pensé qu'elle s'était jetée volontairement.

Officiellement, elle n'avait pas de famille et l'équipe devenait responsable d'elle et des décisions qui la concernaient.

Du moins, nous le pensions.

Deux jours plus tard, toujours comateuse, « Jida » a été installée dans une chambre de surveillance. Le père et la mère m'ont demandé comment elle allait. Et si les filles pouvaient la voir.

Son score n'avait pas bougé mais l'équipe a répondu collectivement : *Pourquoi pas !* Ça serait bon pour tout le monde, ça ne ferait de mal à personne.

On leur a montré comment se laver les mains, coiffer des bonnets et enfiler des casaques propres, et on les a laissées entrer dans la chambre. Le père est resté dehors : il était toujours inquiet, surtout quand il a vu arriver les deux policières qui venaient enquêter sur la soignée, comme le règlement l'impose. Je lui ai expliqué qu'elles étaient là pour chercher à l'identifier, pas pour mettre quelqu'un derrière les barreaux. Que lui et sa famille n'avaient rien à se reprocher ; au contraire.

Les jours qui ont suivi, les services sociaux sont venus s'occuper de la petite famille, lui ont trouvé un logement de transit pour les héberger, les ont inscrites sur les listes scolaires et dans le circuit d'accueil et de réinsertion, mais il y a toujours eu un membre de la famille auprès de « Jida ». Souvent, la plus petite venait la voir avec la mère ou une des jumelles.

Au bout de quatre semaines, le score de « Jida »

était toujours à 5. On s'est dit qu'il fallait informer la petite famille que ses chances de s'améliorer étaient minces et que nous envisagions de l'accompagner. Un jour que les cinq étaient là, Lilian et Nelly ont commencé à leur en parler. Elles leur ont expliqué la procédure, en précisant que « Jida » avait été identifiée : elle vivait seule, elle n'avait pas de famille, elle avait soixante-dix-huit ans, elle n'avait pas laissé d'instructions. Si d'ici une semaine ou deux, guère plus, son Score restait à 5, il nous appartenait à nous, son équipe soignante, de contacter le juge pour demander l'autorisation d'arrêter les soins.

« Vous ne pouvez pas faire ça ! » ont répondu la mère et les filles en chœur.

J'ai regardé le père. Il ne disait rien, mais il hochait la tête. Cette fois-ci, il est venu spontanément vers moi, il m'a pris par le bras et m'a entraîné hors de la chambre.

« Tu ne peux pas la faire mourir. On ne veut pas.

— Je t'écoute...

— Elle a sauvé nos filles. Elle nous a sauvés, tous. »

Et comme je ne comprenais pas, il m'a serré le bras encore plus fort et a parlé à voix basse.

« On ne s'était pas assis sous le pont pour se reposer. Ma femme et moi, on n'en pouvait plus. On pensait qu'on allait tous mourir et on ne voulait pas voir nos filles souffrir encore. Alors on a décidé qu'on allait tous mourir ensemble. On a pris nos filles par la main, et on est descendus vers la rivière, en leur disant qu'on allait se baigner, l'eau était plus chaude que le dehors, ça nous ferait du bien, et les filles ne comprenaient pas, mais elles nous faisaient confiance, et nous on pleurait en demandant à Dieu qu'Il nous pardonne, c'est un péché de tuer ses enfants, et juste au moment où on était tous dans

352

l'eau, cette femme est tombée du ciel. Et quand on l'a sauvée, elle nous a sauvés tous. Alors tu ne peux pas la faire mourir. Elle a une famille à présent. »

J'en ai parlé à Nelly et à Lilian, on en a parlé au reste de l'équipe, et on s'est toutes accordées à dire que rien ne pressait.

Au bout de cinq semaines, le Score de « Jida » est passé à 7. Quinze jours plus tard, elle s'est réveillée. Elle ne savait pas qui elle était, elle ne se souvenait de rien, mais elle pouvait parler, elle pouvait bouger, elle pouvait manger, elle était entourée de sa famille de secours, et les filles se collaient à leur grand-mère de repêchage.

Et moi, je me suis mis à penser de nouveau que, même dans le monde terrifiant sur lequel je venais d'ouvrir les yeux, tout n'était pas perdu, on pouvait encore faire quelque chose de bon.

Je suis celle qui est violée par l'« artiste » qui lui a
d'autres années entières dans un hamac

JE SUIS CELLES

Je suis celle qu'on sépare de sa mère à la frontière

Je suis celle qui est violée par l'« artiste » qui lui a demandé de poser pour lui

Je suis celle qui meurt sous les coups d'un homme alors qu'elle est encore une enfant

Je suis celle qu'un *dick-tâteur* oblige à s'agenouiller dans son bureau ovale, dans sa chambre d'hôtel ou sur un plateau de tournage

Je suis celle qu'on fait travailler en la nourrissant à peine et qu'on fait dormir dans un placard

Je suis celle qu'on harcèle par lettre, par téléphone ou en frappant à sa porte tard le soir

Je suis celle à qui on parle de liberté et qu'on livre à un proxénète

Je suis celle qui se fait agresser par son officier supérieur

Je suis celle qui tue l'homme qui allait la tuer

Je suis celle que l'on blâme, que l'on moque ou que l'on fait taire quand elle dénonce le sexisme de ses collègues de bureau

Je suis celle devant qui on hausse les épaules quand elle dit qu'elle ne se laissera plus faire

Je suis celle à qui on a pris ses enfants et qui fait tout pour les retrouver

Je suis celle qui sort à visage découvert pour que
d'autres visages émergent enfin de l'ombre

TÊTES CHERCHEUSES

Telles qu'on se les raconte les unes aux autres, les histoires sont comme des figures en origami : on les sort de son sac, on les dépose pour les faire admirer, on les fait passer de main en main. Mais, comme les figures pliées, les histoires ne naissent pas toutes faites. Au départ, il a fallu que quelqu'un imagine un animal ou un objet, se saisisse d'une feuille de papier et cherche lentement quelles pliures opérer pour en faire un cygne, un éléphant ou un dauphin. Cette patiente activité de pliage, par essais et erreurs, regrets et reprises, est une entreprise en soi. Une histoire, c'est un peu la même chose. À ceci près qu'il se passe aussi quelque chose dedans.

Raconter une histoire, c'est construire une maison et proposer aux autres de la visiter seules, de la cave au grenier, en suivant l'itinéraire qu'on leur aura indiqué, et sans qu'elles trouvent le temps long. Cette maison, on la construit en pensant non pas aux photos qu'on en fera, mais à la visite que d'autres en feront. Et si c'est une histoire que quelqu'un d'autre nous a confiée, il faut l'aménager pour la mettre en valeur. L'aider à trouver sa voix propre.

Une histoire, c'est un origami aux contours flous, qui lance un défi à la lectrice ; l'histoire lui dit : tu

357

dois refaire dans ta tête le chemin de la plieuse pour me voir tout entière, pour embrasser ma forme définitive.

Une forme qui n'existera que pour toi.

*

Je n'arrêtais pas de penser à Alma. J'avais, sans savoir exactement pourquoi, très envie de reprendre contact avec elle. Elle avait quelque chose à nous offrir, que nous n'avions pas eu le temps de recevoir avant sa disparition.

Je me souviens être un jour retourné dans un quartier de Brennes pour y retrouver la boutique où mes mères m'achetaient des glaces. Elle se trouvait dans une petite rue piétonne de forme semi-circulaire. On ne voyait pas la boutique en entrant dans la rue, mais quand j'étais enfant, au bout de cent mètres j'apercevais la devanture, le nom sur la façade, les couleurs dans la vitrine, et je me mettais à courir dans sa direction. Quand j'y suis retourné à l'âge adulte, je n'ai rien vu, rien reconnu. Tout avait changé. Il m'a fallu vingt bonnes minutes pour identifier à quel endroit se trouvait la boutique autrefois. C'était comme si elle n'avait jamais existé.

Quand j'ai exploré de nouveau les bases de données de l'OTAN où j'avais retrouvé les traces d'Alma, son nom en avait disparu. Les documents étaient toujours accessibles par les mêmes moyens illégaux, mais elle n'y figurait plus. J'ai eu beau fouiller, je n'ai rien retrouvé. C'était comme si elle n'avait jamais existé.

Je peux concevoir qu'on abatte une boutique pour la remplacer et qu'on reconstruise par-dessus. Je comprends que des rues disparaissent pour qu'on en aligne d'autres. Je sais que des villes entières ont été rasées pour donner naissance à des villes plus grandes, plus modernes, plus envahissantes. Mais les individus ne devraient pas disparaître comme ça. Il devrait toujours y avoir une trace de chacune de nous quelque part, ne serait-ce que dans le souvenir d'une autre. S'il est possible de porter en soi l'empreinte génétique de celles et ceux qui nous ont précédées, la vie d'une personne ne devrait jamais pouvoir s'effacer complètement des mémoires.

J'ai continué à chercher, sans beaucoup plus de succès. J'ai bien trouvé une Alma du même âge, mais elle se nomme Holofcener, non Farmiga. Elle enseigne dans une université néo-zélandaise depuis plus de quinze ans et a publié, en particulier, un ouvrage intitulé *A Herstory of Sciences* – une histoire féminine des sciences. C'est sûrement une femme passionnante, mais ce n'est pas notre disparue.

*

En plus de ma résidence aux Urgences et de l'écriture du programme d'analyse pour le projet « Cinglées », je travaille beaucoup sur le site du *Corps des femmes*. Et Renée m'a chargé de deux autres missions.

Un jour de septembre, elle m'a demandé de passer la voir à l'Annexe.

Sur la table, elle avait installé son unité portable. Elle s'est mise à pianoter difficilement sur le clavier virtuel et a fait apparaître une image holographique sur laquelle les caractères affichés étaient de très grande taille.

« Je ne vois plus grand-chose. J'arrive encore à dicter, mais je suis vite fatiguée de reprendre et d'éditer. C'est dur. Djinn m'en voudra, probablement, mais je n'ai pas envie de m'expliquer, de me justifier, de me chamailler avec elle. Veux-tu prendre la suite ?

— La suite de quoi ?

— Des transcriptions. Djinn te donnera le fichier son de chaque nouvelle mélopée. La machine n'a pas besoin de toi pour transcrire, mais il faut relire, pour corriger les erreurs de syntaxe, les confusions, les contresens. Djinn ne veut pas le faire elle-même, ça l'émeut trop...

— Pourquoi moi ?

— Parce que toi.

— C'est pas une réponse...

— Oh, il faut absolument que je t'explique ? Toi parce que tu es ici. Tu t'intéresses à ce que nous faisons. Tu t'incrustes. Tu fais partie des meubles. Tu t'investis et tu as envie d'en faire plus, même depuis que tu as changé de pôle. Alors tu me sembles être la personne idéale pour ça. Je ne vais pas vivre éternellement. »

Je l'ai regardée.

« Tu te sens malade ?

— Non, fatiguée. FaTiGuée. Je suis vieille et je le sens. Djinn a toujours beaucoup compté sur moi et à présent, ça m'angoisse. Elle est comme une enfant qui ne peut rien faire sans qu'on lui dise : "C'est bien ma petite fille, continue !" »

J'ouvre de grands yeux. J'avais le sentiment que Djinn était une force de la nature que rien ne pouvait arrêter et qui, surtout, n'avait besoin de personne.

Renée a deviné mes pensées.

« Eh non ! Elle a toujours eu besoin de quelqu'un pour l'approuver. En tout cas, depuis que je la connais. C'est le prix de sa lucidité. »

Et, comme elle voit que je ne comprends pas :

« Quand elle était une étoile montante, elle fonçait sans se poser de questions. Et puis elle a rencontré

Karma, et elle s'est mise à s'en poser sans cesse. Ça l'a beaucoup déstabilisée. Il lui a toujours fallu s'appuyer sur les personnes à qui elle faisait confiance. Karma, Joël, Cécile, moi. Depuis quelques années, il n'y avait plus que moi... Heureusement, depuis quelque temps, il y a Santal et toi... Bon, en ce moment, Santal est un peu trop occupée à filer le parfait amour avec Manon, ce qui la distrait un peu... Mais toi... T'es toujours fourré ici. Et tu lui apportes beaucoup.

— Moi ? Je ne fais pas grand-chose...

— Oh, si. Sans t'en rendre compte, ce qui est encore mieux. Et tu peux faire encore plus, pour elle et pour nous. Si tu veux. Si tu en as le désir. »

Elle m'a montré où se trouvaient les fichiers sonores des mélopées, a désigné ceux qui n'avaient pas été transcrits encore, et m'a dit :

« Pour toute grande entreprise, il faut des individus qui s'assurent que rien ne se perd. Des scribes. Des archivistes. La scribe et l'archiviste des mélopées, à présent, si tu veux bien, ce sera toi. »

*

Il y a toujours quelqu'un pour prendre la suite.

Je ne sais pas si je suis une scribe, une archiviste ou, comme le disait Betty, une écrivante, mais en me parlant ainsi, Renée m'a *autorisé*.

Le fait est que je n'ai pas cessé, depuis que je suis entré à l'École, de conserver les histoires qu'on me confie, qu'on me livre, qu'on raconte en s'oubliant devant moi, ou que j'entends par hasard. Il ne m'est pas difficile ni fastidieux de conserver les histoires des autres, et je trouve dommage que celles qui ont des histoires n'en fassent rien quand ça leur est possible.

361

Djinn porte, sans l'avoir cherché ni anticipé, des fragments d'histoires éparpillés dans le temps. Ces fragments attendent d'être rassemblés ; ils ont besoin d'un cadre et de tuteurs. J'ai des idées pour les organiser. J'ai commencé à y réfléchir, en me disant que le jour venu, je lui ferai des propositions.

Et au milieu – ou au bord – de ces histoires, il y a *son* histoire. L'histoire de « Prima ». Et cette histoire-là, qui est mieux placée qu'elle pour la dire ou l'écrire ? Je lui en avais déjà parlé, mais elle avait répondu de manière plus qu'évasive.

Un soir, après une séance de travail des « Cinglées », Santal a proposé à Manon de la raccompagner (Ben voyons !) ; Djinn et moi étions assises dans un des canapés et Renée s'était assoupie dans l'autre. Je suis revenu à la charge.

« Et si tu révisais ton texte sur le SOPHI ? Il mériterait d'être mis à jour. Et publié.

— Personne n'en voudra ! répond Djinn.

— Poste-le sur le site ! Je t'ai déjà dit qu'on a quarante mille visites par jour ! Et la section "Fictions" est l'une des plus fréquentées !!! Chaque fois qu'on poste un nouveau texte, la fréquentation triple !

— Oh-*kay*, dit-elle en souriant. (Elle dit désormais Oh-*kay* aussi souvent que je dis *Je vois*, et ça nous fait sourire toutes les deux.) Et ça apportera quoi ?

— D'abord, je suis sûr que ça te fera plaisir. Ensuite, si jamais des visiteuses font la même expérience que toi, elles seront heureuses de ne plus se sentir seules. Plus on est de folles plus on rit... Et je ne doute pas qu'elles te l'écriront.

— *Mmhhh*... Je ne sais pas...

— Tu ne sauras pas si tu n'essaies pas. Et je sais que tu en as envie. Tu n'aurais jamais écrit ce faux article si tu n'avais pas eu quelque chose à dire, et à coucher sur le papier.

362

— *Mmmhh...* Pour être franche, je pense le récrire depuis un certain temps. En m'y prenant autrement.

— Ah oui ? Raconte !

— Je n'étais pas très contente de la forme "description clinique". Ça n'allait pas très loin. Ça disait plein de choses, mais ça ne *racontait* rien... En revanche, si – comme tu l'as suggéré – j'en faisais une nouvelle... »

Avec une excitation croissante, elle me décrit son idée : une fable satirique enjouée et pleine de rebondissements. L'argument central (que je consigne ci-après) tient en quelques lignes.

Début des années 2000. Jeanne (!), fonctionnaire quinquagénaire harcelée moralement et sexuellement par son chef de bureau, se met à « entendre et revivre », sous forme d'hallucinations plus vives les unes que les autres, les expériences vécues par ses ancêtres. Un jour, prise d'une bouffée d'enthousiasme après avoir « entendu » d'une de ses aïeules le récit de sa lutte victorieuse contre un bourreau, elle colle à son chef de service (qui lui a toujours refusé une augmentation et ne cesse de la coincer dans l'ascenseur à la moindre occasion) un grand coup de pied dans l'entrejambe et se hisse sur son bureau pour lancer un appel à la résistance. Son employeur la fait interner. Un trio de psychiatres (trois hommes) nommés Mitzvah, Dante et Atwood la gavent de neuroleptiques et la confinent dans une cellule sans fenêtre. Mais les voix des ancêtres sont toujours là et, peu à peu, l'emportent sur les drogues. Grâce à la complicité d'une gardienne, qui lui fournit des crayons, elle écrit sur des feuilles de papier-toilette un *one-woman-show* inspiré par ses récits ancestraux. Le texte est exfiltré hors de l'hôpital par une jeune anorexique « libérée » pour cause de coupes budgétaires. Un groupe féministe underground nommé « Les Coupeuses » le reprend et le diffuse ; une actrice l'adapte pour la scène et en fait un *happening* de rue en plein festival d'Avignon ; une spectatrice enthousiaste la filme et poste sa vidéo en ligne. Celle-ci rencontre immédiatement un succès phénoménal et émeut des millions de femmes qui, bientôt, revendiquent les mêmes « symptômes » que Jeanne, se soulèvent et renversent le patriarcat.

Pendant que Djinn racontait et mimait les aventures de « Jeanne », Renée est sortie de son demi-sommeil. Je vois son sourire s'élargir. Elle lance :

« Je propose que *le* SOPHI devienne *la* SAMizDAt, "Synesthésie Anténatale de Mitzvah, Dante et Atwood". C'est de circonstance... »

Djinn hoche la tête en riant. Je les regarde sans comprendre.

« Un samizdat, en URSS et dans les pays communistes du XXe siècle, c'était un texte contestataire, souvent antigouvernemental, que les dissidents faisaient circuler clandestinement. Il était tapé à la machine et ronéoté dans une cave puis diffusé de main en main pour échapper à la censure.

— Ah, oui, dis-je, je me rappelle avoir lu que *Le Pavillon des cancéreux*, le roman de Soljenitsyne, a été diffusé sous cette forme en 1966, avant d'être publié en Angleterre... "Samizdat" ! Très bon titre ! Tu as tout ce qu'il faut pour écrire une nouvelle épatante.

— Est-ce que j'en serai capable ? Est-ce que j'ai... ce qu'il faut pour ça ?

— Tu as tout ce qu'il faut, dit Renée. Tu as des choses à raconter et tu sais écrire. Le reste, c'est du boulot. »

Elle se tourne vers moi. Je lève doctement l'index.

« L'écriture, disait Isaac Asimov... en citant Ursula Le Guin, je le précise tout de suite, c'est cinq pour cent d'inspiration et quatre-vingt-quinze pour cent de transpiration !

— Eh bien, fait Djinn, je transpire déjà. »

ÉCRIVANTES

La constitution du groupe « Cinglées » n'était qu'un début. Quand les auditions autour de l'avenir du *Chht !* et de l'École commenceraient, nous n'aurions pas encore de résultats ; il faudrait au moins six mois, peut-être un an, pour analyser les témoignages du *Corps*... et en tirer des résultats publiables. Il ne suffisait donc pas de se pointer devant le conseil municipal la bouche en cœur et notre projet sous le bras. Il fallait convaincre ses membres que notre recherche bénévole (et pas encore financée) avait plus de valeur que les propositions juteuses d'un *sponsor* richissime.

Avec l'appui de Renée, j'ai incité Djinn à publier tout le descriptif du projet sur le site du *Corps des femmes* et je lui ai suggéré de lui associer un appel à financement participatif. Après tout, l'analyse concernait tout le monde. Elle n'était pas très chaude, car elle trouve problématique de faire payer les citoyennes pour une recherche qui devrait relever de la santé publique régionale. Manon, Santal, Renée et moi avons fait remarquer que si le projet était cofinancé par les citoyennes, ça serait un argument supplémentaire pour convaincre la municipalité d'emboîter le pas. Nous allons peut-être réussir à la convaincre.

J'ai aussi suggéré à Djinn de mettre à jour un certain nombre d'articles du *Corps* qui n'ont pas été relus, corrigés, complétés, depuis plusieurs années. Quand je les lui ai montrés, elle a convenu qu'il y avait du boulot. Elle a battu le rappel *via* le réseau interne du *Chht !* Une demi-douzaine de soignantes se sont jointes à nous pour réviser le contenu le plus ancien.

Ensuite, je l'ai invitée à parcourir les textes écrits par les contributrices extérieures. Il y avait là des poèmes, des chansons, des contes, des fables, des récits satiriques ou philosophiques, des paraboles, des pamphlets, des nouvelles érotiques et de SF, des romances en feuilletons, des *comic strips*, mais aussi des journaux de grossesse et des récits d'avortements, des histoires d'amour et de haine, de perte et de retrouvailles.

Et je lui ai dit :

« Regarde les dates. Qu'est-ce qui te frappe ?

— Il y a là des textes qui ont été postés il y a vingt ans. Et on dirait qu'ils ont été écrits hier...

— Écrits par qui ? Des lauréats des prix littéraires ? Des momies de l'Académie ?

— Non, par des femmes d'ici et d'ailleurs... Oh-*kay* ! J'ai compris.

— Alors, au boulot ! »

*

Il manquait quelque chose au *Corps*... : un historique de l'École et de la Réforme. J'ai suggéré à Renée et à Djinn, qui en avaient été témoins et participantes, de nous la raconter de vive voix. Je m'occuperais de la transcrire. J'ai vu leurs yeux pétiller. Un soir, après notre séance de « Cinglées », Santal, Manon et moi les avons fait parler.

« ... Il était une fois un petit groupe de soignantes et de soignants qui avaient lu René Dubos, le théoricien de l'écologie. Ils avaient compris qu'une maladie, c'est le résultat d'un ensemble d'interactions entre les humains et l'environnement. Pour que la tuberculose soit endémique, il ne suffit pas que le bacille de Koch soit en liberté ; pour qu'il y ait une épidémie de choléra, il ne suffit pas d'un virus dans l'eau. Il faut des individus fragilisés par la sous-alimentation et les mauvaises conditions de vie. En 1920, la grippe a frappé tout le monde, mais pas de la même manière. Dans l'armée anglaise stationnée en Inde, les officiers, nés en Angleterre et bien nourris, ont survécu en bien plus grande proportion que les soldats, qui étaient nés en Inde et qu'on nourrissait au lance-pierre... Quand on maintient les individus dans des conditions de vie déplorables, ils sont malades. Donc, suggérait Dubos, il faut agir sur l'environnement...

... Les fondatrices de l'École avaient lu aussi *Small Is Beautiful*, le livre de Schumacher qui plaidait pour la microéconomie, les structures à taille humaine et l'autosuffisance communautaire... Alors, au lieu de s'échiner à changer le monde, elles se sont dit : "On va juste essayer de changer le petit monde de la fac et du centre hospitalier." Et elles ont commencé par le vocabulaire. On n'a plus parlé de "patients" ou de "malades", mais de *soignés*, pour souligner que la relation de soin ne transforme pas les personnes – elle ne fait que les mettre dans une situation différente de l'ordinaire. Le projet s'appelait encore l'École des *soignants*, au masculin. L'aile la plus radicale du groupe a fait remarquer que ça restait une structure hiérarchisée et patriarcale, y compris dans les termes, alors que la plus grande partie du travail était accomplie par les femmes, que les femmes sont plus souvent demandeuses de soin, et que leurs besoins ont été de tout temps systématiquement dénigrés et leur expérience passée sous silence... Pour que le projet soit *vraiment* révolutionnaire, il fallait créer une École de *soignantes*. La plupart des hommes qui participaient au mouvement se sont solidarisés avec cette démarche. Les autres sont partis se faire voir ailleurs.

... Enfin, elles avaient lu *Notre corps, Nous-mêmes*, le livre sur la santé des femmes publié par un collectif féministe de Boston dans les années 1970 et réédité sans arrêt pendant cinquante ans. S'inspirant de ce modèle, elles ont tout repensé et placé les femmes soignées au centre des démarches de soin. C'était un bouleversement pour tout le monde : il fallait accepter de démanteler les hiérarchies, de penser en équipe et surtout de se mettre au service des soignées. Il a fallu inventer de nouvelles manières de synthétiser les contributions, les suggestions, les propositions de traitement – pour que les décisions reviennent aux premières intéressées sans que les soignantes se sentent frustrées ou ignorées. Il a fallu aussi former les soignantes à l'humilité...

... Ça n'a pas été de tout repos, bien sûr, il y a eu des oppositions violentes, mais ça a donné les résultats que tu connais. Et à mon humble avis, le pôle Psycho en était la manifestation la plus frappante. Ça fait longtemps qu'on sait que l'immense majorité des personnes psychotiques ne sont pas violentes ou dangereuses pour leur entourage. Leur délire peut être effrayant, pour les autres et pour elles, et c'est quand elles ont peur et réagissent par la colère qu'elles deviennent parfois violentes. Quand tu accueilles les personnes dans un environnement bienveillant et rassurant, et quand tu respectes ce qu'elles veulent et ce qu'elles ne veulent pas, ça se passe toujours mieux. C'est aussi bête que ça...

— Mais l'École est restée une exception, dis-je.

— Oui, et dans une certaine mesure, un secret. C'était une des conditions pour que le fragile équilibre obtenu par la région, la municipalité et le *Chht !* soit préservé. Il a toujours été entendu que cette expérience-ci devait rester très discrète. Bon, *Le Corps des femmes* n'a jamais été bridé, contrairement aux informations municipales, et on reçoit quand même des soignées du dehors, mais tant qu'on ne fait pas *ouvertement* de l'ombre aux autres facultés de médecine et CHU de France, le ministère nous laisse tranquilles.

— "Pour vivre heureuses, vivons cachées"...

— C'est un peu ça... dit Djinn.

— C'était justifié en 2024, quand l'École a été créée, dit Renée avec vigueur. Mais au bout de quinze ans, une expérience qui fonctionne devrait devenir un modèle. Pour que d'autres personnes de bonne volonté s'en inspirent, infiltrent les facultés de médecine, les transforment et inventent leur propre école nouvelle. Il faudrait initier un raz de marée politique et social. Un mouvement collectif qui part de la population. Comme ce qui s'est passé aux États-Unis il y a vingt ans : les femmes se sont massivement impliquées dans le processus électoral. Peu à peu, elles sont devenues majoritaires au Congrès et au Sénat et depuis 2020, trois femmes se sont succédé à la Présidence ! Mais ici, comme toujours, on a mille ans de retard ! »

Djinn ne dit rien.

« Il nous faut plus de *samizdates* ! insiste Renée. Il faut que des milliers de femmes racontent leurs histoires à haute voix. Debout, en pleine lumière et pas dans leur sommeil. Et que leurs paroles portent ! Ah, comme je regrette de n'avoir rien écrit. J'aurais dû partager toute la colère qui m'a emplie, qui m'emplit encore… toutes mes révoltes.

— Tu crois que ça aurait changé quelque chose ? demande Santal.

— Je n'en sais rien, mais je n'ai pas essayé. Je n'ai rien fait…

— Tu as fait beaucoup, dit Djinn avec irritation. Et tu as été la mentore de beaucoup de soignantes. La mienne, en particulier. »

Je brûle de l'entendre en dire plus sur ce « mentorat », mais Renée l'interrompt.

« C'est vrai… Mais regarde le site : avec des textes, on peut toucher beaucoup de personnes sans jamais avoir besoin de les rencontrer. Vois ce qu'ont fait Virginia Woolf et Simone de Beauvoir et Ursula Le Guin et Eve Ensler et Marie-Hélène Lahaye et Mona Chollet et tant d'autres avec leurs livres ! Elles ont ouvert les yeux de milliers de femmes. Elles les ont réconciliées avec elles-mêmes. J'aurais aimé faire ça, moi aussi… Et on devrait le faire en parlant à toutes les femmes de France, au lieu de rester dans notre coin pour avoir la paix et ne pas froisser les susceptibilités !!! Vous toutes, collectivement, vous pouvez parler aux femmes d'aujourd'hui et de demain ! Partout, les femmes ont besoin qu'on les informe et qu'on les soutienne. Partout, elles ont besoin qu'on leur dise : ta voix compte aussi ! »

*

Quelques jours après cette discussion, Djinn nous a envoyé à toutes les quatre un texte à lire. C'était sa nouvelle, intitulée « Samizdat ». Elle était formidable. Et nous avions des douzaines de remarques et critiques et attentes et pinailleries diverses et variées à lui communiquer.

« Je vais la retravailler », dit Djinn après qu'on lui a dit ce qu'on en pensait. Puis, en riant : « J'ai peur d'y prendre plaisir.

— Qu'est-ce que tu risques ? dit Renée.

— Le temps que je passe à écrire, je ne le passe pas à soigner.

— Tout le monde se débrouille très bien sans t'avoir dans les pattes. Et quand les autres ont besoin d'un coup de main, tu réponds toujours présente, non ?

— Oui, mais...

— Mais quoi ?

— Est-ce qu'écrire, c'est aussi important que soigner ?

— Pour soigner, il faut partager. Et écrire, c'est partager. L'un ne va pas sans l'autre. Quand tu mets ton expérience au service d'une soignée, c'est bon pour elle. Quand tu la transmets aux autres soignantes, c'est bon pour toutes les soignées dont elles s'occupent.

— Qu'est-ce que tu en penses ? » demande Djinn en se tournant vers moi.

Je réfléchis quelques secondes.

« J'ai appris à soigner en écoutant des histoires. Tu connais beaucoup d'histoires. Alors, raconte ! »

LES AUDITIONS

Le 4 décembre, à la mairie de Tourmens, la salle du conseil est comble et le programme chargé : entre huit heures trente du matin et vingt heures, dix-huit interventions doivent se succéder.

La mairesse commence par un bilan des relations entre la ville et la société WoPharma, dont la maison mère et la principale unité de recherche et de développement sont implantées sur le territoire communal. Le conseil a mis au vote une augmentation substantielle des taxes d'entreprise pour les années 2040-2045 ; la municipalité considère en effet qu'une multinationale qui réalise chaque année des profits considérables doit en faire bénéficier la population. Certes, une décision de délocalisation reste possible, mais celle de WoPharma ne pourrait avoir lieu, comme la loi l'exige depuis quelques années, qu'au prix d'une lourde indemnité afin de compenser les licenciements et les conséquences économiques d'un tel départ. Cela dit, tout le monde est conscient que lorsqu'il s'agit de profit, tout peut arriver...

Chaque pôle du *Chht !* est représenté et les envoyées décrivent les diverses « coopérations » avec l'industriel de santé. Le bilan est mitigé : les chercheuses sont, jusqu'ici, parvenues à publier leurs conclusions – souvent négatives, ou du moins pas aussi triomphales que WoPharma le souhaite – sans subir de pressions. Mais elles sont restreintes par le type de projet que le laboratoire est prêt à financer. Toutes sont favorables à la poursuite du partenariat ; aucune ne désire accentuer sa dépendance.

Au fil des présentations et des délibérations, je vois les visages de mes camarades se crisper. Beaucoup des membres du Conseil sont favorables au maintien du statut du *Chht !* et veulent garantir son indépendance et celle de l'École. Il est vrai que la majorité actuelle a été élue, comme toutes les précédentes depuis bientôt deux décennies, sur un programme de défense du système de santé urbain. Mais, alors même que depuis 2032, les indices de satisfaction n'ont cessé de croître, le vieillissement de la population et les mouvements de migration exercent de fortes pressions sur tout le système. Même si la consommation de médicaments a diminué de douze pour cent depuis dix ans, le nombre d'hospitalisations au *Chht !* augmente, ainsi que le recours aux services de maintien à domicile et de soutien psychologique. Un certain nombre de conseillers sont par conséquent d'avis de diversifier les partenariats économiques. La relative réussite et, surtout, la popularité du modèle de santé incarné par le *Chht !* intéressent en effet beaucoup d'investisseurs étrangers...

Quand, en tout début de soirée, Djinn et Manon prennent la parole pour présenter le projet « Cinglées », elles sont très attendues : alertées par le site et les réseaux de partage, les associations de soignées et de soignantes de ville sont venues les soutenir bruyamment. La description du projet sur le site de recherche a eu des effets bienvenus : les contributions nouvelles ont afflué ; des contributrices d'hier et d'avant-hier sont venues compléter ou poursuivre leur témoignage. Cependant, la levée de fonds participative reste très faible. La situation économique de la population est en effet précaire.

Après avoir rappelé les enjeux du projet, les deux rapporteuses ajoutent qu'elles ont obtenu du comité d'éthique l'autorisation de solliciter également le soutien financier d'organismes caritatifs dédiés à la santé.

À la fin des auditions, la présidente du conseil s'adresse à la salle et propose des prises de parole à titre personnel de trois minutes chacune. Juste avant de clore la séance, elle sollicite une dernière intervention. Une silhouette lève la main ; les micros et caméras directionnelles se tournent dans sa direction. Sur le grand écran, le visage de Renée apparaît.

« Bonsoir. Je m'appelle Renée Dante. Pardonnez-moi de vous garder encore un peu, je sais que tout le monde est fatigué. Pour les personnes qui ne me connaissent pas, ou pas bien, je dirai simplement que j'ai participé à la vie du CHU de Tourmens, puis du *Chht !* et de l'École des soignantes pendant près de quarante ans, en tant qu'archiviste, en tant que soignée, en tant que soignée-formatrice et depuis quelques années en tant que conseillère de formation et cohabitante d'un des logements communautaires.

... Les vingt années écoulées depuis la Réforme ont changé la vie de beaucoup d'individus, à commencer par la mienne.

... Le *Chht !* est un lieu précieux. Il protège celles qu'il reçoit sans les enfermer. Il les aide à retrouver leur autonomie et les révèle à elles-mêmes. C'est une enclave de liberté.

... Et à l'intérieur, le pôle Psycho est symbolique du monde dont nous avons toutes, et tous, besoin. Un monde où aucune personne n'est, au sens propre du mot, *aliénée* aux yeux des autres. Ce petit bout de monde, indispensable à celles et ceux qui veulent espérer, il faut le protéger encore plus. Et vous l'avez fait en le cachant, en l'enveloppant de silence.

... Il est temps que cela cesse.

(Brouhaha dans la salle.)

... Pendant quinze ans, le *Chht !* est resté le secret le mieux gardé de ce pays. Nous avons fait de notre mieux pour ne gêner personne, de peur d'être examinées de trop près, d'attirer l'attention, de nous faire récupérer ou tout simplement d'être envahies. Ce protectionnisme a permis de soigner la population de Tourmens, mais en voulant trop nous protéger, nous avons été égoïstes. Le secret nous protège, mais il nous isole et surtout, il empêche d'autres personnes qui en ont besoin d'accéder à notre savoir, à notre savoir-faire et à nos expériences.

... Vous avez le sentiment que sortir de l'ombre est dangereux. C'était vrai au début du *Chht !* et de l'École. Ça ne l'est plus. Quand on se sent forte, il faut quitter sa cachette. Pour que les autres puissent se sentir fortes à leur tour.

... Il est temps de faire connaître ce que nous faisons ici. Il est temps de partager nos savoirs, il est temps que d'autres s'inspirent de ce que nous avons accompli, fondent d'autres lieux de soins holistiques et aillent encore plus loin. Il est temps de sortir du placard !

(Applaudissements.)

... Voilà. J'en ai fini. Mais avant de me taire, je voudrais m'adresser à toutes celles qui ont déjà parlé avant moi, bien mieux que moi sans doute, et de manière plus vigoureuse, plus passionnée encore.

... Mes amies, mes sœurs, je vous remercie de ce que vous avez fait, et de ce que vous ferez.

... Quoi qu'il arrive, quelle que soit la décision du conseil, n'oubliez jamais que vous avez défendu une bonne cause, une cause juste, et soyez toujours fières de l'avoir fait, car vous l'avez fait pour nous toutes. »

DÉCISION

Le conseil municipal s'est donné un mois pour réfléchir, discuter d'éléments chiffrés, revoir certaines interventions et procéder au vote. La décision finale ne sera prise qu'au début du mois de janvier. Nous ne nous faisons pas d'illusion : l'argent de WoPharma pèsera lourd dans la balance.

J'ai demandé à Djinn quelles seraient les conséquences pour le pôle si la municipalité décidait de se vendre au plus offrant. Elle a répondu sombrement :

« Dans l'immédiat, pas grand-chose. Mais au fil des mois, comme le pôle n'a pas et n'aura pas de partenaire financier, il est probable que notre budget sera réduit, qu'on ne remplacera pas toujours les soignantes en vacances ou en congé de maladie et qu'à défaut de réduire la dotation médicament – qui n'est pas bien grosse – on réduira celle des consultations de thérapie, d'orthophonie, de psychomotricité, de douleur... et les fournitures élémentaires – les serviettes hygiéniques, les produits de toilette, le dentifrice, les draps, les serviettes, les pyjamas... Comme on vit déjà en relative autarcie, on peut tenir quelques mois, peut-être un an, comme ça, mais ça finira par devenir impossible, d'abord pour les soignantes, puis pour les soignées. Il y aura de moins en moins de résidentes, car elles hésiteront à choisir notre unité...

— Que vas-tu faire, toi ?

— Ce que j'ai toujours fait : travailler avec ce que j'ai. Je ne peux pas changer les décisions administratives, mais je peux continuer à m'occuper des femmes. Quoi qu'il arrive, on peut toujours soigner. Et de toute manière, on va mener le projet de recherche à son terme. Ce sera peut-être la dernière tâche du pôle en tant que tel, mais on ne nous l'enlèvera pas. »

Pendant les jours qui ont suivi les auditions, j'ai banni de mes pensées l'idée que le *Chht !* et l'École pourraient disparaître. J'ai continué à travailler aux Urgences dans la journée et à retrouver Renée, Manon, Santal et Djinn le soir. J'étais heureux de travailler avec elles, et je le leur disais. Je me sentais embarrassé d'avoir une chance pareille – *Pourquoi moi ?* – mais Djinn balayait mes scrupules d'un sourire. « *Pourquoi pas !* C'est bien que tu sois heureux ! Les soignées ont besoin de soignantes heureuses. Moi aussi, je suis heureuse, et ça me permet de ne pas penser à cette épée de Damoclès au-dessus de nos têtes. Ça durera tant que ça durera, alors autant en profiter ! »

En plus de la résidence, du codage et de la remise en forme du *Corps...*, j'ai aussi un bon nombre d'enregistrements de Djinn à transcrire et vérifier. Je ne sais si c'est l'effet de l'angoisse ou de l'excitation, mais, depuis qu'elle a eu l'idée de la recherche, les mélopées surviennent presque chaque nuit.

Renée m'a rappelé que les résidentes ont le droit de loger dans un appartement communautaire du *Chht !* en échange de leur participation à la cuisine, au ménage et à l'entretien. J'ai compris le message,

378

résilié mon bail et emménagé dans la chambre voisine de la leur.

J'ai le sommeil léger. Parfois, à travers la cloison, j'entends Djinn vagabonder.

Une nuit, au son de sa voix, j'ai rêvé que je voyais la tête coupée de la poétesse Orphée flotter sur le fleuve Hèbre, échouer sur une plage et rendre des oracles. Renée jouait du luth pour l'accompagner, et je transcrivais musique et paroles sur des tablettes d'argile.

*

À la demande de Manon et Santal, j'ai procédé à une recherche systématique des financements privés auxquels nous pourrions postuler. La plupart, on s'en doute, sont liés à des industriels du médicament ou des matériels de santé ; quelques-uns proviennent d'organismes à but non lucratif. L'un d'eux attire mon attention : une entreprise de matériel *hi-tech* décerne chaque année des bourses à vingt projets de recherche en santé.

« C'est trop beau pour être vrai, dit Santal. Mais regarde les lauréats : la plupart des équipes travaillent dans des pays émergents…

— On n'a aucune chance, dit Santal.

— Si on ne concourt pas, c'est sûr, dis-je.

— On devrait demander à Djinn ce qu'elle en pense, non ?

— Je suggère de ne pas lui en parler, dit Manon. »

Nous la regardons sans comprendre.

« Je la connais ! Elle va nous faire tout un souk pour qu'on étudie de près les statuts de la Fondation, et qu'on s'assure que chaque centime de la bourse est *kasher*. On a douze fois le temps de mourir. Concourir n'engage à rien. Si jamais le projet décroche une bourse, il sera toujours temps de lui en parler. Si elle est contre, on la refusera, et voilà ! »

*

En janvier 2040, j'ai commencé ma résidence au pôle Enfants. J'ai été si occupé que je n'ai pas vu le temps passer. Le 9 février, un communiqué de la mairie annonçait que le budget de 2040 ayant été déjà voté, le statut du *Chht !* serait maintenu pour l'année en cours. Son sort serait décidé une fois pour toutes à la fin du troisième trimestre 2040, lors de la séance d'examen du budget de l'année suivante. Il n'y aurait pas de nouvelles auditions.

Quelques jours après cette annonce, Renée a fait une embolie pulmonaire.

LA FÊTE

Grâce à l'intervention rapide de Santal et Manon, qui étaient assises dans le canapé voisin quand elle s'est mise à convulser, Renée a pu recevoir des thrombolytiques avant que le caillot ait provoqué des dégâts importants. Son hypertension s'était beaucoup aggravée, sans doute à la faveur des émotions et de l'hyperactivité de ces derniers mois.

Pendant les heures où elle est restée inconsciente, Djinn a pris les décisions pour elle. Mais dès qu'elle a repris connaissance, Renée a demandé à retourner à l'Annexe et à consulter une des orthophonistes de Physio. Très contrariée, Djinn s'est tout de même inclinée.

Dani, l'une des superviseuses orthophonistes les plus expérimentées, a tenu à venir voir Renée. Elle la connaît depuis l'époque où celle-ci s'occupait des archives de l'ancien département de neurologie. Elles ont passé trois heures ensemble. À l'issue de la rencontre, Djinn m'a appelé.

« Renée veut me parler, ce soir. Tu veux bien être présent, toi aussi ?

— C'est elle qui le demande ?

— Non, c'est moi. Mais elle ne dira pas non, j'en suis sûre. »

Elle avait les larmes aux yeux.

« Pourquoi est-ce qu'elle me fait ça maintenant, cette vieille sorcière ? »

Ce soir-là, à mon retour, Dani et Djinn étaient assises à la grande table. Installée, comme si de rien n'était, sur l'un des canapés, Renée regardait un film en 3D. L'image holographique montrait deux astronautes naufragées évoluant dans l'espace autour d'une station orbitale. L'une des deux disait à l'autre de continuer seule.

« Ah, te voilà, mon grand ! Installe-toi », dit-elle en m'invitant à m'asseoir. Elle éteint la projection et se tourne vers les autres.

« Venez par ici, les filles. »

Elle fait signe à Djinn de venir la rejoindre. Dani s'assied près de moi.

« Dani, dit Renée, dis à Djinn ce qu'il en est, tu veux bien ? »

Dani hoche la tête et regarde Djinn droit dans les yeux.

« Renée a fait une ischémie cérébrale transitoire en même temps que l'embolie, mais elle a presque entièrement récupéré.

— "Presque" ?

— Elle a encore de tout petits déficits. Il est un peu tôt pour dire s'ils sont permanents. Ça ne fait que trois jours...

— Ouais, d'accord, dit Djinn circonspecte, mais comment peux-tu être sûre qu'elle n'avait pas ces déficits avant ? Elle est plus de première fraîcheur, la Vieille... »

Dani regarde Renée, qui lui fait « Oui » de la tête.

« Depuis un an, on se voyait une fois par mois. La dernière fois, c'était il y a quinze jours. À ce moment-là, elle n'avait aucun déficit cognitif. »

Le visage de Djinn se décompose. Elle se lève et désigne Renée, puis Dani.

« Ne. Me. Faites. Pas. Ça. »

Puis, s'adressant à moi.

« Tu comprends ce qu'elles me disent ?

— Non...

— Cette vieille canaille m'a toujours répété qu'au moindre signe de dégradation, elle raccrocherait les gants. Mais tant qu'elle est capable de me faire tourner en bourrique, je considère qu'elle est pas dégradée ! Alors non ! NON ! NON ! NON ! Tu ne te tireras pas comme ça ! »

Renée ne dit rien. Au bout d'un moment, elle fait un signe de tête à Dani, qui se lève et l'embrasse. Djinn s'approche de Dani, lui présente ses excuses, et la remercie. Dani la serre dans ses bras et prend congé.

Djinn s'affale sur le canapé sur lequel je suis assis.

« Pourquoi maintenant ?

— Parce que c'est le moment, dit Renée. J'ai fait ce que je voulais faire. J'ai dit ce que j'avais à dire. Je ne vais pas attendre encore neuf mois pour savoir ce qui adviendra de l'École, du *Chht !*, de vous toutes. Et encore moins attendre en sentant que je me dégrade de plus en plus. Tu sais tout ça. Tu l'as toujours su.

— Oui, mais je ne comprends pas. Je ne veux pas comprendre. Qu'est-ce que je vais faire sans toi, *goddamn fucking bordel de merde !*

— Tu n'es plus une novice, Scarabée, et depuis longtemps. La *sensei*, ici, c'est toi. Et il arrive un moment où une *sensei* doit se passer de sa mère juive...

— Qu'est-ce que t'en sais ? Comment tu peux dire ça ? Si ça se trouve, ce sont tes foutus... *déficits* qui te font dire des conneries !

— Peut-être, dit Renée. Et si c'est le cas, raison de plus... »

Pendant un long moment, Djinn se tait. Et puis,

elle se lève et murmure : « Je suis trop fatiguée. Je vais me coucher. »

*

Je n'ai pas bougé. Renée me regarde.

« C'est vrai qu'elle a besoin d'une mère juive, tu sais. Tu veux bien prendre le relais ? »

Je me demande si j'ai bien compris.

« Je suis pas qualifié...

— Comme disait mon amie la *Rebbe* Schnebert, pour être une mère juive il n'est nécessaire ni d'être juive, ni d'être mère, ni même d'être une femme... C'est une question d'état d'esprit, et tu es parfaitement qualifié... »

Sa conviction est sans appel.

« Oh-*kay*, dis-je, pas du tout convaincu.

— Ta nouvelle mission, *si tu l'acceptes*, consistera à harceler Djinn pour qu'elle continue à écrire et à enregistrer ses mélopées...

— Compte sur moi...

— J'ai fixé la date de ma sortie. Ce sera vendredi soir. Vous ferez une fête. Vous danserez toute la nuit. D'accord ?

— D'accord...

— Mais après, seulement. Pour le grand saut sans élastique, je ne veux que vous deux. D'accord ?

— D'accord...

— Djinn ne voudra peut-être pas m'accompagner. Au besoin, tu la prendras par le bras. Ou peut-être sur ton dos, ficelée dans un tapis.

— Je ferai de mon mieux. »

*

384

Le lendemain, j'ai rapporté à Djinn les paroles de Renée. Elle a dit : « Qu'est-ce qu'elle croit, cette vieille pie, que je vais me défiler ? Elle me connaît mal ! »

Et j'ai pensé : « Elles se connaissent bien. »

*

Renée était à demi assise sur son lit, adossée à deux gros oreillers. Elle lisait. Près d'elle, il y avait un verre vide.

En nous voyant entrer toutes les deux, elle a murmuré : « Ah, vous voilà. Je suis contente de vous voir, toutes les deux. »

Djinn s'est mise à pleurer. Silencieusement, une larme après l'autre, sans jamais la quitter des yeux.

Renée a glissé un marque-page entre les pages de son livre, elle a retiré un des oreillers, elle a aplati l'autre et s'est allongée tout à fait.

« Hannah, merci de m'avoir raconté l'histoire de ton aïeule. »

Elle nous a regardées un moment, elle a vu qu'on attendait la suite, et en souriant elle a dit :

« Rassurez-vous, je ne vais pas chanter. Ce serait cruel de vous infliger ça. Et je ne vais pas raconter ma vie, elle est beaucoup trop longue, et je n'ai pas envie de penser à ce que je n'ai pas aimé. Je veux seulement penser à ce qu'il y a eu de bon... Djinn, ma fille, ma sœur, ma camarade, ma collègue, ma soignante, ma meilleure amie, merci de m'avoir acceptée telle que je suis, merci de m'avoir soutenue, merci de m'avoir laissée te soutenir à mon tour quand tu en as eu besoin. Les années que j'ai passées avec toi ont été les meilleures de ma vie... Et toi, Hannah, merci d'être venu soigner ici. Merci de t'être mêlé et joint à nous... À présent, mes enfants, si ça ne vous ennuie pas, je vais me faire mon cinéma toute seule, faire défiler ma vie sur mes paupières fermées, *Ce sera ma dernière séance, ce sera ma dernière séquence, et le rideau sur l'écran va tomber…* »

Sans cesser de sourire, elle a fermé les yeux. Djinn et moi, on a cessé de respirer.

Au bout d'une minute de silence, Renée a ouvert un œil, l'a braqué sur Djinn et lui a lancé sur un ton de reproche :

« C'est tout ce que t'as à me dire avant que je tire ma révérence ? Vraiment ? T'es plus bavarde que ça d'habitude !

— Crétine ! a murmuré Djinn en prenant sa main.

— Andouille ! a murmuré Renée en posant un baiser sur la main de Djinn.

— Je t'aime, vieille canaille.

— Je t'aime, Scarabée. »

Elle s'est assoupie, et – après avoir longtemps rêvé, je crois – elle s'est endormie.

*

Plus tard, j'ai entendu Djinn soupirer, elle s'est penchée sur Renée et lui a dit : « Qu'est-ce qu'on va faire de toi à présent ? T'as toujours été un boulet. T'as encore trouvé le moyen de me casser les pieds. Je te déteste tellement, si tu savais… »

Je me suis levé à mon tour et j'ai dit : « On va la faire belle. »

Djinn m'a regardé, puis a regardé Renée, enfin, le corps de Renée que la vie avait quitté, et elle a dit : « Hannah a raison. On ne peut pas te laisser recevoir les copines dans cette tenue. »

On s'est placées l'une et l'autre d'un côté du lit, on

lui a retiré doucement son pyjama et on s'est mises à la savonner, tout doucement, pour ne pas l'abîmer, en commençant par le visage et les épaules, puis les bras et les mains (en massant bien les doigts), puis la poitrine (en passant doucement sous les seins), puis l'abdomen et le sexe (en prenant garde à passer partout dans les plis, mais sans trop frotter ses cicatrices), les cuisses, les jambes et les pieds (en massant bien sous la plante et entre les orteils) et bien sûr le dos et les fesses. Et, comme Renée n'aurait jamais plus envie de s'asseoir, on l'a tournée sur le côté et Djinn lui a savonné et essuyé le dos pendant que je la tenais contre moi. Sa tête était posée au creux de mon bras, ses yeux étaient fermés, mais elle souriait toujours.

Et, pendant qu'on la faisait belle, comme son corps ne pouvait plus parler, Djinn m'a raconté son histoire. L'histoire d'une femme que ses parents avaient nommée René et qui avait vécu sous ce prénom d'emprunt dans un corps de naissance qui n'était pas le sien, qui avait bossé en usine, qui était devenue syndicaliste et avait donné de la voix au pied de sa machine, qui un jour avait passé un concours de l'administration pour devenir archiviste et qui avait continué à s'indigner et à vocaliser et syndicaliser depuis les sous-sols de l'hôpital et fait tourner en bourrique maints directeurs et chefs du personnel. Et puis, au bout de nombreuses années, avec le soutien de quelques soignantes parfois maladroites, mais de bonne volonté (en particulier une chirurgienne grande gueule qui ne touchait plus un scalpel depuis longtemps, mais avait consenti à le reprendre pour elle), elle avait fini par recouvrer son corps, retrouver sa voix, reprendre son prénom, Renée, et poursuivre sa vie.

« Quand elle était patiente-experte, a murmuré

Djinn, elle animait un séminaire intitulé *Sexe, genre, identité*. Ça fait pompeux, comme ça, mais qu'est-ce qu'elle nous faisait rire... »

Quand Renée a été propre comme un sou neuf, on l'a habillée, d'abord d'une culotte et d'une chemise d'un joli rose, ses préférées, et Djinn lui a dit : « C'est dégueulasse, t'as même pas besoin de soutif, tes seins sont parfaits ! » et m'a dit : « Tu sais qu'elle me narguait tout le temps en disant qu'elle avait de plus beaux seins que moi ? Cette blague ! *C'est moi qui les lui ai faits !* Je pouvais pas *me* faire les mêmes ! Et tu la vois, la garce ? Même morte, elle me nargue encore ! » avant de lui poser un baiser sur le front.

On lui a mis la robe d'été qu'elle portait pour *Oh les beaux jours* et puis ses espadrilles et un collier fantaisie qu'elle n'avait jamais porté parce qu'elle le gardait pour une grande occasion – et c'en était une, peut-être pas la plus grande, mais l'une des plus belles : celle de sa sortie en beauté.

Enfin, on l'a coiffée, parfumée, pomponnée, on lui a mis du fond de teint et du rouge « Mais rien sur les yeux, a dit Djinn, elle détestait ça, elle trouvait que ça lui donnait un coup de vieux. Insensé, non ? Et voilà, ma Renée, ma chérie, c'est fini, tu es belle comme un astre, t'es le plus beau désastre. » Et puis, désabusée : « Je te l'ai trop faite, celle-là, elle te fait même plus rire. »

*

Vers dix heures du soir, elles ont commencé à arriver. On s'attendait à voir surtout des personnes de son âge, mais elle avait croisé et réconforté plus de bonnes âmes qu'à son tour, alors on a vu débarquer des vertes et des très mûres, des refaites-de-partout, de gaies casseroles et des grandes folles, de bons bougres en cuir et de vieilles moutardes à moto. Et tout ce petit monde venait la saluer, lui faire une dernière fois la bise et dévider des histoires à pisser de rire autour de sa navette funéraire, avant le décollage.

Elles étaient gaies et fières. Et elles lui ont fait une fête du tonnerre.

JE SUIS CELLES

Je suis la chamane qui entend les voix des ancêtres
Je suis la femme-médecine qui cueille les plantes
magiques
Je suis la sorcière qui chasse les démons
Je suis la guérisseuse qui arrête le feu dévorant
Je suis la rebouteuse qui redresse les membres
brisés
Je suis la femme de peine qui prépare une poire
et de l'eau savonneuse pour avorter une femme plus
en peine qu'elle
Je suis la matrone, la doula, la femme sage qui
aident les femmes à mettre au monde
Je suis la doctoresse de quartier qui aide les toxi-
comanes à décrocher
Je suis la chirurgienne qui répare les enfants muti-
lées
Je suis la prisonnière qui, après sa libération, aide
les femmes du dehors à briser leurs chaînes
Je suis la femme-livre qui recueille et partage les
savoirs

RIDES

Grâce au projet « Cinglées », Djinn n'a pas sombré dans la dépression et la tristesse. Mais, contrairement à ce que Renée m'avait demandé, je ne l'ai pas harcelée. Ça n'a pas été nécessaire.

Après avoir récrit « Samizdat », elle a rédigé deux autres nouvelles.

« Barbe-Bleue » est une réécriture du conte de Perrault. Dans la version de Djinn, une jeune fille nommée Jeannette est envoyée par son père servir d'assistante à un sorcier qui reçoit des femmes désespérées et les entraîne jusqu'au fond de son antre pour leur faire avaler des potions maléfiques. Certaines de ces femmes franchissent une porte à l'aspect menaçant, dont Barbe-Bleue garde toujours la clé sur lui, et ne reparaissent jamais. Jeannette est convaincue que c'est la porte de l'enfer ; elle cherche à prévenir les femmes, mais celles-ci persistent à faire appel à Barbe-Bleue. Un jour, alors qu'elle voyage avec lui dans une ville éloignée, Jeannette croise une des disparues. La femme, qui porte un autre nom, lui apprend que Barbe-Bleue ne l'a ni envoûtée ni envoyée au Diable, mais l'a soignée et lui a permis de retrouver la liberté. Incrédule, Jeannette vole la clé de Barbe-Bleue et franchit la porte interdite. Ce n'est pas l'entrée de l'enfer, mais un passage magique vers une autre ville, où les femmes peuvent changer de vie. Elle retourne chez Barbe-Bleue et lui demande de l'initier à la fabrication de ses remèdes, pour aider les femmes à son tour...

La troisième nouvelle, intitulée « Play it again, Sam », est inspirée par Alma et sa disparition inexplicable. Djinn a imaginé la suite de son histoire, en la poussant jusqu'au bout de sa logique : après avoir passé plusieurs années en isolement psychiatrique, Samantha, scientifique de haut niveau, est recrutée par un service gouvernemental. Bientôt, elle découvre que son nouvel employeur veut la faire travailler à des fins militaires. En secret, elle récupère son vieux *laptop* et, après avoir mis au point l'équipement nécessaire, s'envoie un message au passé. Dans le dernier paragraphe de la nouvelle, au moment où elle doit décider de son avenir, Sam-de-2020 ouvre son ordinateur, lit ce que lui a envoyé Sam-de-2039 et se demande s'il s'agit d'une méthode de *fishing* inédite... ou d'une authentique missive du futur.

Je n'ai pas eu besoin de pousser beaucoup Djinn pour qu'elle publie ses nouvelles dans la rubrique « Fictions » du *Corps*... Mais elle a décidé de le faire sous pseudonyme.

« Je vais signer "Johanne Baker", en hommage à mon autrice favorite !

— Qui ça ? a demandé Santal.

— Quoi ? Tu ne connais pas Marcia Baker, la reine des romances médicales ? Elle en a publié près de trois cents !

— Ça fait beaucoup d'eau de rose, dit Manon. Assez pour se noyer...

— Ne sois pas hautaine avec ce que tu ne connais

pas ! Les romances sont lues par des millions de femmes. Eh oui, j'en lis et j'adore ça ! »

*

Les trois premiers textes de « Johanne Baker » ont remporté un franc succès parmi les contributrices du site. Encouragée, Djinn a publié la transcription des mélopées dans la même section que « Samizdat ». Huit jours après leur publication, le site avait déjà reçu une centaine de courriers disant tous, en substance : « Moi aussi j'ai ces bouffées, ces rêves, qui empêchent mon/ma partenaire de dormir. J'ai consulté des médecins ; ils disent que je suis folle. La lecture de ces textes me donne à penser que je ne le suis pas. Merci ! »

Certaines de ces femmes posent des questions sur leurs symptômes, leur évolution, la nécessité ou non de les traiter. D'autres proposent d'envoyer la transcription de leurs propres mélopées. « Johanne Baker » a très vite rédigé une réponse collective et une invitation à publier sur le site. Depuis, les contributions n'en finissent pas de pleuvoir.

*

Un soir d'avril, Manon et Santal, tout excitées, débarquent à l'Annexe à l'heure du souper. Dès qu'elles m'aperçoivent, elles se mettent à crier et sauter sur place.

Je bondis pour crier et sauter avec elles.

« Qu'est-ce qui vous arrive ? » dit Djinn en nous regardant par-dessus ses lunettes.

Manon est rayonnante.

« Le projet "Cinglées" vient de recevoir une bourse de la Fondation HoloHealth. Une *très grosse* bourse…

395

— C'est quoi cette fondation ? Et comment ont-ils eu vent de notre existence ? » demande Djinn, soupçonneuse.

Santal me regarde en souriant. Je baisse la tête en signe de pénitence.

« Je plaide coupable. Je surfais à la recherche de logiciels libres pour équiper les salles de conférences du *Chht !* et sur un forum, j'ai entendu parler d'une fondation qui subventionne des initiatives et projets de recherche en santé...

— Qui la finance ?

— HoloScenes...

— HoloScenes ? La boîte qui a breveté le procédé 3D sans écran, c'est ça ?

— Oui... »

Elle me lance un regard de plus en plus courroucé.

« Elle donne du fric à des gens comme nous ? Depuis quand ?

— Aucune idée. Comme toi, je pensais que c'était une caricature d'entreprise capitaliste... Mais la fondation a très bonne réputation parmi ceux qui la connaissent. Elle a probablement été créée pour des raisons fiscales, mais elle fait du bon travail : chaque année, elle décerne des bourses à des projets de santé originaux. Melinda et Bill Gates faisaient la même chose, il y a vingt ans... Alors, j'ai suggéré à Manon et Santal de postuler.

— Sans m'en parler ? s'exclame Djinn, scandalisée.

— Tu aurais été d'accord ? intervient Manon.

— Non !

— Alors on a bien fait de ne pas t'en parler, répond Manon ! Et on était toutes les trois de cet avis. Tu n'aurais même pas voulu en discuter, alors...

— ... il était inutile de te contrarier, dis-je avec un sourire maternel.

396

— *Mais bordel de merde, qu'est-ce qui vous est passé par la tête ? J'avais pas assez d'une seule mère juive avec Renée ? Maintenant j'en ai trois ?*

— Avant de t'énerver, écoute-nous ! dit Manon en lui tendant la tablette tactile qu'elle vient de sortir de son sac. Lis les statuts de la Fondation. Si quelque chose ne te semble pas *kasher*, on refuse la bourse. »

Djinn lui prend la tablette des mains et nous regarde toutes les trois comme si elle voulait nous fusiller. Au bout d'une longue succession de soupirs, elle se calme. Un peu.

« Très bien ! Mais avant que je m'inflige ce pensum, j'ai deux questions.

— Vas-y.

— Combien, la bourse ? »

Santal se gratte la gorge.

« Un million par an, pendant cinq ans. Ils nous ont accordé d'emblée leur financement maximum. »

Djinn ouvre la bouche, mais reste sans voix.

« Quelle était la deuxième question ? dis-je au bout d'un long moment.

— Quand... Quand est-ce qu'ils viennent nous arracher nos âmes ?

— Tu vas pouvoir le leur demander, répond Manon. On a un rendez-vous virtuel avec l'un des membres de la fondation à vingt-trois heures.

— Ce soir ?

— Pour lui, ce sera le matin. Il nous appelle d'Auckland.

— Oakland ? À côté de San Francisco ?

— Non. Auckland, Nouvelle-Zélande. »

*

À l'heure dite, nous sommes toutes quatre serrées sur le même canapé comme des petits pois dans une cosse, face à l'holotélé 3D. Un homme apparaît, assis sur une chaise de bureau. Il a passé la soixantaine, le crâne dégarni, une couronne de cheveux gris, un visage qui le fait ressembler à un capitaine de l'*Enterprise* et un grand sourire. Il s'adresse à nous en anglais.

« Bonsoir, je suis Eugene (il le prononce « youdjiiine ») Holofcener, je suis le parrain de la Fondation HoloHealth. Je voulais vous dire à quel point nous sommes heureux de financer votre projet, qui a été retenu à l'unanimité par la commission d'attribution des bourses... J'ai pour mission de vous présenter la Fondation. Les membres de son conseil d'administration sont élus par des associations citoyennes du monde entier et par une vingtaine d'organismes : la Women's Worldwide Web, l'Unicef, Transparency International, Oxfam-Québec, Human Rights Watch, ATD Quart-Monde, la California Coalition for Women Prisoners, Amnesty International...

— Amnesty ! s'exclame Djinn.

— Oui, la Fondation subventionne en particulier des projets destinés à améliorer la santé des personnes en détention... Lorsque nous avons créé HoloHealth, ma partenaire et moi, nous l'avons dotée d'un fonds très important qui lui permet d'être totalement indépendante. (Son sourire s'élargit.) Comme la Fondation Nobel, si vous voulez... Le conseil d'administration et la commission d'attribution des bourses sont paritaires : huit membres sont des femmes, huit sont des hommes et huit sont LGBTQIA+ ; la présidence est assurée en alternance. Ma partenaire et moi lisons les projets et nous donnons notre avis si on nous le demande, mais nous ne votons pas, et il est interdit aux sociétés privées – y compris la nôtre – de nouer des liens commerciaux avec les lauréats. (Il fait une pause.) Je crois que je vous ai dit l'essentiel, mais bien sûr, je répondrai à toutes vos questions. Nous savons que vous aussi, vous tenez à votre indépendance…

— Vous… savez ?

— Avant de décerner les bourses, la commission dresse un profil très précis des équipes candidates. Nous savons que vous avez refusé par le passé d'être sponsorisées par des entreprises commerciales, et nous tenons à ce que vous vous sentiez parfaitement à l'aise d'accepter ou de refuser notre bourse. »

Santal, Manon et moi tournons nos regards vers Djinn.

« Si nous refusons, dit-elle, que devient l'argent ? Est-ce qu'il y a d'autres projets à qui le donner ?

— Le comité est très sélectif. À ce jour, il n'a jamais attribué vingt bourses la même année. La moyenne tourne autour de douze ou treize… Cette fois-ci, il y a quatorze équipes lauréates. Si vous refusez, la somme restera dans le fonds d'investissement de la Fondation jusqu'au vote de l'an prochain. »

Deux questions me brûlent les lèvres.

« Quand avez-vous créé votre Fondation ?

— Il y a… quinze ans bientôt. En 2025.

— Ah. Je pensais que c'était plus récent… Avant cette année, je n'en avais jamais entendu parler.

— Nous ne faisons pas de publicité, pour limiter toutes les formes d'ingérence… Il nous faut tout de même signaler notre existence de temps à autre, sinon certains candidats potentiels ne pourraient jamais nous présenter leur projet, mais nous restons discrets. La liste des lauréats n'est jamais communiquée à la presse, par exemple…

— Oh-*kay*… »

De peur d'être indiscret, je ne pose pas la seconde question.

Djinn nous regarde à son tour, hoche la tête, et demande :

« Quand devons-nous vous donner une réponse ?

— Les fonds sont à votre disposition à partir du 4 juin prochain, et jusqu'au 3 juin 2041. Vous pouvez demander à la recevoir à n'importe quel moment pendant ce délai. Vous avez donc tout le temps de réfléchir et de planifier... »

Nous restons un long moment silencieuses.

« Il va nous falloir quelques jours au moins, dit Djinn.

— C'est bien naturel...

— Mais nous tenons déjà à vous remercier vivement, vous et la Fondation. C'est un grand honneur que vous nous faites, et une chance... inespérée...

— Tout l'honneur est pour nous, croyez-le ! Votre projet est brillant et très excitant... Je vais vous laisser, mais, avant de mettre fin à la communication, je voulais vous demander s'il vous serait possible de me donner les coordonnées de Johanne Baker ? Elle a publié plusieurs textes sur votre site et... »

Rougissante, Djinn lève la main.

« C'est mon pseudonyme...

— Ah ! Parfait ! Pouvez-vous nous accorder quelques minutes de plus ?

— Bien sûr... »

Il prononce une commande vocale que je ne comprends pas, puis appelle : « Gina, Honey ? »

Tandis que son hologramme s'estompe, celui d'une autre personne apparaît, assise dans un décor différent.

C'est une femme.

Elle nous regarde sans rien dire. Comme si elle attendait une réaction de notre part.

Elle a de beaux cheveux roux, des yeux bleus et un sourire en coin.

Djinn, Santal et moi crions d'une seule voix.

« Alma !!! »

La femme fond en larmes.

...Elle n'a...e jeune docteur nous dit de vous ...eu et
...avec nous en vous an...
...n'prenez-en ni mal...sait ...ace à...sous...ade...
...Vu...
...de...ins fac...es longues....

PLAY IT AGAIN

Elle pleure et elle rit en même temps.

« Je suis désolée, dit Alma, en français, mais avec un léger accent. J'ai le sentiment que vous me... reconnaissez, alors que je n'ai aucun souvenir de vous avoir déjà rencontrées... Ça me bouleverse...

— C'est-à-dire... dit Santal.

— Nous avions une amie qui... vous ressemble vraiment beaucoup, poursuit Djinn.

— Vraiment beaucoup », dis-je.

Alma s'essuie les yeux.

« Attendez, attendez... Il faut que je vous raconte... Je suis française, j'ai émigré en Nouvelle-Zélande il y a plus de vingt ans, mais je m'intéresse toujours à ce qui se passe en France, et quand j'ai lu votre profil sur la liste des équipes lauréates, je suis allée visiter votre site... *Le Corps des femmes*... J'y ai trouvé beaucoup de choses passionnantes, en particulier une fiction... Une nouvelle, intitulée « Play it again, Sam »... Que l'une de vous a écrite...

Djinn lève la main.

« J'aurais aimé savoir... Ce n'est pas *tout à fait* une fiction, n'est-ce pas ? » demande Alma.

Djinn se met à respirer plus vite.

« Euh, non… Seule la fin est une fiction… Mais je ne sais pas si vous allez nous croire… »

Alma fait oui oui oui de la tête.

« Si j'ai voulu vous parler, dit-elle la gorge serrée, c'est parce que je suis prête à vous croire… Même si ça semble incroyable… Vous avez un peu de temps devant vous ? Ou bien voulez-vous que je vous rappelle un autre soir ? Il est tard, je crois…

— Non, non, non ! Pour vous, on a tout le temps du monde…

— Dites, les filles, demande Manon, vous voulez bien m'expliquer ce qui se passe ?

— On a toutes besoin de s'expliquer, dit Djinn.

— C'est ce que je crois aussi, dit Alma. Est-ce que vous voulez bien me parler de… cette amie qui me ressemble… ? »

Dans la plus parfaite cacophonie, Djinn, Santal et moi récapitulons ce que nous savons de « notre » Alma : Polytechnique, ses doctorats, son embauche au CEA, son rôle de lanceuse d'alerte, le harcèlement moral, les hospitalisations, son transfert à Tourmens, son labo… et la disparition en deux temps. La première fois, du pôle Psycho ; la seconde fois, des fichiers confidentiels de l'OTAN.

« Je vois, dit l'autre Alma, les yeux brillants. C'est très très troublant, parce que, voyez-vous, j'ai… beaucoup de points communs avec cette femme. Comme elle, j'ai fait Polytechnique puis deux doctorats, en mathématiques et en physique. Mais à un moment crucial de ma vie, j'ai… obliqué…

— Obliqué ? demande Djinn d'une voix imperceptible.

— En 2020… Je sortais d'une entrevue au CEA, on m'avait fait une proposition en or, ça me tentait beaucoup, mais… »

Elle hésite. Sur le canapé, plus personne ne respire.

« Le jour où je devais répondre... Je m'en souviens très bien, c'était le 4 juin... J'avais décidé d'accepter et, en ouvrant mon *laptop* pour envoyer ma réponse, j'ai trouvé un post-it virtuel affiché au beau milieu de mon fond d'écran. Un post-it que je n'avais pas écrit. Mon ordinateur n'avait pas été connecté depuis la veille, personne n'avait pu y accéder à distance, ça n'avait pas l'air d'être un virus... Bref, je ne voyais pas comment ce post-it avait pu arriver là... Le message n'était pas long, il disait : "Ne va pas au CEA. Tu mérites une autre histoire."

— Aaaah ! Merveilleux ! » s'écrie Djinn, et elle se met à pleurer, elle aussi...

« Et... Je ne sais pas pourquoi... j'ai décidé de décliner l'offre du CEA... Enfin, si, je sais pourquoi : tout le monde ou presque voulait que j'accepte ce poste, mais j'étais partagée, j'hésitais beaucoup, et voilà que ce message m'en dissuadait... Par la suite, j'ai rationalisé en me disant que la veille, j'étais épuisée, j'avais dû écrire ce post-it avant de me coucher... »

Djinn secoue la tête.

« ... Alors même que je n'avais jamais mis aucun post-it sur mon fond d'écran... Mais depuis que j'ai lu votre nouvelle, je n'en suis plus si sûre...

— Pardonnez-moi, intervient Manon, mais mon esprit rationnel n'arrive pas à bien comprendre... Vous êtes en train de suggérer, en ce moment, toutes les quatre, qu'Alma – enfin, celle qui était soignée ici – s'est envoyé rétrospectivement un message pour l'inviter à... changer de carrière... De vie ? C'est un peu tiré par les cheveux, non ?

— Votre partenaire, dis-je brusquement, *You-djiiine*... Quand l'avez-vous rencontré ?

— Oh, mon Dieu, il y a très longtemps, nous étions tous les deux à Polytechnique... Il travaillait déjà sur ses hologrammes... (Son regard se détourne comme quand on cherche dans ses souvenirs.) Tout le monde se moquait de son nom...

— ... à coucher dehors, murmure Santal.

— Oui ! Ses amis proches l'appelaient Gene Ho, pour faire court. Au début, quand je le croisais je disais : "Hello, Gino !" Et lui, il répondait "Holà, Gina !"... On est sortis ensemble pendant quelques mois, et puis je suis partie vivre ma vie... Quelques années plus tard, quand j'ai préparé mon deuxième doctorat à l'université de Montréal on s'est retrouvés au département de physique... »

Je m'en veux d'insister, mais je ne peux pas m'empêcher de demander :

« Vous êtes mariés depuis quand ?

— Depuis 2025, répond Alma, surprise par cette nouvelle question personnelle. Pourquoi cette question ?

— Ah ! dis-je. Parce que vous... enfin, *notre* Alma nous a raconté que... son Gino était très... entreprenant. »

Cette fois-ci elle rit de bon cœur.

« Oh là là, oui ! Il était complètement... fou. À Polytechnique, il me demandait en mariage au moins une fois par semaine. Très délicatement, d'ailleurs, pas du tout de manière pressante. Il ne m'a jamais harcelée, quand je lui disais de me laisser tranquille, il restait à distance. Mais moi... Je l'aimais beaucoup beaucoup... Et on s'entendait très bien... à tous points de vue... Alors au bout de quinze jours ou trois semaines sans le voir, je n'y tenais plus, je l'appelais ou je débarquais chez lui... Mais je ne voulais pas me marier, j'avais d'autres projets. Il était très, très déçu que je refuse, évidemment. Et finalement, il est retourné en Australie... En 2022, après mon doctorat en histoire des sciences, j'ai postulé à l'université d'Auckland. Des étudiantes organisaient un forum sur les carrières féminines. Elles m'ont demandé de venir raconter mon parcours. La salle était bondée, il devait y avoir trois ou quatre hommes dans l'assistance. À la fin de ma présentation, un de ces hommes se lève et vient vers moi. C'était Gino. Il était venu à Auckland rencontrer des chercheurs de l'université, il avait vu l'annonce de ma conférence... Il était très ému, et moi aussi. On a passé quatre jours ensemble, et puis il est reparti à Melbourne... Quelques semaines plus tard, c'est moi qui suis allée le voir. On a maintenu cette relation à distance pendant un an... Et puis il est venu s'installer à Auckland. Il s'était déjà lancé dans la fabrication d'un prototype d'holoprojecteur, à l'époque. On se voyait quand j'avais envie... Et chaque fois qu'on se voyait, il me demandait de l'épouser... Il a finalement breveté son procédé, il l'a vendu à une compagnie, puis à deux, puis à dix, et l'argent s'est mis à couler à flots, il a gagné des millions à ne pas savoir quoi en faire... Ça m'a fait très peur, pour lui, et pour nous... Mais ses sentiments n'ont pas changé... Et les miens non plus. Il est très romantique, complètement vieux jeu, et... délicieux, vous comprenez ? »

On comprend très bien. Elle rit en évoquant ces souvenirs et son rire est vibrant de joie, à mille lieues des rires grinçants et amers de l'Alma que nous connaissions.

« Il a fini par m'avoir à l'usure... Je l'avais tenu à distance parce que je ne voulais pas m'enfermer. Mais j'avais toujours été amoureuse de lui... Et j'avais fait ce que je voulais de ma vie... C'était ridicule de continuer à nous torturer... Alors, j'ai accepté de l'épouser à une condition : je ne voulais pas vivre dans un luxe obscène, il fallait que son argent serve à quelque chose de digne... La santé, l'éducation, la contraception, l'aide aux pays émergents... Mais c'était son argent, je ne savais pas comment il prendrait ça, et je ne voulais pas le forcer ou le presser. Alors je lui ai demandé de bien réfléchir. Il a réfléchi... trois secondes, et il a répondu : "As you wish."

— *Ohmygod !* murmure Djinn.

— Oui... J'étais cuite ! (Elle rit de nouveau, et nous rions toutes avec elle.) J'ai tenu à ce qu'il crée la Fondation et la dote avant qu'on se marie. Pour qu'elle soit indépendante quoi qu'il nous arrive à l'un ou à l'autre... Et nous voilà, quinze ans plus tard... Savez-vous que parmi les projets que nous avons soutenus depuis quinze ans, plusieurs ont contribué à faire reculer le paludisme, la fièvre jaune et la rougeole ?

— Belle histoire, dit Djinn, les yeux embués. Je suis heureuse que tu... Excuse-moi ! On tutoyait notre... "Alma-*d'avant*". Ça ne t'ennuie pas ?

— Non, bien sûr que non...

— Je suis heureuse que tu aies reçu son message...

— Oui, répond Alma-d'aujourd'hui. C'est... incroyable, mais je l'ai bien reçu. D'ailleurs, j'ai gardé le *laptop*, je l'allume de temps à autre, pour vérifier que je n'ai pas rêvé. »

Elle se retourne, réapparaît avec un laptop ouvert. Un post-it jaune est affiché au beau milieu de l'écran.

« Je ne l'ai jamais effacé.

— Alors, demande Manon, vous êtes convaincue que ce post-it venait du futur ? Et que... Alma-*d'avant* vous l'a envoyé ? »

Alma-d'aujourd'hui passe la main dans ses beaux cheveux roux.

« Quand je préparais mon second doctorat à l'université de Montréal, en 2015, le voyage dans le temps était le thème de prédilection de mon directeur de thèse, Stéphane Durand. C'est un beau thème, au croisement de la science, de la littérature, de la philosophie... Nous passons toutes notre temps à penser : "Si c'était à refaire..." Aujourd'hui, je ne fais plus de physique quantique, mais je continue à m'informer, et certaines équipes travaillent sur des projets similaires à celui d'Alma-*d'avant*. (Ses yeux se mettent à briller.) Si je pouvais, je me ferais un plaisir de jeter un coup d'œil à ses calculs... »

Je prends une grande inspiration.

« Attendez ! intervient Manon. Je suis perdue, là ! Quand est-ce qu'Alma-*d'avant* l'a envoyé, ce message ? »

Je me lève et je me dirige vers la table de la salle à manger.

« Elle ne pouvait pas le faire d'ici, dit Djinn. Par bonheur, comme Hannah l'a découvert, c'est un service de l'OTAN qui l'a "recrutée". Elle a sûrement eu accès au matériel nécessaire... »

Je fouille dans mon sac et j'en sors une tablette tactile.

« D'accord, insiste Manon, mais... pour envoyer le message, il lui fallait récupérer son vieux *laptop*... (Elle se tourne vers Alma-d'aujourd'hui.) Et son *laptop*, c'est votre... enfin, *son* Gino qui l'avait... »

Je lance la fonction « recherche ».

« Si Alma-d'avant est parvenue à contacter "son" Gino après avoir construit sa machine à l'OTAN, je suis sûre qu'il a fait le voyage depuis Melbourne pour lui remettre son *laptop* en mains propres...

— Mais alors, *votre* Gino devrait s'en souvenir, non ? demande Manon.

— Non, car le message n'a pas seulement changé mon itinéraire, il a changé aussi le sien... »

Les jambes tremblantes, je me rassieds sur le canapé.

« Je vois... murmure Manon, encore confuse. Il y

a encore quelque chose qui me tracasse... J'arrive à concevoir que Gino et toi vous n'ayez aucun souvenir de cette... existence alternative. Mais pourquoi est-ce que Santal, Djinn et Hannah s'en souviennent ?

— Sans compter qu'on n'est pas les seules, dit Santal. Hier encore, Jennie me demandait si on avait jamais eu de nouvelles de notre Alma... »

Je serre la tablette entre mes mains.

« Mon trajet et celui de Gino ont été modifiés dès 2020, à la réception du message. Les vôtres ne l'ont été que lorsque le message a été envoyé, c'est-à-dire, si j'ai bien compris, il y a quelques mois. Il est logique que vous gardiez des souvenirs d'Alma-*d'avant*...

— C'est vertigineux... dit Manon, à bout d'arguments.

— Je sais, dit Alma. Et ça va le rester. Car nous n'avons aucune preuve tangible de ce... pataquès temporel. »

Ma gorge est sèche. Avec difficulté, je parviens à articuler :

« *Houston, we have a problem.* »

Tous les regards se tournent vers moi. D'une voix cassée, je dis :

« Le soir où les militaires sont venus la voir, Alma-*d'avant* m'a envoyé un dossier contenant son programme pour que je relise et que je corrige les bogues. Je viens de consulter mon nuage... Le dossier original ne s'y trouve plus...

— C'est logique, non ? dit Djinn. Il a disparu quand Alma-de-2020 a reçu le message...

— Oui... Mais... Pour déboguer le programme, j'ai fait des copies des fichiers originaux... Ces copies, et la version déboguée... »

Je passe les doigts sur les commandes de la tablette. Une liste de documents s'affiche en 3D.

« Je les ai toujours... »

409

*

Nous sommes restées silencieuses un très long moment. Puis, sans un mot, j'ai fait défiler le contenu des fichiers pour qu'Alma l'examine. Son visage est devenu grave.

« Le début ressemble terriblement aux calculs que je faisais à Montréal, quand je travaillais là-dessus avec Stéphane Durand… Alma-*d'avant* les a repris…

— Je vais vous les envoyer. Ils vous appartiennent. »

Alma lève les mains en signe de refus.

« Je n'en veux pas ! C'est une autre femme qui a écrit ça. Quand je pense qu'elle l'a fait pour me laisser sa place, j'en ai des frissons ! Toutes ses expériences, heureuses ou douloureuses… sa conscience… Tout ça est perdu, désormais… C'est très injuste… Alors non, je ne veux pas de ces documents. Et je pense qu'on devrait les détruire.

— Je suis d'accord, dit Djinn vivement. C'est trop dangereux ! Vous imaginez ce qu'en ferait… Je ne sais pas… L'armée ! »

Effrayé à cette pensée, je pose les doigts sur la tablette. Une main retient mon bras. Près de moi, Santal secoue la tête avec véhémence.

« On ne peut pas purement et simplement les détruire ! Alma-*d'avant* a confié son travail à Hannah. (Elle me regarde.) Hannah, tu as travaillé sur le programme, et c'est probablement ta version qu'Alma-d'avant a utilisée. *Tu en es la coautrice…*

— … Tout comme tu es coautrice du projet "Cinglées", ajoute Manon.

Une fois encore, le silence se fait.

« Vous avez raison, dit Alma-d'aujourd'hui.

410

— *Damn !* soupire Djinn. Je suis désolée, Hannah... Je n'avais pas vu les choses comme ça.

— Moi non plus...

— C'est vrai, ton travail a de la valeur... Puisque Alma n'en veut pas, c'est à toi de décider ce qu'on en fait. »

Je lève la tête.

« Il va falloir m'aider...

— Oh-*kay* », répondent Djinn, Santal et Manon en même temps. Et ça me fait sourire alors que je n'en ai pas la moindre envie.

Je regarde Alma.

« Vous... toi aussi... Tu veux bien ?

— Je ferai de mon mieux !

— Mais là... C'est trop. Il faut que je réfléchisse. Que je dorme... Est-ce qu'on peut rediscuter de ça demain ?

— Bien sûr, dit Santal. Alma, à quelle heure veux-tu qu'on t'appelle ?

— Eh bien... Gino vous appelait d'Auckland, mais moi, je suis à Paris pour une dizaine de jours. Puis-je venir me joindre à vous ? Je peux arriver à Tourmens dès huit heures.

— Il n'y a pas de train qui arrive si tôt de Paris, dit Djinn.

— C'est pas grave, je viendrai en SunRoof ! »

PARTAGE

J'ai passé une nuit agitée, une de ces nuits pendant lesquelles on n'est ni tout à fait endormi ni tout à fait éveillé, mais où le cerveau tourne à toute vitesse.

Je courais un marathon sur terrain accidenté et chaque trou, chaque bosse semblaient tantôt me ralentir, tantôt m'accélérer. Des silhouettes sans visage couraient autour de moi, et quand je leur demandais de quoi étancher ma soif ou reprendre des forces, elles me lançaient une question, un doute, un avertissement.

Si le programme d'Alma fonctionne – et tout porte à croire que c'est le cas – il représente tout à la fois une promesse et une menace. Alma l'a employé pour se refaire une vie, littéralement, et ça n'a apparemment pas eu de conséquence néfaste. Mais que se passerait-il si ce programme tombait entre les mains d'individus ou de groupes aux intentions discutables ?

Autour de moi, serrées en un peloton menaçant, des silhouettes sans visage me promettent le pire : elles veulent s'enrichir, changer le résultat d'une élection, infléchir le cours d'un conflit ouvert ou larvé. Elles veulent changer le monde à leur profit, et a posteriori. Debout au bord de la route, Djinn me murmure de détruire le programme, de tout effacer, de le faire disparaître. Renée, elle, secoue la tête, mais je suis incapable de savoir si elle le fait pour désapprouver Djinn ou pour me dire : « De toute manière, quoi que tu fasses, t'es cinglée comme les autres. »

Pendant une bonne partie du rêve, chaque fois que je me suis retourné, j'ai vu une femme courir, loin derrière. J'ai tenté plusieurs fois de ralentir ma course, pour la laisser gagner du terrain et me rattraper, mais le peloton me presse d'aller plus vite et de prendre une décision. Et cependant, elle grignote son retard, et bientôt, je la sens derrière moi. Je ne la vois pas clairement, mais, malgré le bruit et la fureur, elle me parle à l'oreille. J'entends : « Elles ne souffrent pas qu'on leur raconte leur histoire, elles souffrent qu'on la leur confisque. » Et puis, quelques foulées plus loin, elle ajoute : « Il y a toujours quelqu'un pour prendre la suite. »

Je me retourne. C'est Betty. Je la vois sourire, ralentir, s'arrêter et, d'un signe de la main, m'encourager.

J'ai retrouvé mon souffle. Autour de moi, le vacarme s'estompe. Je ne suis plus perdu. Je sais où je vais.

Je me réveille, je me lève, je m'assieds à mon bureau et j'écris, à la main, dans le cahier électronique :

C'est peut-être une idée folle, et rien ne dit qu'on pourra la réaliser, ni même qu'elle aura le résultat escompté.

Qu'est-ce qui nous accompagne et nous réunit ? Qu'est-ce qui nous aide à lutter contre la peur, la douleur, la solitude, la faim, le désespoir ? Qu'est-ce que nous partageons chaque jour sans jamais nous appauvrir ? Qu'est-ce qui nous aide à *avancer*, individuellement et en groupe ? Qu'est-ce qui nous aide à vivre ?

Les histoires. Les histoires vraies et les histoires inventées. Les histoires qui nous réconfortent, celles qui nous préviennent, les histoires qui nous révoltent et nous donnent envie de nous battre. Les histoires portent en elles des expériences et des enseignements, des questions et des certitudes, des avertissements et des idées. Les histoires nous émeuvent et nous rendent fortes et nous empouvoirent. Les histoires nous rappellent qui nous sommes et nous encouragent à devenir les personnes que nous voulons être.

Bien sûr, le temps se joue des histoires, il les fait naître et vivre, il les travaille, les transforme, les fait mourir et les fait renaître. Et, comme le temps, le torrent des histoires ne se tarit jamais. D'ailleurs, les histoires nous rappellent que rien ne s'invente, rien ne s'oublie, tout se partage et se transmet.

Les histoires ont modelé le monde ancien, parfois en mal, parfois en bien, parfois pour des millions de personnes, parfois pour une poignée. Pensez à la Bible, au Coran, au I

Ching, au Mahabharata. Mais d'autres histoires apparaissent chaque jour et récrivent le monde à neuf : *L'Origine des espèces*, *Une chambre à soi*, *Le Deuxième Sexe*, *La Main gauche de la nuit*, *Trouble dans le Genre*, *Mother Nature*...

En 1977, des scientifiques ont envoyé dans l'espace des sondes portant des messages en cinquante langues, adressés aux civilisations extraterrestres qu'elles croiseront peut-être seulement après trois mille ans de voyage. Ce n'était pas nouveau. Ça fait des siècles que les humains enterrent des informations destinées aux humains du futur. Et des capsules temporelles comme celles-là, nous en portons en nous, qu'il s'agisse de l'ADN mitochondrial de notre grand-mère du paléolithique ou des mélopées que les internautes postent tous les jours sur *Le Corps des femmes* !

Vous voyez où je veux en venir ?
Je sais, c'est une idée folle. Mais Alma a tenté sa chance, et ça ne lui a pas trop mal réussi.
Ça vaut peut-être la peine qu'on la tente, nous aussi.
Renée avait raison. Nous devons, désormais, partager l'expérience de l'École avec le pays tout entier.
Mais pourquoi s'en tenir au présent ?
Pourquoi ne pas la partager aussi avec *hier* ?

Il n'est pas question de changer le monde, et encore moins (*Ohmygod !*) de créer une religion. Il s'agit, plus modestement, de semer des textes qui contribueront à changer les mentalités. Des textes qui parlent du soin autrement ; qui suggèrent d'autres chemins possibles ; qui décrivent ceux que nous avons empruntés ici - lesquels se sont révélés impraticables, lesquels sont escarpés, mais possibles ; lesquels permettent d'avancer.

Bien sûr, quand il s'agit d'infléchir le chemin d'une seule personne, une seule phrase peut suffire. Pour infléchir le chemin de beaucoup, il va falloir en mettre un paquet dans la capsule...

C'est peut-être peine perdue. Après tout, le temps se joue des histoires.
Mais peut-être que pour une fois, les histoires peuvent se jouer du temps...
Et, sinon changer le cours de l'Histoire...
... du moins faire quelques rides à la surface.

CAPSULE

La circulation des automobiles volantes est interdite au-dessus du territoire de la commune, pour
des raisons de sécurité, mais aussi par respect pour
la vie privée de sa population. Quand la SunRoof
d'Alma se pose silencieusement sur l'aérodrome le
plus proche – la Christophlère, à Écommoy – Santal
et moi l'attendons dans la VéRo.

Elle est plus grande que dans mon souvenir.
Alma-*d'avant* semblait écrasée par la vie ; Alma-
d'aujourd'hui rayonne de santé. Quand elle nous
aperçoit, elle se précipite pour nous embrasser et
nous nous mettons à rire comme des enfants.

Vingt minutes plus tard, nous retrouvons Djinn
et Manon au Château. Djinn est très émue. *Désolée Désolée Je suis bête*, et les larmes ruissellent sur
son visage, *Mais ça me fait quelque chose, tu peux
pas savoir*. Alma pleure en voyant Djinn pleurer et
Manon pleure sur l'épaule de Santal devant l'émotion
des deux autres. Moi, je suis trop excité pour pleurer.

Je rapporte du thé et du café, on s'installe autour
de la table et je raconte.

*

« J'aime beaucoup ton plan, dit Santal, vraiment beaucoup. Qu'en dites-vous, les amies ? demande-t-elle à la ronde.

— Moi aussi, dit Alma. J'ai enterré une capsule dans le jardin de ma maison d'enfance quand j'avais douze ans. Elle y est toujours. Ça me donne envie d'aller la déterrer...

— C'est une belle idée, dit Manon. Qu'est-ce qui t'y a fait penser ?

— Quand on lit beaucoup de science-fiction, on fait des rêves extravagants...

— Je suis d'accord, dit Djinn en souriant. Seulement, avant de nous mettre à rêver, est-ce que c'est réalisable ? Alma-*d'avant* a dû avoir accès à ce qu'il fallait, mais je n'imagine pas que l'OTAN nous prêtera ses labos...

— Ça ne va pas être nécessaire, répond Alma-d'aujourd'hui. J'ai mieux à vous proposer. Un de mes vieux amis, qui enseigne à l'université du Minnesota... »

Santal éclate de rire.

« Tu parles de Bibi, n'est-ce pas ? » demande Djinn avec malice.

Alma rougit, ça nous fait rire encore plus, et ça la fait rougir encore plus.

« Vous... connaissez Bibi ?

— Alma-*d'avant* nous en a parlé... chaleureusement.

— Ah, je vois... Eh bien... Bibi – enfin, *Byron* – nous aidera volontiers...

— Tu en es sûre ?

— Les champs électromagnétiques, c'est son rayon. Après avoir lu le programme, hier soir, j'ai calculé rapidement la puissance dont nous aurions besoin et je lui ai envoyé un message... Il m'a répondu ce matin ! Il met son labo à notre entière disposition...

— Tu lui as expliqué de quoi il est question ?

— Pas du tout ! Apparemment, il s'en fout. Il est juste… très impatient de me revoir, répond Alma en rougissant de nouveau.

— *Lucky Girl !* »

Plaisanteries, taquineries et moqueries fusent.

« Question suivante, dit Djinn. Qu'est-ce qu'on met dans la capsule ? »

*

Toutes ensemble, nous avons choisi les textes.

Des textes écrits par des soignées et des soignantes.

Des textes que nous voulons faire circuler librement, comme autant de *samizdates*, autant de bouteilles à la mer. Des textes qui stimuleront, qui encourageront, qui transmettront de l'énergie et des savoirs, qui feront naître des projets. Des textes qui, infiltrés dans l'époque, donneront à leurs lectrices le désir de créer non pas une, mais vingt écoles de soignantes.

Il y en a cent soixante-dix-sept.

Des témoignages, des pamphlets, des coups de gueule, des articles du *Corps*…, des mélopées, des critiques historiques, des nouvelles, des poèmes.

Reste à décider quand les envoyer.

« Pas trop loin, suggère Djinn… Douze-quinze ans avant la Réforme, ça leur donne le temps de germer dans les esprits.

— Et de préférence à quelqu'un qui écrit pour le grand public, dit Santal. Une journaliste…

— Ou une autrice de romances ! réplique Djinn.

— D'accord, mais pas Marcia Baker, prévient Manon. Je ne veux pas que ça l'empêche d'écrire les bouquins que je n'ai pas encore lus !

— Je savais que tu serais vite accro…

419

— Pour en revenir à nos moutons quantiques, intervient Alma, il me semble que vous prenez le problème à l'envers... Avant d'envoyer la capsule, il faut identifier les machines qui pourront la transmettre. Une fois qu'on aura des machines, on pourra choisir une ou plusieurs destinataires.

— Damn ! dit Djinn. Ça va être compliqué...

— Pas vraiment...

— Quoi ? Ne nous dis pas que *ton* Gino, lui aussi, empile des ordinateurs dans son sous-sol !

— *Ohmygod ! No !* Pourquoi dis-tu ça ? Je ne l'aurais pas supporté ! Non, son hobby, c'est la restauration de vieux films. Il collabore avec Margaret Bodde, la codirectrice de la Film Foundation, à New York... En revanche, il s'est lié d'amitié avec Jacques Finney, un fou...

— On n'utilise jamais ce mot ici, dit Djinn avec un sourire indulgent.

— Pardon. Un... collectionneur excentrique.

— C'est mieux... Ce Finney, il a beaucoup de machines ?

— Plusieurs centaines. Gino l'a convaincu de les montrer au public. Elles vont être exposées à l'Exploratorium, le musée des sciences de San Francisco, dans l'annexe que nous avons financée il y a deux ans. Si je suis venue en France, c'est pour discuter les détails de l'expo avec lui.

— Il est français ? demande Santal.

— Canadien. Mais une grande partie de sa collection est entreposée à deux pas d'ici, en Indre-et-Loire.

— Tu crois qu'il nous prêterait deux ou trois de ses machines ? demande Djinn.

— On peut lui poser la question. Qui m'accompagne ? »

MACHINES

« Regarde ! » dit Alma en virant sur la droite.

Mon cœur chavire et je me tiens des deux mains à mon siège.

Elle désigne un hangar en lisière de l'ancien parc des expositions. Tout autour, le sol marécageux est recouvert d'une végétation tropicale.

« Ce hangar appartenait à une chaîne scandinave. Comme c'est une zone inondable, il est bâti sur pilotis. En 2028, pendant les grandes inondations, ça leur a permis de garder leurs meubles en bois au sec. Mais plus personne ne venait faire ses courses par ici, évidemment, alors ils ont abandonné le site. Finney l'a acheté pour une bouchée de pain... »

La SunRoof se redresse et – un peu trop vite à mon goût – se pose à la verticale au sommet d'un carré de béton, à cinquante mètres du bâtiment. Quand les moteurs se taisent, je recommence à respirer.

« Tu n'as pas eu peur, tout de même ? me demande Alma en défaisant sa ceinture.

— C'est la première fois que je quitte le sol...

— Tu n'as rien laissé paraître...

— Oui. C'est ma spécialité... »

Elle rit.

421

« T'aurais dû me le dire, j'aurais piloté de manière moins sèche ! »

Elle a lancé ça sur le même ton sarcastique que l'Alma-*d'avant*. Certaines choses ne changent pas.

Sur l'un des écrans du tableau de bord, un message s'affiche.

« Bienvenue, Alma. »

Sur la façade du hangar, un portail métallique se lève.

Nous sortons de la SunRoof et empruntons une passerelle métallique tendue au-dessus du marais. Nous entrons dans une pièce cubique qui ressemble à un sas. Le portail se referme derrière nous.

De puissants ventilateurs se mettent en marche. Au bout de quelques instants, une porte s'ouvre de l'autre côté de la pièce et un homme apparaît. Jacques Finney a les cheveux très courts, l'abdomen rebondi et des lunettes datant du siècle dernier. Il baise la main d'Alma, serre chaleureusement la mienne, et oui, il sera heureux de nous aider. Mais d'abord, il nous fait enfiler des combinaisons qui nous recouvrent des pieds à la tête.

« Pour protéger mes machines des poussières corrosives et des microbilles de plastique, explique-t-il. Vos vêtements en sont couverts… »

Il nous fait pénétrer dans le Saint des Saints. À moins que ce ne soit dans une aventure d'Indiana Jones. Sur des passerelles étagées, accessibles *via* des plateformes mobiles, des centaines de machines sont alignées à perte de vue. Un éclairage automatique fait varier la luminosité à notre passage. Au-dessus de nos têtes, deux drones de surveillance équipés de microcaméras suivent en bourdonnant nos moindres déplacements.

« Le secteur est très sûr, me dit le collectionneur, mais on n'est jamais trop prudent… »

Pendant qu'Alma et moi lui emboîtons le pas, notre hôte nous annonce que ses pièces les plus anciennes sont des terminaux graphiques des années 1970. Et il nous confie n'acquérir que des ordinateurs ayant servi à écrire des textes ou réaliser des tâches scientifiques. Parmi ceux qui datent du début des années 2000, nous assure-t-il, quelques-uns vont *certainement* nous intéresser.

Malheureusement, les machines début de siècle que nous présente le fier collectionneur ne conviennent pas et, tout en le félicitant sur leur état de conservation, Alma les refuse les unes après les autres – sans lui expliquer pourquoi.

« Si je savais ce que vous voulez en faire, je pourrais peut-être en trouver une qui convient… »

Alma réfléchit un instant.

« Il faut qu'elle soit de petite taille et comporte très peu de pièces métalliques. Nous voulons l'exposer dans un espace très restreint. »

Elle esquisse de ses mains la forme d'un grand tiroir…

Le collectionneur se gratte le crâne.

« Toutes ces machines, dis-je en désignant le hangar. Ce ne sont que des ordinateurs ? Ma grand-mère consultait l'annuaire du téléphone sur un truc mal foutu, une sorte de boîte à savon…

— *Mal foutu*, le minitel ? Mais c'était le plus beau fleuron technologique français du siècle passé !

— Ah bon ? Vous en avez ?

— Vous plaisantez ? J'ai tous les modèles ! Venez, je vais vous montrer ça ! »

Et, tout excité, il nous entraîne à l'autre bout du hangar et s'arrête devant un gratte-ciel d'étagères croulant sous des cubes à clavier adornés du sigle « France Télécom ».

Pendant qu'il vante la supériorité du protocole X.25

et du réseau Transpac (élégants et performants) face au protocole TCP/IP du World Wide Web (médiocre et grossier), Alma avise des machines empilées en vrac et sans doute en attente de tri.

Elle revient vers nous avec un *laptop* qui ressemble à un jouet d'enfant.

« Et celui-ci ? » demande-t-elle.

D'après l'étiquette virtuelle flottant sur sa coque en plastique, la machine a été utilisée par une seule et même personne entre 2007 et 2010.

« Je n'ai pas encore regardé ce qu'elle a dans le ventre », répond le collectionneur, vaguement vexé qu'elle l'ait interrompu dans sa dissertation.

« Il ne fonctionne peut-être pas… »

Piqué dans son orgueil, il bombe le torse.

« Quatre-vingt-treize pour cent des pièces de ma collection sont en parfait état de marche ! »

Il pose délicatement le *laptop* sur une borne à électro-induction toute proche. L'écran s'éclaire, la machine émet un *Taaaa !* sonore, et le système d'exploitation se charge.

Parmi les lignes de commande qui défilent à la vitesse d'une tortue au galop, j'aperçois le mot « Ubuntu ».

*

Djinn, Santal, Manon et moi sommes assises sur les marches du Château.

Le sourire aux lèvres, Alma sort de la VéRo.

« T'as pris ton temps, dit Djinn. Faut pas deux heures pour aller à Écommoy et en revenir !

— Je ne pouvais pas laisser Bibi retourner là-bas tout seul ! On avait encore des choses à se raconter. Il a tout de même traversé l'Atlantique pour vous rendre service…

— Je suis pas sûre qu'il soit venu pour nous, ma chérie, dit Manon.

— D'ailleurs, est-ce qu'il n'aurait pas été plus simple de lui apporter le *laptop* à Minneapolis ? demande Santal.

— Le dispositif de messagerie temporelle ne passe pas inaperçu. Bibi aurait dû mettre une partie de son labo en quarantaine pour l'isoler des regards indiscrets. Il est très respectueux et délicat, et il ne m'a pas posé de questions, mais il aurait dû subir celles de ses collègues… Bref, c'était plus simple de le faire venir ici pour qu'on installe ça ensemble. Comme je lui offrais le voyage…

— … et le gîte et le couvert et… la conversation, il ne pouvait que *sauter* sur l'occasion, ironise Santal.

— Arrête ! C'est un homme délicieux. Il a été parfait !

— J'en suis sûre. Mais toi, l'as-tu été ?

— C'est fini les gamineries ? intervient Djinn, on peut passer aux choses sérieuses ? Vous êtes restées trois jours entiers dans l'atelier, toi et ton… camarade. On aimerait voir le résultat !

— Et savoir si ça marche », dis-je dans ma barbe.

Dans l'atelier, Bibi et Alma ont installé un impressionnant portique circulaire composé d'appareillages électroniques et dont la forme évoque la lettre grecque oméga. L'ensemble me rappelle vaguement la porte des étoiles, dans une télésérie que regardait un de mes copains d'enfance.

Alma se tourne vers moi.

« Hannah… »

J'ouvre le *laptop*, je le place sur le support ménagé au centre du portique, et je le relie à l'unité centrale.

« Et le collectionneur vous a confié cette antiquité sans poser de questions ? demande Santal.

— Il était soulagé qu'on ne lui emprunte pas une

de ses pièces les plus précieuses, répond Alma. Cette bécane-ci faisait partie d'un lot qu'il a acheté à un casseur. Elle ne l'intéressait pas plus que ça...

— Pourquoi l'as-tu choisie ?

— Elle a les caractéristiques voulues et, dans le disque dur, on a trouvé des textes de vulgarisation médicale *et* des textes de fiction... Le tout a l'air plutôt progressiste, pour l'époque.

— Ils ont été écrits par une femme ? demande Djinn.

— Non, par un homme...

— *Damn !* Y a peu de chances qu'il ponde une romance médicale comme je les aime, alors... »

Je lance le système d'exploitation. Quand il a fini de se charger, je branche une antique clé USB sur l'une des prises et je transfère son contenu sur le disque dur du *laptop*.

« Cette machine a une mémoire microscopique. Je ne comprends pas comment on pouvait travailler là-dessus. Mais il fonctionne sur Linux, alors j'ai pu bricoler le système d'exploitation... »

Une fois les fichiers transférés, je vérifie qu'ils sont tous présents et intacts.

« Manifeste pour une médecine féministe et communautaire »...

« Décalogue »...

« Samizdat »...

« Mélopées »...

« Poèmes »...

Et, bien sûr, un fichier contenant une partie de mon cahier électronique. J'y décris beaucoup de choses, un peu en désordre, mais ça permettra à notre destinataire de comprendre un peu de quelle île on lui a lancé notre capsule.

Je referme le dossier. Sur le fond d'écran, j'ouvre un *post-it* virtuel sur lequel je me mets à taper.

« Qu'est-ce que tu écris là ? demande Alma.

— Un poème. Quand il cliquera dessus pour le lire, ça ouvrira le dossier et il aura accès à tout le reste…

— Pourquoi un poème ? demande Djinn.

— Pour attirer son attention, dis-je. Apparemment, il n'en écrit pas. »

Je m'écarte de la machine.

« Voilà. Alma, c'est à toi… »

Nous sommes toutes les quatre debout face à la machine.

Alma soulève sa tablette tactile et nous regarde.

« Vous êtes prêtes ? On y va ?

— On y va », lui répond une seule voix.

Elle lance le programme.

Le portique temporel commence à bourdonner.

Sur le *laptop*, l'image tressaille pendant quelques secondes.

Un grand *clac !* retentit, l'écran s'éteint et le clavier se met à fumer.

ENVOI

Manon et Santal sont reparties avant l'heure du souper.

Alma est en train de faire sa valise. Demain, elle repart pour Auckland.

Djinn est assise à la grande table, elle rédige une nouvelle nouvelle.

Avachi sur le canapé, je broie du noir.

Je revois les touches et la coque en plastique du *laptop* fondre sous nos yeux.

Je revois Alma éteindre les flammes avec un extincteur à azote.

J'entends les autres rire tandis que j'éclate en sanglots.

« Le message est parti, m'a répété Alma dix fois. Le *laptop* était trop fragile pour supporter la surtension, mais tout indique que les fichiers ont bien été transférés.

— Ouais... On ne saura jamais, n'est-ce pas ?

— De toute manière, on ne l'aurait pas su... »

Une fois encore, mes yeux s'emplissent de larmes.

Le front contre la vitre, je regarde la pluie tomber d'un ciel noir.

Au loin, je crois voir une fenêtre, et derrière cette fenêtre un homme assis devant un ordinateur qui ressemble à un jouet d'enfant.

J'imagine ses mains ouvrant le *laptop*.

Je le vois le mettre en marche.

Je vois ses sourcils se froncer quand il découvre sur l'écran un poème venu d'une autre époque.

J'imagine...

« Si les textes lui parviennent, je me demande ce qu'il en fera... dis-je tout haut. Et même s'il en fera quelque chose ! »

Djinn s'interrompt et me fait signe de venir m'asseoir près d'elle.

« Ça me ronge... dis-je. S'il n'en fait rien, c'est désespérant. S'il décide d'en faire quelque chose, est-ce que ça sera utile ? Est-ce qu'il ne va pas tout dénaturer ? Ce ne sera pas la première fois qu'un *fucking male chauvinist pig* s'approprie et déforme la parole des femmes... »

Djinn pose sa main sur la mienne.

« Je t'entends. Et, dans un coin de ma tête, j'ai les mêmes craintes que toi. Mais qu'est-ce qu'on risque, au fond ? On avait la chance de lancer une bouteille à la mer, et on l'a saisie. Le reste n'est plus de notre ressort... »

Elle fait un geste vers la fenêtre, comme si elle aussi pouvait y voir l'homme penché sur son écran.

« Ce type, on ne sait pas qui c'est. Ce qu'on sait, c'est qu'on lui a confié des textes importants à nos yeux, cohérents, sensibles et qui tiennent debout. Avec tout ce qu'on lui a envoyé, il a de quoi écrire trois romans de cinq cents pages. S'il ne sait pas quoi faire de nos textes, c'est un crétin. S'il n'est pas touché, c'est qu'il n'a pas de cœur. S'il les massacre, c'est un salaud et un connard. Dans tous les cas, ça n'empêchera pas l'École d'exister. »

Sa main serre la mienne à présent, et un sourire éclaire son visage.

« Et si, par bonheur, il les partage et les diffuse et en fait quelque chose d'honorable, pour chaque femme qui les lira, ça peut représenter beaucoup... Et si elles sont nombreuses... Enfin, on peut rêver ! *On a le droit de rêver !*

— Tu crois ? »

Alma entre dans la pièce et s'assoit près de nous.

« C'est bizarre, dit-elle. J'ai l'impression qu'il manque quelqu'un... »

Je regarde Djinn. Ses yeux s'embuent.

« Oui. Il nous manque Renée.

— Ah. Oui. Renée. Santal et Hannah m'ont parlé d'elle... J'aurais aimé la connaître.

— Tu l'as connue, dis-je. Dans une autre vie...

— Ouais, poursuit Djinn en reniflant bruyamment. Et vous vous aimiez beaucoup... Ah, bordel ! Suffit que je pense à elle pour qu'elle me transforme en fontaine... »

Elle pleure et elle rit en même temps.

Alma me regarde. Je pleure moi aussi.

« Hannah, le poème... Celui que tu as écrit sur le *post-it*. Pourquoi l'as-tu choisi ? »

Je m'essuie les yeux avec le mouchoir trempé que me tend Djinn.

« C'est une amie, Betty, qui l'a écrit...

— J'ai eu à peine le temps de l'apercevoir. Tu voudras bien me le faire lire ? »

D'un seul coup, mon cafard s'évanouit. Je regarde la fenêtre. Dehors, la pluie a cessé. À l'horizon, le ciel s'éclaircit.

« Oh, je le sais par cœur... »

Je connais le nom des héros
Mais pas celui de leurs sœurs

430

Je vibre au fracas des combats
Mais pas au murmure des partages
J'entends la voix des soldats
Je ne vois pas les mains qui soignent
Toutes les épreuves de force
Nous rendent muettes et aveugles

Pour jouer leur vie et leur mort
Aux jeux de pouvoir et d'argent
Auxquels la plupart sont perdants
Les hommes se sont mis d'accord
Pour garder les femmes dans le noir
Confisquer leurs territoires
Redessiner leur histoire

Quand je vois la statue d'un homme
J'oublie les mortes de sa gloire
Quand je lis le livre d'un homme
J'oublie celles qui ne savent pas lire
Quand j'admire le tableau d'un homme
J'oublie qui fut son modèle
Quand j'entends la chanson d'un homme
À quelles voix dois-je rester sourde ?

Qui reçoit l'amour et les soins
Que les femmes donnent de leurs mains ?
Qui connaît la douleur, le chagrin
Que les femmes nourrissent dans leur
ventre ?
Qui écoute les mots et la chair
Que les femmes portent dans leurs chants ?

Pour dire l'amour et les soins
La douleur, la chair, le chagrin
Les statues ne sont pas de taille
Et les mots ne suffisent pas

Pour que les enfants grandissent
Pour désarmer les soldats
Pour abattre les murailles
Du maudit patriarcat
Il nous faut tremper nos âmes
Il nous faut durcir nos voix
Il nous faut chanter les flammes
Montant dans le chœur des femmes !

JE SUIS

Je suis l'institutrice devenue astronaute
Je suis l'aviatrice qui fait le tour du monde
Je suis la navigatrice qui brave les ouragans
Je suis l'adolescente qui dit non aux militaires
Je suis la physicienne qui reçoit deux prix Nobel
Je suis la biologiste qui découvre la double hélice
Je suis la mécanographe qui décrypte le code
secret
Je suis la militante lesbienne qui devient ombuds-
woman
Je suis la dessinatrice qui raconte son avortement
en dessins
Je suis la joueuse de tennis noire qui défie les
arbitres blancs
Je suis la productrice de films qui court cinquante
kilomètres
Je suis la poétesse autochtone qui écrit l'histoire
de son peuple
Je suis la mathématicienne qui calcule la trajec-
toire de la fusée
Je suis la gynécologue qui soigne des femmes dans
leur roulotte
Je suis la prof de littérature qui met en scène la
comédie musicale

Je suis la psychologue autiste qui devient anthropologue sur Mars

Je suis l'autodidacte qui fait découvrir les chimpanzés aux humains

Je suis la secrétaire qui prépare les conférences du professeur aveugle

Je suis la syndicaliste trans qui dénonce la violence de son employeur

Je suis la modèle qui préserve les œuvres du peintre pour qui elle a posé

Je suis la conférencière sourde et aveugle qui milite pour le droit de vote

Je suis l'étudiante en astronomie qui décode les signaux venus des étoiles

Je suis l'autrice de SF dont les romans inspirent toutes celles qui les lisent

Je suis la « blood sister » qui donne son sang à l'homme atteint par le sida

Je suis la travailleuse sociale qui contribue au livre collectif sur la santé des femmes

Je suis l'éclaireuse qui, lorsqu'elle est adulte, devient cheftaine pour aider à son tour des filles à devenir des femmes

> Accroupies dans la caverne
> Des femmes, des filles et des sœurs
> Tracent ensemble sur la paroi
> Les images de mille mains
> Que le temps n'effacera pas

REMERCIEMENTS

Merci à toutes celles.

Montréal, 4 juin 2018 – 2 janvier 2019

DU MÊME AUTEUR

Aux Éditions P.O.L

ATELIERS D'ÉCRITURE, « #formatpoche », 2020

L'ÉCOLE DES SOIGNANTES, 2019 (Folio nº 6862)

LES HISTOIRES DE FRANZ, 2017 (Folio nº 6647)

ABRAHAM ET FILS, 2016 (Folio nº 6347)

EN SOUVENIR D'ANDRÉ, 2012 (Folio nº 5736)

LE CHŒUR DES FEMMES, 2009 (Folio nº 5198)

HISTOIRES EN L'AIR, 2008

LES TROIS MÉDECINS, 2004 (Folio nº 4438)

PLUMES D'ANGE, 2003 (Folio nº 4271)

LÉGENDES, 2002 (Folio nº 3950)

LA MALADIE DE SACHS, 1998 (Folio nº 4233)

LA VACATION, 1989 (Folio nº 5737)

Chez d'autres éditeurs

Littérature

JE TE DONNE : 3 HISTOIRES D'AMOUR, avec Baptiste
  Beaulieu et Agnès Ledig, Librio, 2016

LES INVISIBLES, Fleuve Noir, 2011

LA TRILOGIE TWAIN :
  Tome 1 : UN POUR DEUX, Calmann-Lévy, 2008
  Tome 2 : L'UN OU L'AUTRE, Calmann-Lévy, 2009
  Tome 3 : DEUX POUR TOUS, Calmann-Lévy, 2009

GOOD NIGHTS, photographies de Patrick Zachmann, Biro, 2008

LE NUMÉRO 7, « Néo », Le cherche midi, 2007

À MA BOUCHE, « Exquis d'écrivains », Nil, 2007

LE MENSONGE EST ICI, Librio, 2006

CAMISOLES, Fleuve Noir, 2006 ; Pocket, 2007

NOIRS SCALPELS (ANTHOLOGIE), Le cherche midi, 2005

MORT IN VITRO, Polar, Santé, Fleuve Noir, 2003 ; Pocket, 2004

LE CORPS EN SUSPENS, sur des photographies d'Henri Zerdoun, Zulma, 2002

LE MYSTÈRE MARCŒUR, L'Amourier, 2001

TOUCHE PAS À MES DEUX SEINS, Baleine, « Le Poulpe », 2001 ; Librio, 2003

L'AFFAIRE GRIMAUDI (en collaboration avec Claude Pujade-Renaud, Alain Absire, Jean Claude Bologne, Michel Host, Dominique Noguez, Daniel Zimmermann), Éditions du Rocher, 1995

Essais

C'EST MON CORPS. TOUTES LES QUESTIONS QUE SE POSENT LES FEMMES SUR LA SANTÉ, L'Iconoclaste, 2020

TU COMPRENDRAS TA DOULEUR. POURQUOI VOUS AVEZ MAL ET QUE FAIRE POUR QUE ÇA CESSE, avec Alain Gahagnon, Fayard, 2019.

LES BRUTES EN BLANC. LA MALTRAITANCE MÉDICALE EN FRANCE, Flammarion, 2016

LE PATIENT ET LE MÉDECIN, Presses de l'Université de Montréal, 2014

DR HOUSE, L'ESPRIT DU SHAMAN, Boréal, 2013

PROFESSION : MÉDECIN DE FAMILLE, Presses de l'Université de Montréal, 2012

PETIT ÉLOGE DES SÉRIES TÉLÉ, 2012, Folio 2 € n° 5471

TOUT CE QUE VOUS VOULIEZ SAVOIR SUR LES RÈGLES, Fleurus, 2008

CONTRACEPTIONS MODE D'EMPLOI, 3e édition, J'ai Lu, 2007

LES DROITS DU PATIENT, en collaboration avec Salomé Viviana, Fleurus, 2007

CHOISIR SA CONTRACEPTION, Fleurus, 2007

J'AI MAL LÀ, Les petits matins / Arte, 2006

SÉRIES TÉLÉ, Librio, 2005

LES MIROIRS OBSCURS. GRANDES SÉRIES AMÉRICAINES D'AUJOURD'HUI, Au diable vauvert, 2005

LE RIRE DE ZORRO, Bayard, 2005

ODYSSÉE. UNE AVENTURE RADIOPHONIQUE, Le cherche midi, 2003

SUPER HÉROS, EPA, 2003

NOUS SOMMES TOUS DES PATIENTS, Stock, 2003 ; Livre de Poche, 2005

C'EST GRAVE, DOCTEUR ?, La Martinière, 2002

LES MIROIRS DE LA VIE. HISTOIRE DES SÉRIES AMÉRICAINES, Le Passage, 2002

CONTRACEPTIONS MODE D'EMPLOI, Au diable vauvert, 2001

EN SOIGNANT, EN ÉCRIVANT, Indigène, 2000 ; J'ai Lu, 2001

GUIDE TOTEM DES SÉRIES TÉLÉVISÉES (en collaboration avec Christophe Petit), Larousse, 1999

LES NOUVELLES SÉRIES AMÉRICAINES ET BRITANNIQUES 1996-1997 (en collaboration avec Alain Carrazé), Les Belles Lettres / Huitième Art, 1997

MISSION : IMPOSSIBLE (en coll. avec Alain Carrazé), Huitième Art, 1993

Traductions

UPDIKE & MOI de Nicholson Baker, C. Bourgois, 2009

CHRONIQUE DU JAZZ de Melvin Cooke, Abbeville, 1998

LE JOURNALISTE de Harry Mathews, P.O.L, 1997

CANARDS MORTELS de Patrick Macnee, Huitième Art, 1996

L'ARTICLE DE LA MORT de Patrick Macnee, Huitième Art, 1995

GIANDOMENICO TIEPOLO de Harry Mathews, Flohic, 1993

LA MAÎTRESSE DE WITTGENSTEIN de David Markson, P.O.L, 1991

CUISINE DE PAYS de Harry Mathews, P.O.L, 1990

Composition Nord Compo
Impression Maury Imprimeur
45330 Malesherbes
le 8 juin 2021
Dépôt légal : juin 2021
1er dépôt légal dans la collection : septembre 2020
Numéro d'imprimeur : 254796

ISBN 978-2-07-288334-7 / Imprimé en France.

Composition Meta Compo
Impression Maury-Imprimeur
42300 Annecy-le-Vic...

le 8 juin 2021
Dépôt légal : juin 2021
N° d'impression dans la collection supplé... à 2020
Numéro d'imprimeur : 247796
ISBN 978-2-07-288334-7 / Imprimé en France

399627